L'ALIMENTATION

DE L'HOMME

ET DES ANIMAUX DOMESTIQUES

BIBLIOTHÈQUE DE L'ENSEIGNEMENT AGRICOLE

PUBLIÉE SOUS LA DIRECTION DE

M. A. MÜNTZ

Professeur à l'Institut National Agronomique

L'ALIMENTATION

DE L'HOMME

ET DES ANIMAUX DOMESTIQUES

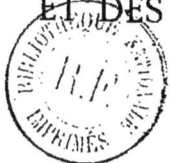

TOME I

LA NUTRITION ANIMALE

PAR

L. GRANDEAU

Directeur de la Station agronomique de l'Est
Inspecteur général des Stations agronomiques
Professeur suppléant au Conservatoire national des arts et métiers
Membre du conseil supérieur de l'agriculture

PARIS

LIBRAIRIE DE FIRMIN-DIDOT ET Cie

IMPRIMEURS DE L'INSTITUT

56, RUE JACOB, 56

1893

TYPOGRAPHIE FIRMIN-DIDOT ET Cie. — MESNIL (EURE).

AVANT-PROPOS

La partie des sciences biologiques qui a trait à l'alimentation de l'homme et des animaux n'est exposée, à l'heure qu'il est, dans aucune chaire spéciale de nos établissements d'Enseignement supérieur. Confondue dans le programme des cours d'hygiène et de physiologie, s'il s'agit de l'homme, dans celui du cours de zootechnie, pour ce qui regarde le bétail, cette branche si importante de la biologie et les applications qui en découlent pour l'hygiène de l'homme, l'élevage et l'entretien des animaux domestiques, ne font nulle part, dans nos Facultés ni dans nos hautes Écoles d'agriculture ou de vétérinaire, l'objet d'un enseignement distinct. Il y a là, certainement, une lacune regrettable à combler.

On ne saurait, en effet, contester l'intérêt considérable qu'auraient nos médecins, nos agriculteurs, nos officiers, en ce qui concerne le régime alimentaire des hommes, du bétail et des chevaux de troupe, à être complètement initiés, au début de leur carrière, à cette branche des sciences naturelles. Au triple point de vue de l'hygiène, de l'industrie agricole et de l'entretien économique des grandes agglomérations d'hommes ou de chevaux telles que nous en offre l'armée, il y aurait une importance capitale à vulgariser la science de l'alimentation.

Lorsque, en 1868, après un séjour de dix années dans les laboratoires de mes illustres maîtres, Henri Sainte-Claire, Deville et Claude Bernard, dont les leçons et l'amitié ont eu une influence décisive sur ma carrière scientifique, je quittai Paris pour aller fonder, à Nancy, la première Station agronomique française (1), je me proposai, dans la mesure où je le pourrais, de faire marcher de pair les recherches expérimentales sur la nutrition des plantes et des animaux et l'enseignement des faits acquis sur ces importants sujets. Je dus à la bienveillance de M. Victor Duruy, alors ministre de l'instruction publique, bienveillance affectueuse dont il m'a prodigué tant de marques depuis vingt-cinq années, de pouvoir réaliser mon dessein.

M. V. Duruy me chargea, en janvier 1868, à la Faculté des sciences, d'un enseignement nouveau dans l'Université, celui de la *Chimie et de la physiologie appliquées à l'agriculture.* Dans ma pensée, comme

(1) La Station agronomique de l'Est qui est entrée il y a quelques jours dans sa 26e année d'existence a été transférée à Paris, au mois de juillet 1890.

dans celle du ministre libéral qui m'appelait à l'honneur d'inaugurer un enseignement auquel je m'étais préparé de longue main, le titre de cette chaire impliquait le caractère à la fois théorique et pratique du cours qui m'était confié. Exposer l'état de la science de la nutrition de la plante et de l'animal, tel fut le programme du cours que j'ai professé pendant vingt années; les recherches entreprises dans le champ et dans l'étable d'expériences, devaient compléter l'enseignement oral.

La science de la nutrition des êtres vivants n'est-elle pas, en effet, le fondement le plus solide de toutes les études agronomiques, le point de départ de toutes les applications dont le résultat final est le but même de l'agriculture « produire au meilleur marché possible, avec la moindre dépense d'efforts et d'argent, la somme maxima de denrées alimentaires et de substances utilisables par l'homme ».?

E. Baudement, dont la mort prématurée a été pour là science, une perte si considérable, écrivait, en 1852. « *L'alimentation du bétail est le problème capital de la Zootechnie, le plus important et le plus difficile à résoudre; c'est, à vrai dire, la Zootechnie tout entière.* »

Pénétré de l'idée de Baudement, j'eus bientôt la bonne fortune de pouvoir organiser, à Paris, un vaste laboratoire pourvu d'un outillage convenable pour l'étude expérimentale de l'alimentation du cheval de trait. Mon ami, M. Maurice Bixio, président du Conseil d'administration de la compagnie générale des voitures, frappé de l'importance, pour l'alimentation d'une cavalerie comptant dix mille chevaux, de l'étude des conditions économiques du rationnement de cette cavalerie, me proposa en 1873, d'entreprendre des essais d'alimentation qui conduisirent bientôt la Compagnie générale à créer, à côté de la Manutention des fourrages, un laboratoire spécial en vue de ces recherches.

J'aurai occasion, dans le cours de cet ouvrage, de résumer les résultats des travaux poursuivis sans interruption, depuis 1879, dans le laboratoire de la rue du Ruisseau, avec la collaboration dévouée d'un de mes meilleurs et plus chers élèves, A. Leclerc (1) et celle de son successeur M. Ballacey. J'espère pouvoir montrer que nos recherches expérimentales sur le cheval de service n'ont pas été sans jeter quelque lumière sur plusieurs points essentiels de l'alimentation des animaux domestiques.

Lorsqu'en 1889, j'ai été appelé, sur sa proposition, à suppléer M. E. Lecouteux dans la chaire d'agriculture du Conservatoire national des arts et métiers, j'ai pensé utile de faire à l'alimentation de l'homme et des animaux une part importante. J'ai consacré le cours de l'année scolaire 1890-91 à exposer l'état de nos connaissances sur les points essentiels de ce vaste sujet d'études. Des auditeurs et des amis, trop bien-

(1) Mort en 1890.

veillants peut-être, m'ont engagé à rédiger ces leçons ; j'ai cédé à leurs instances, dans l'espoir de concourir à propager des connaissances éparses jusqu'ici dans un trop grand nombre de mémoires pour être facilement consultés par les personnes qu'elles intéressent et, notamment, par les agriculteurs.

Ce premier volume est consacré à la nutrition animale : je me suis efforcé d'y présenter l'historique du développement de nos connaissances fondamentales sur ce vaste et difficile sujet. En écartant les questions de détail, j'ai cherché à mettre en lumière les lois générales qui président à la nutrition et à montrer la part qui revient à chacun dans l'évolution de cette science, d'origine toute française, mais dont les progrès récents sont dus, pour la plus grande part, aux savants étrangers.

L'alimentation de l'homme et le rationnement des animaux de la ferme formeront l'objet spécial des deux autres parties de l'ouvrage.

Un coup d'œil jeté sur la table des matières mettra tout de suite le lecteur au courant du plan et de l'ordre suivi, ce qui me dispense d'entrer ici dans l'énumération des questions que j'ai abordées.

Puisse le public réserver à cette étude l'accueil que les auditeurs du conservatoire des arts et métiers ont bien voulu lui faire.

L. GRANDEAU.

25 Janvier 1893.

L'ALIMENTATION

DE L'HOMME ET DES ANIMAUX DOMESTIQUES

LA NUTRITION ANIMALE

CHAPITRE PREMIER

GÉNÉRALITÉS.

1. — **Importance du sujet**. — L'étude de l'alimentation de l'homme et des animaux domestiques, plus particulièrement du bétail de la ferme, est un sujet des plus vastes et qui présente un intérêt considérable non seulement pour les éleveurs et les agriculteurs de profession, mais aussi pour toutes les personnes que préoccupent les questions économiques. D'un intérêt capital pour les producteurs, l'élevage, qui est une des branches les plus importantes de ce qu'on appelait autrefois le *ménage agricole*, constitue aujourd'hui un art au progrès duquel le consommateur ne saurait rester indifférent, puisque de son extension dépend l'abondance

et le bon marché d'un de ses principaux aliments, la viande. Les problèmes que soulève, de son côté, l'alimentation de l'homme touchent chacun de nous de plus près encore, et leur étude est particulièrement intéressante.

2. — **Consommation de la viande de France.** — A l'heure qu'il est, la France entière ne consomme pas, en moyenne plus de 31 à 32 kilogrammes de viande par année et par tête d'habitant, et encore faut-il remarquer que ce chiffre si bas résulte d'une moyenne arithmétique et n'a, par conséquent, qu'une mince valeur au point de vue physiologique. En effet, la consommation se répartit très inégalement entre les individus ou les agglomérations de population : la consommation des villes dépassant de beaucoup celle des campagnes, le citoyen français est bien loin d'avoir à sa disposition, en moyenne, les 31 kilogrammes de viande que la statistique assigne, par tête et par an, à la population totale de la France.

Malgré la faiblesse de cette consommation, le mouvement protectionniste qui s'est emparé des agriculteurs français les a portés à réclamer des droits élevés à l'entrée des animaux de boucherie et de la viande abattue. On est même allé, dans certains cercles, jusqu'à réclamer la fermeture de nos frontières à toute introduction de viande étrangère. Il y a donc, à tous égards, un intérêt capital, pour notre pays, à développer la production de cette denrée en France, afin d'assurer, dans de meilleures conditions, l'alimentation de ses habitants. Le temps est loin encore, selon nous, où la production indigène atteignant une importance telle que la viande devienne par son bon marché un aliment accessible à tous les citoyens, il pourrait paraître utile aux intérêts de l'élevage indigène de recourir à des mesures douanières.

L'élève et l'engraissement du bétail forment, d'autre part, une des branches de l'exploitation agricole qui, rationnellement conduite, peut donner le plus de profits au cultivateur.

A tous les points de vue donc, les questions qui se rattachent à l'alimentation du bétail présentent une importance capitale pour notre pays et pour notre agriculture en particulier.

Quant à l'alimentation de l'homme en général, il n'est pas besoin d'insister longuement sur l'intérêt qu'offre son étude. Quels que soient les divers points de vue auxquels nous l'envisagions : physiologie, hygiène, prix de revient, elle nous fournira matière à d'utiles développements.

Nous nous proposons de passer en revue les problèmes les plus essentiels qui s'y rattachent, tant pour les individus pris isolément que pour les divers groupes qu'ils forment dans un pays, écoles, hôpitaux, armée, associations ouvrières, etc...

3. — Origine récente de la science de l'alimentation. — La science de l'alimentation, qu'elle ait pour objet l'homme ou les animaux domestiques, est de date récente, si l'on entend, par cette dénomination, l'application rationnelle des lois de la nutrition au développement du corps, au maintien des fonctions organiques, à la production du travail.

Depuis l'origine du monde, l'homme est assujetti à la nécessité de manger pour entretenir son existence : ses premiers pas vers la civilisation l'ont conduit à élever des troupeaux pour s'en nourrir, mais la connaissance des lois qui président à la nutrition, celle des règles économiques auxquelles doit répondre l'alimentation du bétail, en vue des différents buts que nous nous proposons dans l'élevage, ne datent pas de loin. Aucun progrès en effet ne pouvait se produire dans cette voie avant les découvertes de la physiologie et de la chimie, et c'est à peine si ces deux branches de la science comptent un siècle d'existence.

L'art de l'alimentation est la résultante de découvertes toutes modernes; il appelle beaucoup de progrès encore, mais il est possible cependant, malgré bien des lacunes, de déduire, des connaissances physiologiques et chimiques acquises depuis un demi-siècle, des règles précises pour l'alimentation du bétail et pour celle de l'homme, dans les différentes conditions où le place sa position sociale.

4. — **But final de l'agriculture.** — L'agriculture, on le sait, est l'art de produire au meilleur marché possible, sur une surface déterminée, la plus grande somme de produits utiles à l'homme, que ces produits soient des végétaux et leurs dérivés destinés à l'alimentation de l'homme et à celle des animaux, ou des substances animales utilisées par l'homme pour se nourrir, se vêtir ou servir de matières premières à son industrie. La production du travail, la formation de la laine, celle de la viande, de la graisse ou du lait, exigent des conditions spéciales d'alimentation d'où dépend le succès économique de l'élevage. Les questions que soulèvent ces productions diverses sont absolument connexes, et l'objectif du cultivateur doit être d'arriver économiquement à la plus grande somme possible de produits, avec la moindre dépense et dans le laps de temps le plus court, afin de réduire à la plus brève durée l'immobilisation de son capital.

Cette définition du but de l'agriculture rationnelle s'applique en fait, aussi bien aux produits animaux qu'aux produits végétaux. L'art de produire du bétail sur une surface de terre donnée est tout à fait comparable à l'art de la production du blé ou de toute autre plante sur la même superficie. Il s'agit, dans les deux cas, d'arriver au maximum de produits avec le minimum de dépenses ou d'efforts employés à les obtenir : tel est le problème que tout agriculteur soucieux de ses intérêts ne doit jamais perdre de vue.

5. — **Rôle des animaux**. — Que demandons-nous aux animaux de la ferme ? Nous réclamons d'eux un certain nombre de produits dont l'énumération peut servir à déterminer l'ordre à suivre dans l'étude de l'alimentation du bétail. Nous demandons en premier lieu aux animaux domestiques la viande et la graisse qui constituent une des bases importantes de l'alimentation de l'homme ; ensuite le lait et ses dérivés : beurre, crème, fromage ; ils doivent fabriquer la laine utilisée à tisser nos vêtements ; enfin nous leur empruntons la force qui sert à la traction ou à la course, s'il s'agit du cheval, à la traction ou à la mise en mouvement d'une machine fixe, s'il s'agit des autres animaux. Ces précieux auxiliaires de l'homme sont appelés, en somme, à lui fournir des produits multiples, y compris la force applicable aux usages les plus variés. Ajoutons que les aliments consommés par les animaux n'étant pas complètement assimilables, tous renfermant certains principes qui ne sont pas intégralement fixés dans l'organisme, nous obtenons du bétail un produit secondaire qui a une importance capitale pour le cultivateur, le fumier, constitué par les résidus de l'alimentation joints à la litière formée de matériaux végétaux, ou autres, servant au coucher de l'animal.

Nous aurons donc cinq catégories principales de productions à étudier : 1° production de la chair et de la graisse ; 2° lait et ses dérivés ; 3° la laine et les poils, et quelques autres produits tels que cuir, corne et peau ; 4° production de la force ; et 5° le fumier destiné à entretenir ou à rétablir la fertilité de nos terres.

6. — **Bases de nos connaissances.** — La connaissance des lois physiologiques qui président à la formation des divers principes de la chair, qui associés à la graisse, constituent le mélange qu'on désigne sous le nom de viande, les conditions de la formation des corps gras et autres, de la matière azotée proprement dite, servant à l'organisation des autres produits, tels que le lait, la laine, etc., la connaissance de ces lois, disons-nous, est la seule base qui puisse conduire au rationnement économique et physiologique de l'animal. Pour déterminer la valeur et la quantité des aliments nécessaires à un être destiné à produire une substance donnée, il faut connaître préalablement la composition de cette substance, les conditions de sa formation et la constitution des aliments. Il est nécessaire, en un mot, d'établir les rapports existant entre l'alimentation et les produits qui en résultent. En d'autres termes, la statique de la nutrition est le point de départ de l'alimentation rationnelle du bétail, et la fixation des rations qui en découle, le but pratique final que doit se proposer tout agriculteur. Notre étude doit avoir pour conséquence la détermination des quantités de principes nutritifs qu'il faut faire entrer dans la ration journalière d'un animal, d'un poids vif donné, d'après le genre de production qu'on lui demande, ses aptitudes spéciales et certaines autres considérations que nous aurons à examiner plus tard.

L'art de l'alimentation implique donc, avant tout, l'élucidation de problèmes physiologiques très complexes mais dont l'étude est assez avancée déjà pour nous fournir sur la production de la chair, de la graisse, du lait et de la force, des données suffisant à fixer pratiquement le rationnement des animaux et à tirer économiquement d'une ration le meilleur parti possible.

7. — L'alimentation de l'homme. — Quant à l'homme, il obéit, je n'ai pas besoin d'y insister, en tant qu'animal, aux lois fondamentales communes aux animaux. Il s'ensuit que les faits physiologiques bien établis pour l'animal peuvent, dans une certaine limite et parfois dans une limite assez étroite, être applicables à l'homme. Inversement les expériences sur l'homme servent à éclairer des points restés obscurs dans les essais d'alimentation chez les animaux, ceux-ci ne pouvant communiquer les impressions qu'ils ressentent et dont la mesure nous échappe parfois complètement.

Grâce aux règles positives qu'on a pu déduire du rationnement des animaux en vue des divers buts que je viens d'énumérer, nous sommes en mesure, par induction, de tirer des conséquences directement applicables à l'homme, comme nous aurons occasion de le constater plus loin.

Pour l'homme, comme pour l'animal domestique, il y a deux points de vue essentiels à considérer dans le régime alimentaire : d'abord l'adaptation la meilleure des aliments consommés à l'entretien de l'organisme, c'est-à-dire le choix des aliments les plus aptes à maintenir le fonctionnement régulier des divers appareils qui constituent l'être vivant, dans les différentes conditions que la nature ou la volonté de l'homme lui imposent.

Ce premier point de vue est indépendant de la question économique : il s'agit là d'une détermination physiologique de la constitution des aliments, de celle de nos tissus, de la composition des substances employées, de celles que nous fabriquons naturellement sous l'influence de la vie. C'est donc une question du ressort à la fois de la chimie et de la physiologie.

A côté de ce problème d'ordre purement scientifique

il s'en présente un autre qui acquiert, notamment dans les grandes agglomérations d'individus, une importance capitale : c'est le point de vue économique, autrement dit la détermination de la ration d'après sa valeur en argent. Deux aliments qui ont même valeur en argent; qui, par kilogramme, coûtent le même prix, sont souvent très loin de posséder la même valeur nutritive; et, inversement, deux aliments qui présentent la même constitution chimique ou qui ont même valeur nutritive, sont souvent d'un prix très inégal.

Il y a donc lieu, et c'est là un des problèmes qui ont le plus préoccupé, depuis une trentaine d'années, les physiologistes, les hygiénistes et les économistes, il y a donc lieu d'introduire l'élément *prix de revient* dans la ration de l'homme, comme dans celle des animaux.

8. — **Variations du prix de la ration alimentaire.** — Les études faites à ce sujet ont principalement porté sur les grands groupes, sur les collectivités qui sont, plus ou moins, sous la dépendance de l'État. Ces études ont été faites en Allemagne, pour les écoles, au point de vue du développement des enfants et du prix de revient de l'alimentation; elles ont été tentées, dans presque tous les pays, pour les soldats, pour les marins et enfin, dans plusieurs pays, notamment en Angleterre, pour les prisonniers, les hospitalisés et les ouvriers appartenant à divers corps de métier.

On peut arriver, aujourd'hui, avec la même dépense effective, consacrée à l'alimentation de la troupe, des individus hospitalisés, des prisonniers, des enfants des écoles ou lycées etc.., à indiquer des rationnements infiniment supérieurs à ceux dont la routine ou le hasard réglaient seuls autrefois le choix.

Ce côté de la question présente un très grand intérét; je chercherai, par des exemples, à préciser l'utilité du rôle de la physiologie dans l'établissement de la ration des diverses catégories d'individus.

L'entretien de la vie et de la santé chez l'homme et chez l'animal peut être obtenu par des aliments dont le choix présente de très grands écarts sous le rapport du prix de revient; c'est là un fait qu'on ne saurait trop mettre en lumière dans l'intérêt des classes laborieuses. Dans toutes les opérations qui sont du domaine de l'exploitation agricole, la question du prix de revient joue un rôle prépondérant. Plus que jamais, il est indispensable, aujourd'hui, en présence de la concurrence étrangère, des facilités des relations de pays à pays, d'arriver à l'abaissement des prix de revient de toutes les denrées; le produit qu'on appelle le travail et qui résulte de l'application de la force humaine ou de la force de l'animal à une opération quelconque, se traduit aussi par un prix de revient, comme les céréales, la viande, etc.. Il importe donc de se préoccuper dans le choix des aliments, du point de vue économique, qui ne saurait être négligé lorsqu'on s'occupe des questions d'alimentation.

9. — **Expérimentation, seule voie de progrès.** — La seule voie de progrès dans cet ordre d'études, c'est l'expérimentation raisonnée. Les expériences inaugurées il y a une cinquantaine d'années, à peine, dans les laboratoires célèbres de Bechelbronn (Boussingault), de Rothamsted (Lawes et Gilbert), et poursuivies dans les Stations agronomiques de France et de l'étranger, depuis cette époque, ont été le point de départ de nos connaissance actuelles. La science de l'alimentation a reçu de l'expérimentation directe une impulsion et une précision qu'elle eût attendu longtemps, sinon toujours, des méthodes empiriques encore en usage dans trop d'étables et d'écuries. La possibilité de fixer la ration économique

du bétail est née de ces recherches, qui ont jeté une clarté sinon complète, au moins très vive déjà sur les questions relatives à la nutrition des animaux. Il est bien des points encore qui ne sont pas élucidés; il y a beaucoup de choses que nous ne savons pas, — le problème est tellement complexe — mais nous sommes assez avancés pour tracer des règles pratiques précises, au point de vue du rationnement du bétail et donner d'utiles indications en ce qui regarde le régime alimentaire de l'homme, envisagé sous le double rapport hygiénique et économique.

10. — **Plan de l'ouvrage.** — Dans la première partie de cet ouvrage, je me propose d'exposer les faits qui servent de base solide à l'établissement des règles pratiques du rationnement ; la seconde partie sera consacrée à l'alimentation de l'homme aux divers âges et dans les différentes conditions sociales. Dans la troisième partie nous étudierons les rations chez l'animal de la ferme, en les envisageant dans chaque catégorie d'animaux considérés, soit comme producteurs de chair ou de graisse, de laine ou de lait, soit comme producteurs de travail.

Un coup d'œil rétrospectif sur les phases qu'a traversées jusqu'à nos jours, l'étude de l'assimilation chez les animaux, de la nutrition proprement dite, nous montre que, dans l'antiquité, l'absence de connaissances anatomiques et physiologiques réduit les notions certaines sur l'alimentation à cet axiome vulgaire que l'animal doit manger pour vivre. Dans le moyen âge, les idées mystiques des médecins n'avancent pas la question, et la lumière ne commence à poindre qu'à la fin du siècle dernier, avec les grands noms de Haller, Lavoisier, La Place, de Saussure etc., dont les découvertes déchirent le voile et qui posent, après avoir expliqué partiellement l'assimilation chez les plantes, le programme des études de l'assimilation chez les animaux. Malgré les grandes découvertes du siècle dernier, qui a vu naître, avec Lavoisier, la chimie, fondement et point de départ de toutes nos connaissances sur les propriétés de la matière, il n'y a pas eu grand progrès dans la science de la nutrition jusqu'au milieu du siècle actuel. C'est l'homme de génie que la France s'honorera toujours d'avoir possédé, c'est Claude Bernard qui a fondé la science physiologique et, en particulier, la théorie de la nutrition. C'est lui le premier qui a défini le caractère physiologique de l'aliment et, montré que la nutrition est indirecte.

11. — **Sens physiologique du mot aliment.** — On appelle vulgairement aliment tout ce qui se consomme. Mais cette définition n'a rien de physiologique. Si les aliments sont les matières comestibles, l'aliment proprement dit, dans le sens physiologique du mot, est la substance et celle-là seule qui, introduite dans l'estomac de l'animal, y disparaît complètement et se tranforme en sang. Cette définition qui appartient à Claude Bernard a été établie sur des expériences tout à fait originales dont je parlerai plus tard avec quelque détail. Le vrai criterium de l'aliment, c'est la faculté de disparaître dans l'organisme en pénétrant directement dans le sang, pour y servir à la réparation des tissus de l'animal. L'expérience capitale sur laquelle Cl. Bernard a fondé cette définition est la suivante. Tout le monde sait que le sucre de canne joue un rôle dans l'alimentation, mais on ignorait, avant Cl. Bernard, que ce rôle appartient non au sucre de canne mais bien au sucre interverti, c'est-à-dire transformé en sucre de glucose. Cette transformation s'opère dans l'appareil digestif; nous verrons plus loin sous quelles influences. — Cl. Bernard a montré que lorsqu'on injecte dans le sang d'un animal du sucre de canne dissous mais non interverti, ce corps est éliminé par le rein, n'ayant subi aucune modification et sans avoir

servi à la nutrition, tandis que le sucre de glucose ou
le sucre de diabète, injectés dans les veines perdent au
contraire, au bout de quelques instants, leurs propriétés chimiques et sont assimilés par l'organisme. Le
caractère propre de l'aliment, le voilà : c'est d'être
utilisé en perdant instantanément dans le sang les
caractères extérieurs et chimiques de la matière qui
le constituait. Si le sucre de canne n'était pas interverti
dans l'intestin, à l'aide d'un ferment particulier, qui
le transforme en sucre de diabète ou en glucose, doués
de propriétés à peu près identiques, il ne s'assimilerait
pas. Quand la fonction glycogénique est entravée
par une cause quelconque, par une action nerveuse,
par certains accidents dont je parlerai plus tard som-
mairement, le sucre digestible, le sucre *aliment* n'est
pas détruit dans le sang : il est alors éliminé par le rein
et l'animal est atteint de la maladie qu'on appelle le
diabète sucré. Le véritable caractère de l'aliment est
donc de disparaître dans le sang. Quand, après avoir
subi, dans l'estomac ou dans l'intestin, certaines transformations, la substance ingérée peut tout entière devenir du sang, c'est qu'on a affaire à une matière alimentaire parfaite. Tout ce qui, dans notre nourriture, n'est
pas susceptible d'être sanguifié ne saurait compter comme
aliment. Le résidu est éliminé d'une façon ou d'une
autre ; il est rejeté généralement sous forme de fèces, dans
d'autres cas par l'urine. Nous aurons à tenir compte de
ces faits lors de la discussion des coefficients de digestibilité. J'y reviendrai également quand je m'occuperai du
rôle du sucre dans l'organisme, de la fonction glycogénique, et de la production du glucose à l'aide des matières amylacées sous l'influence du ferment inversif de
l'intestin. Le sucre est peut-être le seul aliment parfait,
en ce sens que c'est le seul qui soit complètement digéré.

12. — Coefficients de digestibilité. — Quand
nous donnons à un animal une ration d'amidon, une ration de matière azotée, quand nous lui faisons consommer,
du maïs, du foin, un fourrage quelconque, nous retrouvons toujours dans les excréments de cet animal une certaine quantité de matière azotée, de matière amylacée,
de cellulose et de certains principes minéraux ingérés.
Nous disons alors que chacune de ces substances est
affectée d'un coefficient particulier de digestibilité, que
nous aurons à déterminer plus tard. La digestibilité
des principes immédiats des aliments varie dans d'assez larges limites; de 70 à 90 % de la matière grasse,
par exemple, de 90 à 98 % pour la matière amylacée ;
elle est moindre pour la cellulose : le sucre, au contraire, est entièrement digéré, pourvu que sa consommation ne dépasse pas certaines limites. Quel que soit le
taux en sucre d'une plante normale, 2, 3, 5 %, la totalité
du sucre est digérée et utilisée, comme nous verrons plus tard, notamment pour la production de la
chaleur et du travail.

Il est donc essentiel de déterminer aussi exactement
que possible les coefficients de digestibilité, d'assimilabilité des aliments et des fourrages ainsi que les conditions qui règlent l'utilisation la meilleure des aliments.
Quand nous aurons étudié les lois physiologiques de la
nutrition, il nous faudra les coordonner pour en déduire
des conséquences immédiatement applicables à l'alimentation du bétail. Ce sera l'objet d'une des parties
importantes de notre étude, puisqu'elle nous permettra
de laisser complètement de côté l'empirisme et de
montrer que c'est par une voie rationnelle, par la voie
expérimentale qu'on peut seulement arriver à faire de
l'alimentation un art reposant sur des bases solides
qui, si l'on tient compte des conditions économiques,

forment un ensemble de connaissances indispensables à l'éleveur.

Le domaine de l'agriculture comprend deux ordres de recherches et d'applications bien différents, mais l'un tout à fait connexe : l'un est relatif à la production végétale; l'autre concerne le développement et l'alimentation des animaux. Ces deux grandes branches de l'agriculture sont solidaires, et il ne sera pas inutile d'insister pendant quelques instants sur les liens étroits qui les unissent.

13. — **Indestructibilité de la matière et de la force.** — Le fondement certain de toutes nos connaissances en physiologie et en histoire naturelle appliquée à la production végétale ou animale repose sur deux grandes lois qui ont été découvertes et mises en lumière, la première tout au plus depuis un siècle et la seconde de nos jours. La première consacre l'indestructibilité de la matière, point de départ de toutes nos connaissances sur la composition des êtres qui nous entourent, aussi bien celle des minéraux que celle des végétaux et des animaux. A Lavoisier revient tout entière la gloire de cette découverte, en même temps que sa démonstration rigoureuse, absolue. Elle date de 1788. Le jour où Lavoisier a établi que, contrairement à ce qu'on croyait de son temps, quand on brûle du charbon, il ne s'en perd pas un atome, qu'il se forme un produit invisible, mais absolument égal en poids à la somme des quantités du charbon brûlé et de l'oxygène de l'air qui s'y est combiné pour former l'acide carbonique, il a fondé la chimie moderne en montrant l'identité absolue de poids des quantités de matières avant et après leur combinaison. Lavoisier a énoncé le principe de l'indestructibilité de la matière dans cette phrase célèbre : « Rien ne se crée, rien ne se perd, ni dans les

opérations de l'art, ni dans celles de la nature. » L'indestructibilité de la matière est donc chose absolument
établie dès 1788.

Depuis Lavoisier, la science a formulé un autre
principe non moins important : c'est un modeste médecin d'une petite ville d'Allemagne, Robert Mayer
d'Heilbronn qui, en 1842, a le premier énoncé la loi de
l'indestructibilité de la force ou énergie. S'appuyant
sur une série d'observations extrêmement intéressantes,
recueillies en étudiant sur quelques malades en traitement dans le petit hôpital de la ville d'Heilbronn,
la marche des affections fébriles, R. Mayer institua
dans une brasserie de la même ville des expériences
qui ont établi, d'une façon remarquable, la loi fondamentale de l'équivalence mécanique de la chaleur. Il en
conclut l'indestructibilité absolue de la force, comme
Lavoisier avait démontré la permanence de la matière.

Toutes les connaissances que nous possédons en
chimie, en physiologie, en alimentation, reposent sur
ces deux principes : La matière ne se détruit pas; la
force ne se détruit pas : partant la matière et la force sont
éternelles; elles ont existé de tout temps. « *Ex nihilo
nihil. Nil fit ad nihilum* ». D'où viennent la force
et la matière? Nous ne le saurons jamais. Mais ce qu'il
y a de certain, c'est que ce que nous appelons *création*,
ce que nous nommons *destruction* ne sont que des dé-
sorganisations, des transformations, rien dans le monde
ne s'anéantissant et rien ne se créant. Les mots : création
et destruction, ne sauraient avoir pour nous, qu'un sens
absolument relatif : les phénomènes que nous constatons
consistent dans l'organisation ou dans la désorganisation
d'agrégations particulières de la matière, mais les produits de la décomposition, de la désagrégation sont
égaux en poids aux composés qui leur ont donné nais-

sance ou qui en résultent. S'il en était autrement, les
fondements les plus solides de toutes nos connaissances
en chimie, en physiologie disparaîtraient. C'est donc un
principe absolu que celui de la permanence et de l'indestructibilité de la matière et de la force.

14. — **Vie et mort.** — La vie chez les êtres vivants,
chez les animaux, comme chez les plantes, s'entretient
grâce à cette succession, non de créations et de destruc-
tions, comme on l'a dit, mais de combinaisons, de désor-
ganisations et de réorganisations que la mort fait considérer par un vulgaire observateur comme une véritable
destruction. Il n'y a pas de destruction : il y a une transformation complète des êtres que la vie a abandonnés,
et cette transformation a pour résultat la production en
même quantité pondérale, à l'aide des principes qui
sont engagés dans les combinaisons des corps vivants
pendant leur vie, de combinaisons nouvelles, qui vont
servir à constituer les êtres qui leur succéderont.

Il y a bien longtemps que l'idée de la permanence de
la matière a été émise ; on retrouve dans un philosophe
de l'antiquité, dans Lucrèce (*De naturâ rerum*) l'énoncé
très précis du principe de l'indestructibilité. Lucrèce,
70 ans avant Jésus-Christ, constatait en ces termes
l'indestructibilité de la matière :

« Tout ce qui semble détruit ne l'est pas, car la nature refait un corps avec les débris d'un autre, et la
mort seule lui vient en aide pour donner la vie. »

Le poète latin, a donc eu l'intuition très nette de l'indestructibilité de la matière et des transformations auxquelles se borne ce qu'on nomme communément :
décomposition, destruction ou mort.

Pour n'être pas pondérable et tangible comme la matière, la force n'en existe pas moins. Sa nature intime
a été dès longtemps l'objet de vives discussions : on a

été jusqu'à nier son existence. Aujourd'hui la question est absolument vidée, et personne ne doute plus qu'il y ait quelque chose d'intangible, d'invisible, qu'on nomme l'énergie ou la force, et qui se traduit à nous par des manifestations diverses : lumière, activité chimique, électricité, chaleur, mouvement, etc.

L'énergie joue dans chaque organisme un rôle extrêmement important, et nous aurons plus loin à déterminer, toujours au point de vue de l'alimentation, la part qui revient aux transformations de la matière dans la source de la force chez les animaux.

15. — **Caractères généraux des substances vivantes.** — Pour se faire une idée des rapports que présentent les différents corps, végétaux et animaux, entre eux, il faut avoir présents à l'esprit les traits généraux de l'organisation des substances vivantes.

Après avoir découvert l'indestructibilité de la matière, on s'est demandé si la matière était une, ou bien si, au contraire, il en existait de plusieurs sortes. Le problème n'est pas résolu, et on peut dire que rien jusqu'ici n'indique qu'il doive l'être : en effet, à l'heure présente, non seulement nous ne sommes pas arrivés à réduire le nombre des corps qu'on appelle *simples* à un chiffre inférieur à celui qu'on admettait il y a cent ans, bien que les moyens d'investigation aient singulièrement progressé, mettant à notre disposition les hautes températures, l'électricité, etc.; mais ce nombre, au contraire, augmente, avec le progrès de la science. On connaît, à l'heure actuelle, 64 ou 66 corps qui présentent des propriétés distinctes les unes des autres, qui sont irréductibles entre eux et auxquels, pour cela, on a conservé le nom de corps simples.

De plus, les propriétés chimiques et physiques de ces corps simples sont tout à fait caractéristiques pour

chacun d'eux, et leurs propriétés physiologiques ne le
sont pas moins; nous ne connaissons, par exemple,
aucun corps, dans la nature, qui puisse remplacer l'a-
zote dans l'alimentation. On a essayé (nous exposerons
plus loin les recherches de Magendie sur ce sujet) de
substituer l'alimentation grasse, sucrée, mais exempte
de matière azotée, à l'alimentation au pain ou à la
viande : on n'a pas réussi. Les propriétés physiques, les
propriétés chimiques et les propriétés physiologiques
des corps simples s'accordent donc pour faire considérer
ces corps comme étant des substances différentes, jusqu'à preuve du contraire. Il n'y en a pas un bien grand
nombre qui nous intéressent directement : 14 ou 15
éléments seulement se retrouvent toujours dans tous les
êtres vivants, plantes et animaux. Par l'assemblage de
ces 15 corps simples, sont constitués tous les êtres vivants que nous connaissons et ce nombre infini de modalités qui nous entourent, modalités qui n'affectent
pas seulement la forme extérieure du corps, mais les
propriétés d'une plante à une autre, d'un arbre à un
chien, d'un chien à un homme. Tous les êtres sont
formés de 14 ou 15 substances combinées dans les
mêmes rapports à très peu de chose près. Mais, jusqu'à
présent, la réductibilité de ces corps à un seul est absolument douteuse.

16. — **Circulation de la matière.** — Comment,
dans la nature, circule la matière ? Quel cycle d'évolutions
parcourent ces quinze corps simples? Cette circulation
se fait d'une façon admirable qui se peut exprimer
en quelques mots. Elle commence par les plantes, se
continue dans les animaux et s'achève par le retour des élément de ceux-ci au monde minéral. Trois grands groupes
de corps se partagent le monde : 1° les corps inertes, les
minéraux, corps dans lesquels il faut comprendre l'at-

mosphère et les matières gazeuses, 2° les plantes et 3° enfin les animaux.

Les plantes sont douées de la faculté d'assimiler directement la matière minérale. C'est même, au point de vue de la nutrition, leur véritable caractéristique. Les végétaux chlorophylliens se nourrissent exclusivement de substances minérales : acide carbonique, ammoniaque, qu'ils puisent dans l'atmosphère et assimilent par leurs parties vertes; eau, nitrates, chaux, potasse, magnésie, fer, soufre, silice et acide phosphorique qu'ils empruntent au sol par l'intermédiaire de leur appareil radiculaire.

17. — **Nutrition minérale.** — Les plantes forment donc une catégorie d'êtres qui a la spécialité d'assimiler, pour les transformer en matière vivante, la substance minérale. L'assimilation du carbone est la plus importante numériquement parlant, puisque le charbon représente à peu près 45 % du poids de la substance sèche de toutes les plantes. Après le carbone vient l'eau, qui entre pour 40 ou 50 centièmes au moins dans la constitution de tous les végétaux. Enfin les éléments incombustibles (cendres) qui figurent pour quelques centièmes seulement dans les tissus des végétaux. L'assimilation du carbone se fait sous l'influence de la lumière et de la chaleur solaire par les parties vertes des plantes. L'ammoniaque aérienne est de même fixée par les feuilles. L'assimilation des matières minérales solides ou en dissolution s'effectue par voie de dyalise à travers la membrane externe des racines; ainsi se trouvent transformés en substance végétale par leur combinaison sous l'influence de la lumière et de la chaleur solaire, une quinzaine de corps simples que l'on retrouve ensuite chez tous les animaux auxquels les apportent, sous une forme assimilable, les aliments végétaux.

Non seulement les plantes sont douées de la faculté
d'assimiler directement les matières minérales, mais
elles sont de plus dépourvues de la propriété de se
nourrir de matières organiques (1). Elles sont donc inaptes à se nourrir avec aucun des produits qu'elles fabriquent. En effet, ni le sucre, ni l'amidon, ni la matière
azotée, aucun des principes immédiats constitués par la
plante, pas plus que les matières animales, ne peuvent
servir d'aliments aux végétaux supérieurs avant d'avoir
subi une décomposition qui les ramène à l'état minéral : eau, acide carbonique, ammoniaque, etc.

Le fumier de ferme agit comme fertilisant seulement
lorsqu'il est décomposé, *minéralisé,* et que les matériaux
organiques qui le composent sont revenus à l'état primitif sous lequel les plantes les ont empruntés au sol et
à l'atmosphère. Les matières excrémentielles provenant
des animaux sont également inaptes à nourrir directement une plante. Ni l'urée, ni l'albumine, ni la créatine,
ni aucune des substances que nous retrouvons dans la
chair et dans les produits de la digestion ou de l'assimilation du corps des animaux, ne sont aptes, tels quels, à
nourrir les végétaux. Il faut, au préalable, que ces matières, par l'action des microbes, des bactéries, etc., retournent à l'état d'acide carbonique, de vapeur d'eau,
d'ammoniaque, de nitrate, etc., pour pouvoir être assimilés par les plantes.

18. — **Nutrition animale**. — A l'inverse des végétaux, les animaux sont totalement dépourvus de la
faculté d'assimiler la matière minérale, à de rares exceptions près, telle que celle qui concerne le chlorure de
sodium et quelques sels ; mais, à part un très petit nom-

(1) Certains végétaux inférieurs font seuls exception à cette règle ; la plupart d'entre eux vivent, en parasites, de la substance d'autres végétaux et
même d'animaux.

bre de substances, les animaux sont inaptes à fixer, pour
en fabriquer leurs tissus, les matières minérales non combinées à la substance organique. Il y a donc là une anti-
thèse complète entre le végétal et l'animal, au point
de vue de leur mode de nutrition, au point de vue de la
constitution des matières qui forment le corps des animaux et les tissus des plantes. Ce caractère différentiel
se poursuit du haut en bas de l'échelle zoologique et
botanique. C'est dans le monde des êtres inférieurs seulement, saprophytes, zoophytes, que l'on observe des
exceptions à cette règle.

19. — **Plantes dites carnivores.** — Les faits si
curieux sur lesquels Darwin a appelé l'attention des savants il y a une quinzaine d'années, en étudiant les plantes
carnivores, n'infirment pas la distinction fondamentale
que présente le mode de nutrition des plantes et des animaux. La dionée attrape-mouches (*Dionea muscipula*) et
autres espèces de plantes de serres, les droseras de nos
petits lacs des Vosges, ont été baptisées improprement
du nom des plantes carnivores. Lorsqu'un petit insecte ou un fragment de matière azotée arrive acci-
dentellement au contact de la fleur de ces plantes, il
se produit un plissement des folioles du drosera et de la
dionée qui a pour résultat de retenir le corps étranger.
On a constaté chez ces plantes la production d'une sécrétion spéciale qui, au bout d'un certain temps, de
quelques heures ou de quelques jours, a modifié l'aspect extérieur de la mouche ou du petit morceau de
pain ou de fromage avec lequel on a essayé artificiellement de reproduire le phénomène. Cette sécrétion particulière attaque, en effet, les matières azotées, et les
dissout, mais des expériences récentes ont montré que
la matière ainsi décomposée ne pénètre pas dans la
plante pour la nourrir comme on l'a cru, et que si on

vient à supprimer aux plantes carnivores, la source de
matières azotées et phosphatées minérales telles que le
sulfate d'ammoniaque, le phosphate de chaux, le nitrate
de soude, elles cessent de se développer. Par conséquent,
cette exception qu'on avait cru pouvoir opposer à la distinction fondamentale que j'ai rappelée tout à l'heure
n'existe pas en réalité ; il reste vrai que les substances
minérales sont les véritables aliments des plantes à chlo-
rophylle, tandis qu'inversement, les animaux ne peuvent
se nourrir que de matériaux déjà élaborés par un être vivant, plante ou animal, ce qui revient au même, puisque
l'herbivore a été nourri de végétaux et sert lui-même
de nourriture au carnivore. En fin de compte, il existe
une distinction profonde entre les végétaux et les animaux, distinction fondée sur l'impossibilité absolue où
sont les êtres vivants, autres que les plantes, d'assimiler
directement les matières minérales. Le phosphate de
chaux de nos os vient du phosphore contenu dans les
végétaux. Est-ce à l'état de phosphate de chaux que ceux-
ci le renferment et nous l'offrent ? Nous ne le savons pas
exactement et il est difficile de se prononcer à ce sujet.
Quand, pour l'analyser, nous brûlons une plante, nous
constatons, il est vrai, la présence du phosphate de chaux
dans les cendres, mais l'on sait que l'incinération amène
des transformations telles dans la constitution des produits organiques primitifs, que nous ne pouvons plus
juger, d'après le résidu, de l'état de combinaison des
corps simples dans la plante à l'état naturel.

Cette notion de la nutrition minérale de la plante est
aujourd'hui solidement assise et présente une importance très grande au point de vue agricole proprement
dit : elle nous montre que les matières organiques de nos
fumures ne peuvent être utiles pour les végétaux qu'après
avoir été décomposées et ramenées à l'état minéral.

Le point de départ de la vie animale sur le globe réside donc dans la plante, qui puise exclusivement son alimentation dans deux milieux minéraux : le sol et l'atmosphère. L'eau, l'acide carbonique, l'ammoniaque et quelques sels minéraux, élaborés par le végétal, se transforment complètement en perdant leurs caractères primitifs. Nous ne pouvons plus les reconnaître dans les tissus de la plante, à part quelques cas exceptionnels (silice des équisétacées, oxalate de chaux des cactus, etc.).

20. — **Solidarité des animaux et des plantes.** — Les matières minérales empruntées au sol et à l'air, transformées en produits qui ne ressemblent plus en rien au corps d'où elles proviennent, deviennent des aliments pour les herbivores. Du corps de ces derniers, elles passent dans les tissus des carnivores et des omnivores, classe à laquelle l'homme appartient (on nomme omnivores les animaux qui consomment à la fois des substances végétales et des matières animales). Cela revient finalement à dire que la fabrication de matières alimentaires est dévolue à la plante et l'utilisation de ces matières alimentaires à l'animal, que ce soit directement comme chez l'herbivore, ou indirectement comme chez les carnivores et omnivores. En fin compte, on est conduit à constater la plus étroite solidarité entre la plante et l'animal : partant, l'impossibilité absolue pour l'homme et pour les animaux de se passer des végétaux. Si les plantes venaient à disparaître, la vie s'éteindrait en l'espace de quelques jours à la surface du globe, car il n'existe aucun moyen connu, et il est peu probable qu'on en découvre un, de remplacer le végétal dans l'alimentation.

La matière minérale élaborée par la plante, tel est le point de départ de la vie animale sur notre planète.

21. — **Restitution de la matière minérale.** —

Examinons maintenant le point d'arrivée : tous les êtres vivants finissent nécessairement, fatalement, par la décrépitude bientôt suivie de la mort. Qu'est-ce que deviennent, sous l'empire des lois naturelles, les restes mortels de la plante et de l'animal? La vie ayant disparu, la constitution intime de leurs tissus ne va pas tarder à se modifier profondément. Dans quel sens ce changement s'opèrera-t-il? Dans le sens diamétralement inverse de l'organisation : les substances organisées vont faire retour au monde inorganique. Dès que la vie et ses manifestations extérieures ont disparu chez un être, ses restes deviennent la proie d'une infinité d'autres : monades, bactéries, vibrions, microbes, etc., dont les admirables découvertes de L. Pasteur ont révélé la gigantesque fonction dans la nature, au point de vue des causes des maladies, de l'altération des liquides, etc., etc. Ces infiniment petits, qu'il s'agisse d'une feuille ou d'un animal, entrent en fonctions dès que la vie a cessé. Si rien ne vient entraver leur activité, la décomposition complète des corps s'ensuivra. Si, au contraire, l'on rend impossible leur développement par l'influence de diverses conditions de milieu, comme l'a montré L. Pasteur, les tissus morts ne se décomposeront pas, ils persisteront pendant des années, des siècles, indéfiniment même, s'ils sont soustrait absolument à l'action des microbes.

Les animaux et les plantes sont donc envahis par un nombre immense de petits êtres qui, travaillant à leur propre reproduction, trouveront leur alimentation dans les divers tissus ou liquides des plantes et des animaux.

Cette destruction est extrêmement complexe dans son processus, mais si, la laissant s'effectuer complètement, on n'en envisage que le dernier terme, on constate qu'elle

est en somme l'inverse des phénomènes qui se sont produits dans l'organisation des corps. Les combinaisons
complexes du soufre, de l'azote, du carbone, du phosphore, etc., qui constituent l'être vivant, sont ramenées
aux quatre groupes primitifs qui ont donné naissance
à la plante et à l'animal dont j'ai parlé tout à l'heure. On
ne retrouve plus que de l'acide carbonique, de la vapeur
d'eau, de l'ammoniaque et des matières minérales : de
telle sorte que la circulation de la matière est enfermée
dans un cycle parfait : la plante prend à l'air et au sol les
matières minérales ; l'animal se nourrit de la plante, et,
quand il meurt, la décomposition de ses tissus restitue au monde extérieur, à leur état primitif, vapeur
d'eau, acide carbonique, ammoniaque et sels minéraux,
le carbone, le soufre, l'"hydrogène, l'azote, l'oxigène,
etc..... que la cellule végétale lui avait empruntés.

Cette grande loi a été établie surabondamment, par
l'ensemble des découvertes du dernier demi-siècle écoulé :
elle présente un immense intérêt, non seulement au
point de vue de la philosophie naturelle, mais à raison des
nombreuses applications à l'agriculture —, rôle des engrais organiques, leur conservation, leur application aux
sols, etc. — Les découvertes de L. Pasteur ont été le point
de départ d'expériences qui ont jeté le plus grand jour
sur les questions relatives à la fertilité des sols, sur la
nitrification, etc., et sur nombre de phénomènes naturels restés inexpliqués jusqu'à lui.

CHAPITRE II

HISTORIQUE DE LA THÉORIE DE LA NUTRITION.

1re Période. — Antiquité. — Moyen âge et temps modernes
jusqu'à Lavoisier.

22. — La faim, origine de l'activité humaine.
— Depuis le jour où il a paru sur le globe, l'homme a
été condamné à la nécessité de se nourrir. La faim a
été l'aiguillon de son activité : nu, sans armes, sans dé-
fense, sans logis, son premier instinct l'a porté à l'assouvir. De même chez les animaux. La civilisation venant, il semble que l'étude des lois de la nutrition
aurait dû marcher en tête des branches des connaissances humaines et faire de rapides progrès : il n'en
est rien cependant : et c'est seulement après des milliers d'années que l'homme a commencé à acquérir
des notions précises sur un sujet qui le touche de si
près. Cette longue ignorance tient à des causes multiples, dont la principale réside dans la variété de
connaissances qu'exige la solution des problèmes relatifs à la nutrition.

Quand on envisage le problème de l'alimentation dans
toute sa généralité, on voit qu'il est très complexe, que
les questions à résoudre sont nombreuses et les buts

à atteindre très variés. On reconnaît bien vite que les questions qu'il soulève présentent des aspects très divers, une grande complexité touchant la nature et le choix des aliments, leur rôle, leur adaptation aux diverses conditions à remplir, la constitution des rations, etc... on ne s'étonne pas alors, que la science de l'alimentation soit une science toute moderne. Elle ne pouvait naître avant que le but à atteindre fût physiologiquement défini et que les moyens d'investigation à appliquer à l'étude du corps des animaux, à celle de leurs fonctions organiques, à la connaissance des aliments et des produits de leur assimilation eussent été révélés par la physiologie assise sur la découverte des lois de la chimie et de la physique.

Cherchons à tracer rapidement le programme de nos études, en en indiquant les grandes lignes, et en précisant les problèmes dont la solution présente un si vif intérêt, tant en ce qui regarde l'homme que les animaux domestiques.

23. — **Le problème de l'alimentation.** — Le but final de l'alimentation, qu'il s'agisse de l'homme ou des animaux, est le maintien de l'intégrité des fonctions physiologiques, dont l'équilibre constitue ce qu'on nomme la santé. C'est de l'équilibre parfait de toutes les fonctions, de tous les actes physiologiques dont le corps d'un homme ou d'un animal est le siège que résulte la santé : c'est la meilleure définition qu'on puisse donner de cet état de l'organisme, si tant est qu'on puisse définir ce bien précieux entre tous, dont on a conscience sans pouvoir condenser en une formule précise ses caractères fondamentaux. Ce maintien de l'intégrité des fonctions physiologiques, but de l'alimentation commun à l'homme et aux animaux, est lié principalement à la réunion d'un certain nombre de

conditións fondamentales dont il convient de rappeler
tout de suite la nature et la diversité.

24. — **Pertes subies par l'organisme**. — Le premier objet que doit remplir l'alimentation est de couvrir
les pertes subies à chaque instant par l'individu, en ce
qui regarde la calorification, fonction essentiellement
propre aux animaux. C'est donc comme source indirecte de production de chaleur dans le corps de l'homme
ou de l'animal que l'aliment joue un rôle fondamental.
Cette production constante de chaleur est indispensable, parce que nous subissons incessamment, à notre
insu, des déperditions de calorique extrêmement notables. Ces déperditions, que nous chercherons à évaluer approximativement un peu plus tard, sont dues à
des causes multiples, dont les principales sont les suivantes : le rayonnement dans l'espace, l'échauffement
des aliments et boissons que nous ingérons, la vaporisation de l'eau que nous rejetons dans l'atmosphère par
les voies respiratoires et cutanées.

Le corps de l'animal se comporte dans l'air comme
un corps qui, porté à une certaine température, est
placé dans un milieu plus froid que lui. Il s'établit un échange entre ce corps et le milieu ambiant,
échange qui ne cesserait qu'au moment où l'équilibre de température serait atteint. Il en résulte une
perte considérable de chaleur pour le corps, perte
réelle pour l'individu qui la subit, se transformant
en gain pour le milieu dans lequel elle s'opère. L'échauffement de l'atmosphère limitée d'une salle de réunion,
de bal, de spectacle, d'une étable, d'une écurie, de tous
les lieux en un mot où les êtres vivants sont ac-
cumulés, est la conséquence de cet échange. L'augmentation de température du milieu ambiant, augmentation due à la perte de chaleur du corps des ani-

maux, se fait aux dépens de leur organisme. L'usage
du vêtement, exclusif à l'habitant des régions froides
au début de la civilisation, s'explique par le besoin
instinctif de parer à la perte de calorique due au rayonnement. La toison des animaux remplit le même office.

Mais le vêtement le plus complet, le vêtement protec-
teur par excellence, pour l'homme et pour l'animal, c'est
l'alimentation ; c'est elle qui, en réalité, s'oppose seule au
refroidissement du corps, en lui restituant la chaleur perdue. Nous nous protégeons contre les variations atmos-
phériques, vent, pluie, etc. par des enveloppes plus ou
moins épaisses ; mais celles-ci jouent un rôle beaucoup
moins important que la calorification incessante due aux
transformations physiologiques dont l'organisme est le
siège sous l'influence de l'alimentation et dont le régu-
lateur est le système nerveux.

A cette première cause de déperdition de chaleur :
rayonnement du corps dans le milieu ambiant, s'en
ajoute une seconde qui n'est pas moins notable : c'est la
quantité de chaleur appliquée à la vaporisation de l'eau
que nous perdons incessamment. On sait, en effet, que
nous inspirons de l'air, sinon jamais absolument sec,
au moins contenant des quantités variables et très faibles
parfois de vapeur d'eau ; tandis que nous expirons de l'air
à la température de 37 degrés et demi à 38 degrés, complètement saturé d'humidité. Pour faire passer les liquides de la température à laquelle nous les ingérons à la
température à laquelle nous expirons la vapeur d'eau,
une certaine quantité de chaleur est nécessaire. Cette
quantité de chaleur ne peut être empruntée qu'au corps
lui-même et nous verrons qu'on peut mesurer assez
exactement la déperdition qui résulte pour le corps de
la transformation de l'eau en vapeur rejetée par la voie
pulmonaire.

L'émission d'eau par les poumons n'est pas la seule cause de perte de chaleur que nous subissions du fait de la vaporisation de l'eau. Il en est encore un autre, de même ordre : l'échauffement de l'eau qui s'élimine par la perspiration cutanée. Que nous nous en apercevions ou que nous n'en ayions pas conscience, c'est-à-dire que nous éprouvions la sensation de la transpiration ou bien que, placés dans un milieu où l'air étant plus ou moins sec dissout rapidement la vapeur d'eau qui se dégage de la peau, nous ne la ressentions pas, nous perspirons constamment, par la peau, une certaine quantité de vapeur d'eau à une température voisine de celle du corps : de là, une nouvelle perte de chaleur que l'alimentation doit couvrir.

De plus, les aliments et les boissons que nous ingérons doivent être portés à la température de notre corps. Nous consommons des boissons plus ou moins froides, des aliments plus ou moins chauds, présentant des écarts variables avec la température ambiante, et nécessitant pour prendre la température du corps dans un temps assez court, une somme de chaleur que l'organisme doit leur céder.

Enfin les excrétions et les sécrétions dont la plus importante est l'urine, absorbent également une certaine quantité de chaleur ; l'homme de taille moyenne émet par jour un litre et demi d'urine à la température de son corps.

A ces quatre causes de déperdition de chaleur, couvertes en réalité par la transformation incessante des tissus de l'organisme lui-même et que l'alimentation doit compenser, s'ajoute, dans le cas du travail, le calorique nécessaire à la production de la force et à ses manifestations extérieures. La mesure de ces transformations nous sera donnée par la consommation que l'organisme fait des matières azotées, amylacées, gras-

ses, sucrées, et autres fournies par les aliments ou fabri-
quées de toutes pièces, à leur aide, par l'organisme. Les
quantités de chaleur produites, d'une part, et perdues, de
l'autre, doivent s'équilibrer pour que le corps se maintienne à une température permettant l'intégrité des fonctions de laquelle résulte ce qu'on appelle l'état de santé.

L'homme et tous les animaux ont chacun une température propre, température qui varie dans des limites
assez grandes d'une espèce animale à une autre, notamment des oiseaux aux mammifères. Chez les premiers, elle
est beaucoup plus élevée que chez l'homme et les animaux domestiques. Cette variation de température, à
l'état physiologique, est à peu près nulle pour les individus de la même espèce animale. Ainsi, chez l'homme,
la température du sang, véritable milieu qui peut servir
de criterium, oscille entre 37 degrés 1/2 et 38 degrés
dans l'état de santé. Il y a, il est vrai, quelques légères
variations individuelles, mais pris en moyenne, les
écarts ne dépassent guère les limites que je viens d'indiquer. L'invariabilité de la température du corps est
une condition *sine qua non*, de santé; elle domine les
autres, parce qu'elle est l'expression de l'égalité entre
la quantité de chaleur perdue et la quantité de chaleur
restituée par l'alimentation. Condition *sine qua non*,
criterium de santé parfaite, attendu que la température
propre du corps, celle du sang, dont la température sous
l'aisselle ou dans la bouche donne assez sensiblement
la représentation, ne peut pas s'élever de plus d'un
degré à deux degrés et demi, sans que la santé soit
gravement compromise et parfois, la vie elle-même me-
nacée. De même, si la température du sang s'abaisse de
deux ou trois degrés au-dessous de la température normale, la mort survient. De nombreux accidents de con-
gélation causés par les grands froids l'attestent.

Dans les cas d'inanition, c'est-à-diré quand un être vivant est soumis à une alimentation insuffisante, ou plus encore quand l'alimentation fait complètement défaut, le phénomène qui se manifeste le premier aux approches de la mort, est le refroidissement très notable du sang.

La calorification est donc un des rôles les plus importants, les plus essentiels des aliments. Chez les végétaux, au début de leur développement, le réservoir alimentaire de la graine joue un rôle analogue, la germination s'accomplit avec dégagement de chaleur.

25. — Réparation de l'usure organique. —

Mais ce n'est pas tout : non seulement les aliments maintiennent constante la température du corps de l'homme et de l'animal, mais ils servent à réparer l'usure organique du sang et des divers tissus. A chaque instant, la composition de notre corps varie. Nous subissons des transformations incessantes qui font qu'un homme, un être vivant quelconque n'est jamais identique à lui-même, si rapprochés que soient les deux moments auxquels on le considère. Nous rejetons constamment dans l'atmosphère de l'air chargé d'acide carbonique (4 % environ d'acide carbonique), et nous inspirons de l'air qui contient quelque dix millièmes seulement de ce gaz : nous inspirons de l'air qui contient peu d'eau et nous expirons de l'air saturé de vapeur d'eau. Cet acide carbonique et cette vapeur d'eau proviennent uniquement de la transformation de nos tissus. Nous *brûlons*, incessamment, de telle sorte que, d'un instant à l'autre, nous ne sommes jamais identiques à nous-mêmes. Cette combustion, cette usure se traduisent par des pertes considérables que nous essayerons d'évaluer aussi exactement que possible un peu plus tard.

26. — **Quantité de carbone brûlée par l'orga-nisme.** — Un homme de taille moyenne brûle par jour environ 225 grammes de carbone. Ces 225 grammes de carbone représentent la quantité de charbon pur contenue dans 500 grammes de houille. Nous brûlons donc une notable quantité de charbon, fourni à nos tissus par l'alimentation. L'acide carbonique résultant de l'oxydation de nos organes au contact de l'air atmosphérique arrive aux poumons, où il est apporté par ces petits navires, comme on a appelés poétiquement les globules du sang, des profondeurs les plus intimes de nos tissus. Ces petits bateaux chargent de l'air pur dans les poumons et y déchargent de l'acide carbonique après avoir circulé dans l'organisme. Il y a donc un échange incessant entre l'atmosphère et l'intimité de nos organes, échange qui se traduit par une perte de carbone et d'eau.

27. — **Pertes en azote.** — A ces échanges ne se bornent pas les pertes que nous subissons. Il y en a une troisième, celle de la matière azotée, dont l'albumine et ses congénères offrent les types fondamentaux. La matière azotée est un des éléments les plus importants du sang. Elle n'est pas éliminée par les voies respiratoires, mais par le rein seul. La question d'élimination de l'azote chez l'animal est aujourd'hui tranchée. Son importance, au point de vue de la statique des êtres vivants, est telle que j'insisterai à plusieurs reprises, dans le cours de cette étude, sur les expériences qui l'ont mise hors de doute. Le rein a pour fonction essentielle d'éliminer les matières azotées provenant de l'usure de l'organisme, sous forme d'urée, d'acide urique et de quelques autres produits azotés tels que le créatinine, la matière colorante, etc. L'azote qui a servi à constituer nos muscles, et qui a été brûlé partiellement durant leur travail doit disparaître du sang. Sans cela, ce liquide se chargerait d'urée

au point de compromettre notre existence. C'est ce qui se produit dans certaines maladies quand l'émission d'urée par l'urine vient à cesser ; il en résulte un véritable empoisonnement qu'on appelle l'urémie. Il faut donc qu'il y ait une élimination constante de l'urée produite dans le sang, et c'est le rein qui est chargé de cette opération. Il sépare, presque à l'instar d'un filtre parfait, la quantité d'urée qui se produit incessamment dans le sang et qui vient se concentrer dans l'urine que l'animal expulse. Cette élimination représente des quantités notables d'azote ; elles correspondent chez un homme de taille moyenne, à 31 à 34 grammes d'urée, soit 14 à 16 grammes d'azote, c'est-à-dire l'équivalent de 100 grammes de chair pure. Nous détruisons donc tous les jours, en 24 heures, par ce mouvement organique incessant, inconscient, environ 100 grammes de notre chair. Je ne me sers pas du mot viande parce que ce terme ne serait pas exact. La viande, comme nous le verrons plus tard, est une matière azotée infiltrée, imprégnée de matière grasse et d'eau contenant seulement 4 1/2 p. 100 environ de son poids d'azote, tandis que la chair pure et sèche en renferme de 15 à 16 pour cent. Nous éliminons donc une quantité d'azote correspondant à 100 grammes d'albumine. Une semblable perte journalière est considérable. Nous verrons plus loin que le taux d'azote expulsé peut varier dans certaines limites, avec l'activité matérielle, avec l'alimentation, mais qu'elle est presque indépendante de l'état de repos ou de travail de l'animal. Cette élimination oscille toujours, à l'état de santé, autour de 15 ou 16 grammes d'azote, chez un homme de poids moyen de 70 kilogrammes environ.

28. — **Perte en sels minéraux.** — Enfin, il y a une quatrième perte que nous subissons incessamment :

elle résulte de l'élimination, par le rein, d'eau contenant une certaine quantité de sels. A l'état de santé,
l'homme émet par 24 heures de 1500 grammes à
2 kilogr. d'urine. Ce liquide très complexe contient,
outre l'urée, une certaine quantité d'acide phosphorique
(phosphate de magnésie, phosphate de chaux ou phosphate de potasse), du chlorure de sodium, divers sels
de potasse et plusieurs matières organiques. Bien que
ces corps n'existent dans le liquide qu'en faible quantité, si l'on multiplie par 365, nombre des jours de
l'année, chacune des quantités des substances éliminées, on arrive à un chiffre non négligeable, que nous
indiquerons plus tard et qui implique, pour que l'état
de santé se maintienne, la restitution de certains principes minéraux par l'alimentation.

29. — **Autophagie : inanition.** — L'alimentation
sert donc à restituer au sang, à côté des éléments hydrocarbonés, les principes azotés et minéraux éliminés
par le renouvellement incessant de nos organes. Pendant un certain temps, l'être peut se suffire à lui-même,
mais la durée de cette autophagie a des limites. Si
on les dépasse, la sensation qu'on nomme la faim est
la première à nous en avertir. Si on excède une certaine durée d'abstinence, arrivent l'émaciation, l'amaigrissement et finalement la mort. C'est la fin fatale, nécessaire de tout être qui n'est pas alimenté d'une façon suffisante ou qui ne reçoit plus, dans son alimentation, une
quantité convenable de chacun des principes réparateurs.

Pendant un certain temps, l'homme, comme les animaux, peut vivre de sa propre substance. Mais quand
toute alimentation est trop longtemps supprimée, soit
par le fait de la maladie, soit volontairement, comme l'é-
limination de 31 à 34 grammes d'urée ne cesse pas de se
produire et que l'expulsion d'acide carbonique et de

vapeur d'eau, reste sensiblement la même pendant le jeûne, le défaut d'équilibre entre la consommation et l'usure organique amène l'émaciation qu'on constate dans toutes les maladies chroniques. Le malade, quand il recommencera à manger, se trouvera dans un état de maigreur proportionné à l'intensité des pertes en carbone, en eau et en matières azotées qu'il aura subies pendant la durée de sa maladie et qui n'ont pas été compensées par l'alimentation insuffisante qu'il pouvait prendre.

30. — **La pesée comme criterium de l'entretien du corps.** — De là résulte que le criterium tangible de la suffisance ou de l'insuffisance de l'alimentation, nous sera fourni par la balance. Il suffit de peser un animal tous les jours, dans certaines conditions identiques à elles-mêmes, par exemple à jeun, le matin, pour avoir sur son alimentation une indication approchée très suffisante dans la pratique. L'homme en bonne santé, qui reçoit une alimentation modérée, n'est pas soumis à un travail excessif, ni exposé à des conditions climatologiques extrêmes, revient, toutes les 24 heures, sous l'influence d'une alimentation suffisante, au poids qu'il avait la veille. Il en est de même pour les animaux.

Ce poids varie d'un jour à l'autre, dans une limite très faible, si l'alimentation compense exactement les pertes de l'organisme. On dit alors que l'homme ou l'animal soumis à ce régime sont à la ration d'entretien. L'emploi de la balance nous offre donc un moyen pratique, facilement applicable dans une exploitation rurale, de constater si le bétail reçoit ou non une alimentation suffisante. Aujourd'hui, tous les agriculteurs qui ont souci de leur bétail, ont introduit la bascule dans leurs étables. C'est une excellente pratique de peser les animaux sinon tous les jours, au moins tous les quinze jours, le matin, à la même heure, afin que la vessie ou l'estomac dont le contenu peut modifier sensiblement le poids apparent de l'animal, comme nous le verrons plus tard, soient à peu près dans le même état de vacuité ou de réplétion. Quand nous nous occuperons de l'alimentation des chevaux, nous constaterons que le poids d'un cheval peut varier, dans une journée, d'un chiffre de 40 kilogrammes pour un poids vif de 525 kilogr., c'est-à-dire de près de huit pour cent. Ces variations tiennent en grande partie à la quantité de boisson consommée par le cheval au travail. Tant que cette eau ne sera pas éliminée par le rein ou par la perspiration cutanée, le poids apparent du cheval sera sensiblement supérieur à son poids réel. Quand on fait des pesées régulières de chevaux, comme nous le pratiquons au laboratoire de la Compagnie générale des voitures, tous les matins à la même heure, par exemple, après le même temps écoulé depuis leur dernière alimentation en eau ou en aliments solides, on retrouve, à moins d'un demi-kilo près, sur 525 kilogr. le même poids que la veille, lorsque les animaux sont à la ration d'entretien.

On a donc, dans les pesées fréquentes un criterium excellent pour reconnaître si un animal est ou non suffisamment nourri.

31. — **Ration d'entretien.** — La quantité des principes assimilables, contenus dans les aliments consommés, par un animal dans l'espace de 24 heures représente le régime qu'on est convenu d'appeler la ration physiologique d'entretien. Il faut distinguer les aliments, pris dans le sens ordinaire qu'on donne à ce mot, des principes assimilables. Les termes : matières comestibles et aliment au singulier, n'ayant pas, nous l'avons vu, la

même valeur. Les aliments, consommés par un animal ou par un homme, ne renferment guère, en moyenne, que 60 à 65 % de principes alibiles réellement utilisés pendant la digestion. Sur 100 parties en poids d'aliments ingérés, la quantité digérée et conséquemment utile excède rarement (cela varie naturellement avec la nature des fourrages) 55 à 65 %. On nomme coefficient de digestibilité d'un aliment le taux pour cent des principes utilisables pour l'animal qu'il renferme. Nous appelons donc ration d'entretien le poids d'aliments, quelle que soit leur nature, qui contient une quantité de principes nutritifs *assimilables* dans les quelques heures qui suivent la digestion, suffisante pour ramener le poids de l'animal, tous les jours, à la même heure, à ce qu'il était la veille.

32. — **La nutrition n'est pas directe.** — A ce propos, remarquons tout de suite que l'animal n'est pas nourri, dans le sens physiologique du mot, immédiatement par les aliments qu'il ingère. Il s'écoule une période variable de 12-24 heures et plus (cela dépend de l'espèce animale qu'on observe) avant que la nutrition proprement dite, c'est-à-dire la transformation de l'aliment ingéré (sanguification) en principes aptes à la reconstitution des tissus ne s'effectue. C'est pour cela que, dans les grandes compagnies industrielles où l'on n'utilise le travail des animaux que de deux jours l'un, on partage la ration de 48 heures en deux parts inégales : le jour du repos les animaux reçoivent la plus forte. Celle qui devra se traduire par une plus grande production de chaleur et de travail musculaire, et, par conséquent, de travail utile pour l'industrie dont il s'agit, est donnée la veille. Pendant la journée du travail, on administre la partie la plus faible de la ration. Les résultats pratiques ont complètement sanctionné cette manière de faire, comme nous le verrons

plus tard quand nous étudierons le rationnement du cheval de service.

Ajoutons que la ration d'entretien s'applique essentiellement à l'animal adulte, c'est-à-dire à l'animal qui ne s'accroît plus et dont le poids reste identique à lui-même, pourvu que les conditions physiologiques dans lesquelles on place l'animal restent elles-mêmes identiques. La ration d'entretien n'est donc qu'un cas de l'alimentation générale. Il y a d'autres rations : engraissement, travail, lactation chez la femelle, que nous aurons à étudier, en vue des buts principaux que l'agriculteur se propose dans l'élevage des animaux. Pour l'homme, nous aurons à distinguer la ration aux divers âges de la vie et dans les conditions différentes, travail, repos, etc.

33. — **Excréments et sécrétions.** — Il existe, au point de vue physiologique, une différence profonde entre les excréments et les produits de sécrétion de l'organisme. Quand on étudie la ration d'entretien, il faut se garder de mettre sur le même rang l'urine, par exemple, et les matières fécales, ou fèces, et inversement. On n'a pour ainsi dire aucun compte à tenir, dans les études de statique chimique de la nutrition, des matières expulsées par le canal intestinal, si ce n'est pour en déduire le coefficient de digestibilité des aliments. Les fèces sont presque exclusivement formées de la partie des aliments inutilisée par l'organisme. Elles n'entrent pour rien dans l'acte de la nutrition, tandis que l'urine, au contraire, donne, avec les produits gazeux de la respiration, la mesure de la dénutrition et conséquemment des besoins de l'organisme. En ce qui regarde l'azote, le taux de cette substance que renferme l'urine est le seul criterium que nous ayons du maintien du poids de la chair de l'animal vivant, de son

augmentation ou de sa diminution, comme nous l'établirons plus loin.

34. — Ration d'accroissement. — Jetons maintenant un coup d'œil sur les cas d'alimentation, autres que celui de la ration d'entretien. En premier lieu examinons le cas de la croissance. Au début de la vie, l'animal augmente régulièrement en poids et en dimensions. La mesure de cette augmentation est le meilleur criterium qu'on puisse avoir de son état de santé. De la naissance jusqu'à l'âge adulte, le corps de l'animal s'accroît aux dépens des aliments ; la ration d'entretien dans le sens que nous lui donnons plus haut ne saurait couvrir les pertes journalières de l'animal, et suffire en même temps à l'accroissement de son corps. La ration de croissance ou d'élevage comporte donc un complément à la ration d'entretien : nous aurons à déterminer la quotité et la qualité chimique de ce supplément, tant pour l'homme que pour les animaux.

Un autre cas concerne la gestation et la lactation. Il est évident que, pour la femelle qui porte un petit être dans ses flancs, comme pour la mère qui allaite son enfant, la ration d'entretien devient insuffisante. Le jeune animal né ou à naître s'accroissant chaque jour d'une certaine quantité, ne recevant rien du dehors, s'alimente exclusivement aux dépens du sang ou du lait de sa mère ; il faut donc que la ration de lactation, et celle de gestation soient plus élevées que la ration ordinaire d'entretien.

35. — Ration de travail, d'engraissement. — A ces conditions physiologiques, qui doivent modifier le régime alimentaire, s'en ajoutent deux autres que nous aurons à étudier de près : le travail, condition commune à l'homme et à l'animal, et l'engraissement chez ce dernier, source de profit considérable dans une exploitation. A l'activité des muscles, plus grande au

travail qu'au repos, correspond une déperdition organique qu'il faut combler par un accroissement de la ration d'entretien. De même, l'engraissement du bétail
ne peut s'obtenir qu'avec le concours d'une alimentation plus abondante. La production du travail notamment nécessite] une quantité plus élevée de matières
combustibles, sources de la chaleur animale et du mouvement.

L'étude de la nature et de la quantité de substance
alimentaire. nécessaire à la production d'un travail
mécanique donné est des plus intéressantes et nous
ferons connaître l'état de la science expérimentale sur
ce point. Après avoir attribué presque exclusivement
aux matières azotées la source de la force musculaire,
on a été conduit par l'expérimentation sur l'homme et
sur les animaux à constater le rôle prédominant des
aliments hydrocarburés, sucre, amidon, etc., dans la
production du travail.

L'engraissement est l'un des buts économiques les
plus importants de l'éleveur et du cultivateur : Le
terme engraissement par lequel on désigne la production de la chair et de la graisse chez l'animal adulte est
parfaitement justifié par ce fait que la matière grasse
croît en proportion plus élevée que la chair. L'engraissement implique également un choix et des qualités d'aliments que nous aurons à étudier de près.

36. — **Variation de la ration avec ses divers
buts.** — En attendant que nous examinions chacun des
cas particuliers que présente l'alimentation rationnelle
de l'homme et des animaux, quelques exemples montre-
ront les écarts que doivent présenter les rations de croissance, de travail et d'engraissement. L'enfant, né bien
portant et vigoureux, doit, avec une alimentation suffisante, augmenter d'environ 30 ou 35 grammes par

jour : la balance indique donc s'il trouve dans le lait de sa nourrice les éléments nécessaires à cet accroissement. Un enfant qui n'augmente pas approximativement de la quantité que je viens d'indiquer est ou malade ou insuffisamment nourri.

L'animal qui travaille dans des conditions normales, le cheval, par exemple, exige pour le maintien de son poids vif une augmentation sur la ration d'entretien d'un quart à moitié de cette ration, suivant le parcours, la grandeur de l'effort ou de la traction exercée.

Enfin, dans l'engraissement, la ration d'entretien doit être sensiblement modifiée, l'accroissement du poids moyen journalier d'un bœuf devant être d'un kilogr. environ. Les animaux bien choisis, ayant des aptitudes à l'engraissement, doivent augmenter, sous l'effet de l'alimentation, de $\frac{1}{600}$ à $\frac{1}{400}$ de leur poids vif au début de la période.

Telles sont les conditions qui modifient singulièrement la ration d'entretien. On peut dire qu'il y a autant de rations, en quelque sorte, que de buts divers à atteindre. Mais en étendant nos études aux quatre conditions que je viens de rappeler, nous aurons passé en revue, les problèmes fondamentaux que soulève l'alimentation de l'homme et des animaux et nous posséderons les éléments nécessaires pour fixer les rations correspondant à chacune de ces conditions.

37. — **Aptitudes physiologiques individuelles.** — J'ai parlé plus haut de l'aptitude des animaux à remplir les divers buts en vue desquels l'éleveur les prépare. C'est qu'en effet, il y a des conditions intrinsèques, spéciales à l'animal, des aptitudes physiologiques dont il faut tenir compte. Dans une étude générale telle que nous la concevons, il n'est pas possible d'insister sur chaque cas particulier, mais il faut faire remarquer que chez l'homme comme chez l'animal, les disposi-

tions spéciales aux individus viennent tantôt aider, tantôt entraver les règles générales tracées pour tel ou tel régime. L'observation journalière nous apprend que certaines personnes qui mangent beaucoup, restent maigres toute leur vie, tandis que d'autres, au contraire, mangeant peu, relativement, acquièrent cependant un certain embonpoint. Il en est de même des animaux. Aussi les éleveurs ont-ils grand soin de choisir, dans les races destinées à produire la chair ou la graisse, certains individus, plus aptes que d'autres appartenant à la même race, à profiter du régime alimentaire qu'ils leur destinent. Dans un troupeau, par exemple, il se trouvera deux, trois, quatre moutons et plus sur cent qui, suivant l'expression vulgaire du cultivateur, ne prendront pas la graisse, c'est-à-dire qui, soumis au même régime que les autres, n'engraisseront pas sensiblement. On devra les éliminer du troupeau. Il y a donc à tenir compte des différences individuelles que la pratique enseigne et dans l'examen desquelles je ne puis pas entrer ici.

38. — **L'art de l'alimentation est moderne.** — Ce qui précède suffit à faire comprendre surabondamment les raisons pour lesquelles l'alimentation raisonnée de l'homme et des animaux est une science toute nouvelle. En effet, pour pouvoir constituer une ration, un ensemble de connaissances assez considérable est nécessaire. Il faut d'abord connaître la composition et le mode de formation des produits qu'on veut obtenir, c'est-à-dire la composition du corps de l'animal, non seulement envisagée d'une manière générale, mais la constitution intime des produits qu'on cherche plus particulièrement à obtenir. Ainsi, s'il s'agit de l'engraissement, chez le bœuf et le mouton et le porc, il faudra rechercher quelles sont les conditions spéciales de pro-

duction de la graisse, et de son accumulation dans certaines parties, certains organes de l'animal, sous l'influence de l'alimentation. Il faudra donc faire l'analyse de l'animal pour se rendre compte des conditions de la production de la graisse et de la formation de la chair, d'après la composition des diverses parties du corps. On devra étudier ensuite ce qu'est la chair, de quels éléments elle se compose. De même pour les tissus, les éléments osseux, les liquides de l'organisme, etc.

En ce qui regarde les aliments, on devra se livrer à une étude analogue. Il faudra connaître la composition des fourrages, le degré de digestibilité de chacun des principes immédiats qui les composent, de manière à pouvoir poser les bases de la statique de la nutrition, c'est-à-dire le lien final qui existe entre la formation des tissus et les aliments, entre les principes formés et ceux qui servent à les produire. De plus, la connaissance du fonctionnement des organes de la digestion et de l'assimilation sera indispensable; on devra déterminer le processus par lequel ces transformations organiques s'effectuent, et, autant que possible, les relations existant entre l'alimentation et la production de mouvement et de chaleur chez l'animal. Cet ensemble d'études et de déterminations suppose la connaissance des lois fondamentales de la physique, de la chimie et de la physiologie. Tant que ces sciences n'ont pas existé, on a, qu'on me passe l'expression, mangé *empiriquement*, comme on a pu, ou le mieux qu'on a pu; on a nourri le bétail un peu au hasard, et lorsqu'on est arrivé à des résultats à peu près satisfaisants, on l'a dû à d'heureuses coïncidences plutôt qu'à des règles bien établies et susceptibles de vérification et, par conséquent, de progrès.

39. — **Le rationnement empirique du bétail est impossible.** — Empiriquement, la question de l'a-

limentation est presque insoluble sous le rapport économique. Sans le secours de l'analyse chimique et de la physiologie, il serait impossible de varier, sans d'immenses
tâtonnements, la ration primitive de foin et de paille auxquels les animaux de nos exploitations rurales ont été si
longtemps réduits. En effet, supposons que nous ayons
seulement 12 ou 15 fourrages différents à notre disposition — ce nombre est fort inférieur à celui auquel nous
pouvons avoir recours, grâce aux déchets des industries
agricoles et autres que le marché nous offre — : suppo-
sont, dis-je, que nous ayons 15 fourrages de richesse très
variable pour alimenter une étable, et que nous vou-
lions, à l'aide de ces fourrages, composer des rations
parfaites pour l'entretien, la lactation, et l'engraissement
de nos animaux. Que devrions-nous faire? Il nous faudrait, en l'absence de renseignements préalables sur
leur composition, nous livrer à une série interminable
d'essais empiriques : commencer par alimenter l'animal
avec un aliment seul, puis associer deux aliments,
remplacer l'un d'eux par un troisième, et répéter l'expérience successivement sur les 15 matières alimentaires,
après avoir constaté les résultats obtenus. On voit que
que cette manière de procéder entraîne une complexité
d'expériences qu'aucun cultivateur ne pourrait faire,
le voulût-il. De même, quand on aurait opéré de cette
façon sur le bœuf, il faudrait répéter les essais sur le
mouton, puis sur la vache laitière, enfin sur le cheval.

On conçoit à quelles lenteurs, à quelles impossibilités
matérielles même se heurterait l'observateur qui vou-
drait arriver ainsi à déterminer la ration.

Avant de pouvoir fixer la quantité minimum d'aliments nécessaires à un homme ou à un animal, il
était nécessaire de connaître les poids de substance
grasse, d'albumine, d'amidon, de sucre, etc., qui con-

courent à l'entretien de l'organisme. Il fallait d'abord apprendre à étudier ces principes alimentaires, à les reconnaître et à les doser dans les aliments, à les suivre à leurs divers états de transformation dans le corps des animaux, enfin être édifié sur la composition des excréments et des sécrétions animales. Cet ensemble de conditions préalables présente une complexité telle que les recherches scientifiques pouvaient seules les révéler, l'expérimentation purement empirique devant exiger une série d'essais si considérable, tant sur les diverses espèces d'animaux que sur les différents fourrages, qu'on ne pouvait songer à l'entreprendre.

40. — **Équivalence en foin.** — On crut, vers le milieu du siècle actuel, pouvoir tourner la difficulté, pour le bétail, en partant de l'alimentation au foin seul. On admit que tous les fourrages pouvaient être substitués au foin en quantités variables pour chacun d'eux, mais équivalentes à un poids donné de foin suffisant, pratiquement, pour entretenir un animal d'un poids vif déterminé. Cette manière d'opérer impliquait la même composition pour tous les foins et un rapport fixe entre la composition des divers fourrages et celle du foin. Nous verrons plus loin combien étaient erronées ces deux hypothèses et nous exposerons les expériences conduites scientifiquement qui ont porté le dernier coup à la théorie de l'équivalence en foin des aliments du bétail.

41. — **L'analyse des aliments base de l'étude des rations.** — Seule la détermination de la constitution intime des principaux fourrages, de leur teneur en cellulose, sucre, amidon, matière protéique, etc., pouvait conduire à la solution cherchée. Quand on dirige de grandes écuries ou de grandes étables, il y a, comme nous le montrerons, un intérêt économique considérable

à déterminer directement la composition des aliments donnés aux animaux. On sait par là que, si l'on donne 100 kilos d'un certain mélange de fourrage à des vaches laitières, on leur fournit une quantité de 10, 12, 15 kilogrammes de matières azotées, tant d'amidon et de sucre : c'est le premier point à régler dans l'étude des questions d'alimentation. En un mot, sans le secours des sciences naturelles, sans les données que la chimie nous a fournies sur les aliments, sur la composition des tissus et liquides de l'organisme : sans les données de la physiologie qui nous a permis d'étudier plus ou moins complètement la transformation des matières alimentaires dans le corps des animaux, et les modifications que celui-ci subit durant l'acte vital, on ne pouvait arriver à rien de net, de précis au point de vue du rationnement. Il n'est donc pas étonnant que, jusqu'au siècle actuel, presque jusque dans ces dernières années, on n'ait eu que des notions extrêmement vagues sur le mode rationnel d'alimentation de l'homme et des animaux.

42. — **Importance sociale des questions d'alimentation.** — Cette étude a pourtant une importance sociale de premier ordre. Non seulement elle intéresse chacun de nous individuellement, puisqu'elle nous conduit à fixer le meilleur régime d'alimentation de l'homme, tant sous le rapport physiologique qu'au point de vue économique, mais elle nous offre le moyen d'augmenter les ressources de l'humanité au point de vue de son alimentation en nous indiquant une meilleure utilisation des produits naturels.

Tout progrès matériel et intellectuel, l'histoire est là pour le prouver, a été lié d'une façon absolue à la question de l'alimentation humaine : quand l'homme a été jeté sur le globe, la faim a été son premier aiguillon, et, elle est restée le stimulant le plus puissant de l'activité humaine. C'est la faim qui, en obligeant l'homme au travail sans lequel il n'y a aucun progrès, a été le point de départ des tentatives de l'humanité pour améliorer ses conditions d'existence. Aux premiers âges de l'humanité l'agriculture n'existait pas; elle est née du besoin de manger d'une population croissant hors de proportion avec les productions spontanées du sol. Tous les peuples ont commencé par se nourrir de plantes poussant spontanément et des produits de leur chasse et de leur pêche; les peuplades sauvages du centre de l'Afrique et celles du pôle, nous offrent l'image de l'état primitif de l'humanité. Sous ces climats extrêmes, il ne saurait être question de culture du sol, l'agriculture n'y existera jamais, et les Lapons d'aujourd'hui, comme les peuplades sauvages du centre de l'Afrique, sont aussi primitifs, aussi ignorants, aussi peu industrieux que les premiers hommes.

43. — **L'agriculture, point de départ de la civilisation.** — La civilisation dont l'art de cultiver le sol a été le point de départ et l'un des éléments prédominants, ne pouvait naître que sous les climats tempérés. Les peuplades des régions extrêmes, sous le rapport de la température, sont demeurées ce qu'elles étaient il y a des milliers d'années, des milliers de siècles peut-être, ce qu'elles seront jusqu'à ce qu'elles disparaissent de la surface du globe. La production naturelle du sol et les animaux dont l'homme primitif parvenait à s'emparer ont longtemps suffi à nourrir une population peu nombreuse. Les peuples nomades se déplaçant, comme le font encore, dans certaines régions, les Arabes lorsque les produits naturels d'une contrée, ne suffisent plus à nourrir leurs troupeaux, marquent un premier pas vers l'agriculture : quelques

maigres récoltes de grain remplacent les racines dont se
nourrissent les peuplades sauvages.

La *transhumance* réclame des surfaces de terre considérables; lorsque la population s'accrût, le terrain sur
lequel une tribu s'était fixée devint bientôt insuffisant
pour la nourrir. C'est alors que l'homme songea à
demander à la terre un rendement provoqué par une
culture superficielle et la semaille d'orge et de froment.

Parmi les conditions capables d'assurer le succès
de ces premières tentatives il en était deux : un climat
tempéré et un sol suffisamment fertile.

Marchant devant elles, les peuplades nomades se sont
donc peu à peu fixées dans les lieux qui leur offraient
un climat moyen et des terres aptes à porter des céréales. Plus que toutes autres causes, la nature du sol
et les conditions climatologiques ont favorisé les premières agglomérations humaines. L'agriculture et,
à sa suite, la civilisation, ont pris naissance dans les
régions tempérées. Ce n'est pas sous le climat tropical
où la végétation est éxubérante, mais dont l'action
est tellement énervante que l'homme ne peut s'y livrer
presqu'à aucun travail, pas plus que dans les régions de l'extrême Nord, où la température, trop
basse pour la production végétale, réduit les moyens
d'existence de l'homme à ce qu'ils sont encore pour
les Lapons, aux ressources que lui donnent la chasse
et la pêche, que l'utilisation raisonnée du sol pouvait
être entreprise. C'est donc dans les régions moyennes,
tempérées, que l'agriculture a pris naissance, que
les agglomérations d'hommes se sont constituées, que
le commerce a commencé par l'échange, de peuplades à peuplades, des productions du sol, contre les
objets de diverses natures. La civilisation est le résultat du développement progressif des peuples résidant

sous les climats moyens; elle est née sur des sols susceptibles d'être améliorés par la culture et dont l'homme pouvait tirer parti pour accroître ses ressources en denrées alimentaires.

44. — L'agriculture origine du commerce.
— Toutes les industries humaines ont eu pour point de départ les premiers progrès de l'agriculture qui a été l'origine du commerce dans le monde. L'homme, qui a toujours été mû par le besoin d'aliments, a tourné ses premiers efforts vers le développement de la production végétale et animale. Le jour où il a eu à sa disposition une quantité de produits comestibles, excédant ses besoins, il a échangé ceux-ci avec le voisin contre d'autres produits naturels : morceaux de pierres, de métaux, terres spéciales s'adaptant à la confection de vases primitifs, etc. En somme, les produits alimentaires, au début des sociétés, comme aujourd'hui encore, forment la base des échanges de nation à nation.

Les moyens de subsistance demeurent toujours l'objectif principal de l'immense majorité des hommes : le point de départ des transactions de pays à pays.

Du besoin impérieux que nous éprouvons de réparer les déperditions de l'organisme sont nés l'usage des boissons alcooliques qui, sous quelques climats, remplacent, jusqu'à un certain point, l'invention et les aliments féculents, gras ou sucrés.

En un mot, de quelque côté qu'on envisage les choses, on retrouve la faim et les moyens de l'assouvir au premier rang des stimulants de l'activité humaine.

Cette constatation suffirait à elle seule pour justifier l'intérêt qui s'attache à l'étude des questions d'alimentation et par suite de toutes celles qui forment le domaine de l'agriculture.

45. — Lien étroit de l'agriculture avec la

décadence des nations. — L'histoire nous enseigne que, toutes choses égales d'ailleurs, plus un sol a pu nourrir d'habitants, plus vite il a été un centre de civilisation. Réciproquement, à la diminution de fertilité et à l'épuisement du sol correspondent fatalement, dans l'antiquité, la décadence numérique, l'amoindrissement et finalement la disparition des sociétés. L'histoire nous montre la Grèce, Rome, les Arabes, l'Espagne florissants et maîtres du monde tant que leur sol est fécond en moissons et en bétail; allant s'amoindrissant à mesure qu'il s'épuise et disparaissant, à un moment donné, de la scène si puisamment occupée par eux, quand leurs terres, ruinées par une culture vampire, refusent à leurs habitants des récoltes jadis luxuriantes.

Les marais Pontins pour l'assainissement et la mise en culture desquels l'Italie fait aujourd'hui appel aux conseils de la science et de l'industrie, étaient autrefois couverts de splendides récoltes. Vingt-trois villes ou villages s'y partageaient le sol. Au temps d'Auguste déjà, la population romaine décroissait proportionnellement à l'appauvrissement du sol de l'Italie incapable de nourrir ses habitants. L'épuisement de la terre avait, sous les empereurs, atteint des proportions telles que les provinces de l'Asie, les côtes d'Afrique, la Sicile et la Sardaigne suffisaient à peine à l'alimentation du peuple romain.

La fin de la domination grecque nous offre un autre exemple de la même loi; épuisement du sol, dépopulation sont des faits connexes. L'Espagne sous les Antonins, comptait encore parmi les pays les plus riches et les plus florissants de l'ancien monde. Livius et Strabon parlent des merveilleuses récoltes de l'Andalousie et, sous Abder-Rahman III (912-à-961) l'Espagne alors mahométane, compte vingt-cinq à trente millions d'habitants. C'est l'un des plus peuplés et des plus riches pays de l'Europe.

Sous la domination chrétienne, la population décroît rapidement : en 1598, au temps de Philippe II, de sinistre mémoire, Herrera se plaint déjà de l'insuffisance des ressources alimentaires du pays. En 1723, la population était tombée à 7,625,000 habitants.

Ces quelques exemples suffisent, je crois, pour mettre en lumière l'intérêt social qui s'attache à tous les progrès de l'agriculture et en particulier à l'art de l'alimentation du bétail. La science de la production végétale et animale doit occuper l'une des premières places dans un pays dont la richesse vient avant tout du sol, comme la France, où le chiffre de la production agricole atteint treize milliards par an, excédant de beaucoup le total de la production industrielle.

Le capital engagé par l'État, pour développer l'enseignement, multiplier les recherches et les expériences agricoles, est un capital placé à gros intérêt; on ne saurait trop le répéter. La force et la prospérité d'une nation dépendent avant tout de la richesse de son sol et de l'état de son agriculture.

Mais revenons à notre sujet.

La science de la nutrition est toute moderne. Née des sciences physico-chimiques, reposant en particulier sur la chimie, cette branche de la physiologie, nous venons d'en donner les raisons, ne pouvait se développer sans le concours des progrès de cette dernière.

46. — **L'alimentation dans l'antiquité.** — Les anciens étaient, au sujet du rôle des aliments dans une ignorance absolue; l'axiome : « Il faut manger pour vivre » était l'expression à peu près complète de leurs connaissances : l'homme et l'animal ont besoin de recevoir chaque jour une certaine quantité d'aliments; en

leur absence le corps s'amaigrit, dépérit, et la mort survient au bout de peu de temps. Pourquoi? ils l'ignoraient entièrement.

Le corps éprouve des pertes régulières que l'alimentation a pour but de réparer. Quelle est la nature de ces pertes? on ne le sait pas. Hippocrate (1) a reconnu une déperdition par la perspiration cutanée, il constate également une perte de calorique, à la matérialité duquel il croit.

Aristote (2) a la même idée, il est dans la même ignorance sur le rôle intime des aliments. Pour lui, l'urine ne représente pas les matériaux usés de l'organisme, mais seulement, avec les excréments, les parties non utilisables des aliments consommés.

Six cents ans s'écoulent sans progrès dans les sciences médicales. Le père de la physiologie expérimentale, Galien (3), n'avance en rien la question de la nutrition. La bizarre comparaison qu'il fait du cœur à une lampe, dont l'huile serait le sang tandis que les poumons auraient pour office de transmettre à l'animal le mouvement emprunté au dehors, n'est pas de nature à jeter grande lumière sur les fonctions de nutrition.

47. — **Le moyen âge ne nous apprend rien.** — Le moyen âge ne déchirera pas le voile qui couvre tous les mystères du développement des êtres et de leur organisation. Il ne nous apportera aucun éclaircissement sur la question qui nous occupe. Faut-il s'en étonner? y a-t-il lieu d'être surpris que cette période de treize siècles de fanatisme, de barbarie et de despotisme n'enrichisse la science d'aucune découverte, n'imprime aux

(1) Hippocrate, 468 ans avant J.-C.
(2) Aristote, né 384 ans avant J.-C., mort 322 ans avant J.-C.
(3) Galien, né à Pergame, en 130 de notre ère, mort à Rome en 200 ou 210.

connaissances positives aucun progrès notable ? Je suis d'avis avec M. C. Voit, que l'obscurité profonde qui caractérise le moyen âge s'explique d'ailleurs tout naturellement, si l'on considère l'analogie existant entre le développement des nations et celui des individus. Rome et la Grèce ont vécu. Une vieille civilisation s'éteint ; ses institutions disparaissent, ses monuments sont en ruine : sur ses débris, s'élève une société nouvelle dont l'éducation va, comme celle de chacun de ses membres, parcourir des phases successives, avant qu'arrive l'âge de la maturité, de la force et, conséquemment, de la production intellectuelle. Entre le moment où l'enfant quitte l'école et l'époque où son intelligence se traduira par des manifestations utiles au progrès de la science, s'écoule une assez longue période de stérilité intellectuelle, que nous traversons tous avant d'acquérir la maturité et le développement qui sont les conditions premières de la fécondité de l'esprit. Ainsi des nations.

48. — La physiologie de Paracelse. — Il nous faut arriver au quinzième siècle, à Paracelse, pour avoir, je ne dirai pas des notions, mais des lueurs relativement aux problèmes chimiques. Médecin et chimiste, aussi débauché et viveur, s'il faut en croire l'histoire, que savant et éclairé pour son temps, Paracelse, qui avait en horreur les scolastiques et l'école arabe, est en fait, le fondateur de l'enseignement chimique. Il fut appelé, en effet, par la ville de Bâle à occuper la première chaire de chimie fondée dans le monde, en 1527.

Paracelse (1) semble avoir entrevu des analogies entre les phénomènes chimiques et ceux que nous offrent les êtres vivants. Malgré le mépris qu'il affichait pour les

(1) Né à Einsiedeln, canton de Schwitz, le 17 décembre 1493, mort dans un cabaret de Salzbourg à l'âge de quarante-huit ans, le 24 septembre 1541.

idées de Galien, d'Avicenne et autres, il ne paraît pas
avoir eu sur la nutrition des opinions plus justes que
ses prédécesseurs. S'il a possédé une vague notion des
combustions lentes, il n'a imaginé sur la digestion
qu'une théorie absolument stérile. Pour lui l'*archée,*
résidant dans l'estomac, sépare les aliments, au fur à
mesure de leur introduction dans cet organe, en deux
catégories : l'*essence,* c'est-à-dire les bons aliments, qui
sont assimilés, et les mauvais, qui sont expulsés sous
forme d'urine, de matières fécales ou de produits de la
respiration. Quant à l'*essence,* il ne la définit pas. Nous
ne sommes, on le voit, guère plus avancé qu'au temps
d'Hippocrate. De Paracelse date l'iatro-chimie, c'est-à-
dire la domination de la médecine par la chimie, à laquelle viendra bientôt s'opposer l'iatro-mécanique. L'absence d'idées justes sur la *matière,* l'ignorance totale
de la nature de la *force* et de ses transformations s'opposent à ce que l'un ou l'autre de ces systèmes, objet
de tant de discussions passionnées, fasse progresser la
science de la nutrition.

49. — **La science au dix-septième siècle.** — Vers
le milieu du dix-septième siècle, Robert Boyle (1) pose
la première pierre solide de l'édifice chimique en dé-
finissant le corps simple « un corps qui n'est pas
décomposable ». La théorie des quatre éléments d'Em-
pédocle, celle des alchimistes admettant, avec Paracelse,
que tous les corps sont formés de sel, de soufre et de
mercure, règnent encore en souveraines. On tente de
toutes parts de vains efforts pour isoler ces substances,
mais l'analyse qui, peu à peu, nous amènera à la con-

(1) Né à Leimore, comté de Cork (Irlande), le 25 janvier 1625, mort le
30 décembre 1691, à Londres. Chimiste et physicien, président de la Société royale de Londres et l'un des directeurs de la Compagnie des Indes,
a consacré sa grande fortune privée à l'étude des sciences expérimentales.

naissance des propriétés fondamentales des espèces chimiques, naît de ces recherches.

Jusque-là confusion complète, inconsciente la plupart du temps, entre les matières qui constituent les plantes, les animaux et le reste du monde. Tout est énigme. En 1675, Nicolas Lemery sépare les corps en trois groupes : substances minérales, végétales et animales, division trop simple et banale peut-être aujourd'hui, mais qui, à l'époque où elle se produisit, constituait un notable progrès. Becker et Stahl commencent à reconnaître la complexité des êtres vivants. Stahl observe que le principe aqueux et combustible domine dans les êtres vivants, le principe terreux dans les minéraux. Mais tout cela ne saurait encore faire avancer la question de la nutrition. Haller (1), que C. Voit appelle l'Aristote du dix-huitième siècle, n'a guère d'idées plus nettes sur le sujet qui nous occupe.

5o. — Révolution scientifique du dix-huitième siècle. — Mais l'aurore d'un jour nouveau se lève : Lavoisier, le 1er novembre 1772, découvre que le soufre et le phosphore, en brûlant, donnent naissance à des acides, *en augmentant de poids,* que les métaux augmentent également de poids quand on les calcine à l'air; ces constatations, résultant de l'application de la balance à l'étude des transformations de la matière, sont à la fois la condamnation, bientôt sans appel, de la théorie du phlogistique qui dominait la scène chimique et le fondement de toutes les sciences expérimentales ayant pour objet l'étude des modifications permanentes de la matière. A partir de ce jour mémorable, on marche de révélation en révélation : Lavoisier

(1) Né à Berne le 16 décembre 1708, mort dans la même ville le 12 septembre 1777. Médecin, naturaliste, botaniste et chirurgien, professeur à l'université de Göttingue de 1736 à 1753.

explique la combustion; il découvre la composition élémentaire des corps, montre la combustion des substances organiques (végétales et animales) s'accomplissant avec production d'acide carbonique et d'eau, et par conséquent fixation d'oxygène, car il établit que l'acide carbonique est formé de carbone et d'oxygène.

Presque au même moment, Cavendish découvre la composition de l'eau, Fourcroy signale la présence de l'azote dans le corps des animaux. La révolution est complète dans les idées qu'on se faisait sur les phénomènes d'oxydation; l'analogie de la combustion vive avec la respiration ouvre des horizons nouveaux à la physiologie naissante. Deux points sont acquis par le génie de Lavoisier à la théorie de la nutrition :

1° Composition élémentaire des substances végétales et animales (carbone, oxygène, hydrogène, azote).

2° Causes de décomposition des substances complexes dans l'organisme animal (combustion lente, respiration).

Il n'est plus question d'archée, de fermentations, de bouillonnement; ces termes vagues, destinés à masquer seulement l'ignorance complète de ceux qui s'en servaient, font place à une notion précise, susceptible de mesure exacte : la combinaison du carbone et de l'hydrogène des corps avec l'oxygène de l'air, pour former de l'acide carbonique et de l'eau.

L'incomparable génie qui a fondé la chimie sur des bases désormais inébranlables (l'emploi de la balance et la théorie de la combustion), Lavoisier, qu'une mort à jamais néfaste et criminelle a enlevé à la science dans la plénitude de son activité intellectuelle, avait tracé, dans une pièce restée inédite jusqu'en 1860, le programme le plus net qu'on puisse formuler sur les recherches à entreprendre pour établir la statique chimique de la nutrition.

**51. — Lavoisier, ses vues générales sur la nu-
trition.** — J.-B. Dumas, a retrouvé, en 1860, au milieu
de papiers sans importance, une pièce entièrement
écrite de la main de ce grand homme, pièce dont tous
les termes sont faits pour confondre d'admiration le
lecteur qui se reporte à l'époque où elle a été écrite (fin
de 1792 ou commencement de 1793, quelque temps
avant l'assassinat juridique de Lavoisier (8 mai 1794).

Voici un extrait de ce document du plus haut intérêt
pour l'histoire de la théorie de la nutrition :

Pièces sans titre de la main de Lavoisier (1).

« Les végétaux puisent dans l'air qui les environne,
dans l'eau et, en général, dans le règne minéral, les matériaux nécessaires à leur organisation.

« Les animaux se nourrissent ou de végétaux ou d'autres animaux qui ont été eux-mêmes nourris de végétaux, en sorte que les matières qui les forment sont
toujours en dernier résultat tirées de l'air et du règne
minéral.

« Enfin la fermentation, la putréfaction et la combustion rendent perpétuellement à l'air de l'atmosphère et
au règne minéral, les principes que les végétaux et les
animaux en ont empruntés.

« Par quels procédés la nature opère-t-elle cette mer-
veilleuse circulation entre les deux règnes? Comment
parvient-elle à former des substances combustibles, fer-
mentescibles et putrescibles avec des combinaisons qui
n'avaient aucune de ces propriétés? Ce sont des mystères impénétrables. On entrevoit cependant que, puisque
la combustion et la putréfaction sont les moyens que la
nature emploie pour rendre au règne minéral les ma-

(1) Dumas, *Leçon professée à la Société chimique en 1860*, p. 294. Paris,
Hachette, 1861.

tériaux qu'elle en a tirés pour former des végétaux et
des animaux, la végétation et l'animalisation doivent
être des opérations inverses de la combustion et de la
putréfaction.......

« C'est donc sur l'animalisation, sur la nutrition des
animaux que l'Académie appelle l'attention des savants
de toutes les nations. Elle ne se dissimule pas que le
problème qu'elle propose de résoudre embrasse une immense étendue; qu'il suppose la connaissance analytique des substances qui servent à la nourriture des
animaux, des altérations qu'elles éprouvent successivement dans le canal qui les reçoit, d'abord par le mélange du suc salivaire, deuxièmement par le mélange
du suc gastrique, troisièmement par le mélange de la
bile; qu'il suppose même jusqu'à un certain point la
connaissance analytique de ces différents sucs et de ces
différentes humeurs.

« Il suppose surtout la connaissance des gaz qui se dé-
gagent dans le cours de la digestion, de la manière dont
la digestion rend au sang ce qui lui est continuelle-
ment enlevé par la respiration. Enfin comme les animaux, dans l'état de santé et lorsqu'ils ont pris leur
croissance, reviennent chaque jour, à de légères différences près, au même poids qu'ils avaient la veille, il en
résulte que la recette est égale à la dépense, et qu'on
peut rendre, par conséquent, exactement compte de
l'emploi des aliments que les animaux consomment
chaque jour. »

Cette page admirable, dont chaque phrase semble
écrite d'hier, contient, en germe, toute la statique chimique des êtres vivants, la théorie de la nutrition minérale des végétaux, celle de la circulation éternelle de
la matière à la surface de notre globe. Lavoisier y trace,
dans un langage d'une admirable précision, le pro-

gramme des recherches qui ont abouti, dans ces dernières années seulement, à l'établissement des règles
positives pour l'alimentation du bétail.

Pendant longtemps l'agriculteur ne considérait le bétail que comme une machine à fumier, machine dont il
consommait les diverses parties lorsqu'elle était hors
de service. L'été, l'animal vivait dans le pâturage; l'hiver, sa principale nourriture était la paille. L'art du
cultivateur de cette période consistait à trouver, suivant
l'heureuse expression de Settegast, la *ration d'inani-
tation*, c'est-à-dire la ration rigoureusement suffisante
pour empêcher l'animal de mourir de faim.

Au fur et à mesure des progrès de l'agriculture, avec
l'introduction des assolements plus compliqués que l'as-
solement triennal, par suite de la création et de l'extension des industries agricoles fournissant des déchets
utilisables pour l'alimentation des animaux de la ferme,
en présence de l'augmentation du prix de tous les objets de consommation, l'agriculteur moderne a été conduit
inévitablement à chercher une meilleure utilisation de
son bétail. La chimie et la physiologie aidant, nous
allons assister, vers le milieu du siècle actuel, aux premiers pas de l'agriculture dans la voie de l'alimentation
rationnelle du bétail.

Il ne s'est pas écoulé moins de soixante ans, entre la
conception géniale de Lavoisier sur la nutrition des
êtres vivants et les découvertes de ses successeurs,
Boussingault, Liebig, Dumas etc... dont la gloire scientifique demeure entière, la pièce qu'on vient de lire
n'ayant été connue qu'en 1860; mais il convenait de
rappeler que le fondateur de la chimie, doit être regardé
aussi comme le promoteur de la science de la nutrition.

C'est en somme le programme tracé par Lavoisier
qu'ont suivi, sans le connaître, les savants éminents qui

ont assis sur ses véritables bases, la chimie et la physiologie, l'art de l'alimentation des animaux.

SOURCES A CONSULTER :

1º C. Voit. *Uber die Theorien der Ernährung der thierischen
Organismen.* Münich, in-4º, 1868.
2º Henneberg et Stohmann. *Beiträge zur Begründung einer
rationellen Fütterung der Wieder Kauer*, t. II. Introduction. In-8º. Göttingen, 1864.
3º *Société chimique de Paris.* Leçons professées en 1860. Hachette, Paris, 1861.
4º I. H. Plath. *Die Landwirtschaft der Chinesen und Japone-
sen, in Vergleiche zu der Europäischen*, Sitzungsberichte
der Philos. histor. Classe der K. Academie der Wissens-
chaften, 1873, t. VI.

CHAPITRE III.

HISTORIQUE DE LA THÉORIE DE LA NUTRITION.

Deuxième période : 1792 à 1840. De Lavoisier à Liebig, Dumas et Boussingault, etc. — Origine et source de l'azote des animaux : Expériences de Magendie. — Recherches de Macaire et Marcet. — Premiers travaux de Boussingault.

52. — La théorie de la combustion. — Tout le monde connaît la révolution que les idées de Lavoisier, fondées sur les faits découverts par lui, ont amenée dans la science à la fin du siècle dernier. Le point culminant de cette révolution est l'introduction de la notion de poids dans l'étude des phénomènes chimiques et naturels, l'application de la balance à la détermination des modifications que subit la matière, d'où est née la théorie vraie de la combustion. A l'époque où parut Lavoisier la doctrine du phlogistique régnait en maîtresse souveraine : suivant elle, on considérait le phénomène de la combustion vive comme le résultat du dégagement d'un corps matériel, le *calorique*. Lavoisier porta un coup mortel à cette doctrine en venant établir la véritable cause de la combustion, dans le cas le plus général — la fixation de l'oxygène de l'air sur les corps qui brûlent — pour donner des produits nouveaux, égaux en poids à la somme de la matière brûlant et de l'oxygène fixé par elle. Lavoisier d'autre part, révèle l'analogie étroite, ignorée jusqu'à lui qui existe entre la combustion vive, celle du bois et de la houille par exemple, et les phénomènes dont nos tissus sont le siège, pour donner naissance aux gaz de la respiration : acide carbonique et vapeur d'eau. En établissant l'analogie qu'il croyait plus étroite qu'elle ne l'est (nous verrons quelles restrictions les découvertes ultérieures ont apporté à cette manière de voir) entre les phénomènes de la combustion et l'acte de la respiration, Lavoisier a posé les premiers fondements de la physiologie moderne.

Vers le même moment, Fourcroy découvrait la présence, dans le corps des animaux, du gaz le plus répandu dans la nature, le gaz azote ; il montrait que les organes et tissus qui les constituent contiennent de l'azote à l'état de combinaison, fait absolument nouveau pour l'époque.

23. — **Création de l'analyse élémentaire.** — A partir des grandes découvertes de Lavoisier, deux points fondamentaux sont acquis : la matière est indestructible, les corps qui nous environnent, notre corps lui-même sont composés d'un nombre assez considérable de substances possédant des caractères propres à chacune d'elles (corps simples) dont le groupement est subordonné à des lois que l'analogie nous permet d'étudier. L'emploi de la balance rend possible la fixation des quantités respectives ainsi que celle des poids des combinaisons résultant de leur association. L'analyse des matières d'origine animale et végétale faite pour la première fois par Lavoisier lui révèle qu'elles sont constituées par quatre corps : le carbone, l'oxygène, l'hydrogène et l'azote. En ajoutant à ces quatre éléments quelques

substances minérales, qui forment les cendres, résidu de la combustion des êtres vivants, nous connaîtrons la composition élémentaire générale de toutes les matières vivantes, plantes ou animaux. Restera à déterminer les modes si divers de groupement d'où résultent les principes immédiats organiques. Lavoisier, analyse le sucre, l'acide acétique, et quelques autres produits analogues, faisant ainsi connaître les premiers procédés à l'aide desquels on a pu doser les quantités de charbon, d'oxygène et d'hydrogène qui entrent dans la constitution des animaux ou des plantes, qui nous entourent.

On ne saurait mesurer exactement le préjudice causé au développement des sciences physiologiques par la mort à jamais odieuse de Lavoisier.

Lavoisier ayant découvert la composition de l'air, isolé l'oxygène, fait la synthèse de l'eau, expliqué la combustion en montrant que les corps, en brûlant, donnent des quantités d'acide carbonique et de vapeur d'eau égales à la somme du carbone, de l'hydrogène et de l'oxygène qu'ils renferment ou empruntent à l'air dans cette transformation, établi l'analogie de la combustion des matières minérales avec le phénomène de la respiration chez les êtres vivants, et, de plus, tracé l'admirable programme dont j'ai indiqué les grandes lignes, eût ouvert à bref délai l'ère de la chimie biologique; on n'en saurait douter. La science de l'alimentation de l'homme et des animaux a été retardée de plus d'un demi-siècle par la mort de ce grand homme.

Un rapide coup d'œil rétrospectif nous a montré l'état d'ignorance complète où se trouvaient les médecins de l'antiquité, les alchimistes du moyen âge et les physiologistes du dix-huitième siècle, en ce qui concerne les phénomènes de la nutrition. Lavoisier a déchiré le voile; ce génie, illustre entre les plus illustres, a posé les conditions du problème, tracé magistralement le programme des recherches à entreprendre et, du même coup, fixé la méthode à appliquer et la marche à suivre, par l'introduction de la balance dans l'étude des phénomènes de la nutrition chez les animaux.

Malheureusement, pour l'avancement de la science, trois quarts de siècle s'écouleront avant que cette intuition de génie soit connue du monde savant. Liebig, Dumas et Boussingault découvrent, à leur tour, les bases de la statique animale, et c'est seulement alors que le programme de Lavoisier reçoit un commencement d'exécution ponctuelle sur ses points fondamentaux. En 1860, les physiologistes apprennent, par l'heureuse révélation de la pièce retrouvée par Dumas, que le fondateur de la chimie avait, quelques années avant sa mort, posé, sans rien omettre d'essentiel, la loi fondamentale de la circulation de la matière et celle de l'équilibre chimique qui règle les fonctions essentielles des êtres vivants.

54. — Recherches de Magendie sur le rôle de l'azote. — Dans notre siècle, le premier travail important sur la nutrition remonte à 1816. Le 9 août de cette année, Magendie (1) lit, à l'Académie des sciences, un mémoire « sur les propriétés nutritives des substances qui ne contiennent pas d'azote ». Au lieu de discuter dans le vague, il expérimente et, du premier coup, fait faire un pas important à la physiologie de la nutrition. Un court extrait du travail de Magendie va nous présenter une image fidèle de l'état de la science à cette époque :

---

(1) Né à Bordeaux le 15 octobre 1783, mort à Paris le 8 octobre 1855, professeur au Collège de France. — J'apprécierai plus loin le caractère général de l'œuvre du fondateur de la physiologie expérimentale.

« On n'a que des connaissances très superficielles sur le mouvement moléculaire qui constitue la nutrition des animaux; on sait d'une manière générale que ce mouvement existe : les excrétions habituelles, la nécessité des aliments, plusieurs maladies, quelques expériences directes en sont des preuves incontestables. On sait encore que ce mouvement est plus rapide chez les enfants et dans la jeunesse que dans un âge plus avancé. On a aussi reconnu qu'il présente des modifications remarquables dans les différentes classes d'animaux, mais c'est à peu près là que se bornent les notions positives touchant le mouvement nutritif; *son mode particulier, les variations qu'il doit subir dans chaque organe, les lois qui le régissent sont à peu près entièrement inconnues.*

« Ce n'est point que la nutrition ait été négligée par les physiologistes, au contraire, elle a été souvent l'objet de conjectures et de suppositions quelquefois très ingénieuses; mais notre science est encore si imparfaite, qu'à moins d'y suivre pas à pas l'expérience, on ne peut éviter de s'égarer. Aussi toutes les hypothèses qui ont été faites sur la nutrition ne sont-elles réellement que l'expression de l'ignorance où nous sommes de la nature de ce phénomène, et n'ont-elles d'autre utilité que de satisfaire plus ou moins l'imagination. »

Magendie se propose de déterminer expérimentalement la source première de l'azote qu'on sait être, depuis Fourcroy, l'un des éléments constants de tous les tissus animaux.

En 1816, l'opinion des savants est très partagée sur ce point; on assigne aux principes azotés des animaux des origines diverses et exclusives les unes des autres.

55. — Hypothèses sur l'origine de l'azote des êtres vivants. — Trois hypothèses principales ont

cours dans la science : dans la première, l'azote serait
fourni par les aliments ; suivant la seconde, il serait emprunté directement à l'air dans l'acte de la respiration ;
d'après la troisième enfin, qui compte encore beaucoup
d'adhérents en 1816, les animaux, chargés par la nature
de répandre constamment de l'azote dans l'air atmosphérique, le fabriqueraient de toutes pièces, c'est-à-dire
à l'aide de substances non azotées, en vertu d'une action
vitale spéciale.

56. — **Expériences de Magendie**. — Magendie,
pour élucider la question, fait appel à la méthode expérimentale qu'il va contribuer bientôt à introduire d'une
façon définitive dans les sciences biologiques. Il choisit le chien comme sujet d'étude et institue trois séries
distinctes d'expériences.

1re *série*. — Il nourrit trois chiens avec du sucre
blanc pour tout aliment, et de l'eau distillée comme
boisson.

2e *série*. — Deux chiens sont alimentés avec de l'huile
d'olive et de l'eau.

3e *série*. — Deux chiens reçoivent pour toute nourriture
de la gomme et de l'eau.

Le sucre, l'huile et la gomme étaient considérés, en
1816, comme des aliments, c'est-à-dire comme suffisants
pour l'entretien de la vie et la réparation de l'usure de
l'organisme.

Les animaux soumis à ces différents régimes offrirent
tous sensiblement les mêmes phénomènes généraux, et
le résultat de chaque série d'expériences fut identique.

Pendant un court espace de temps, de huit à quinze
jours suivant les individus, les chiens ne présentèrent
pas de troubles apparents notables ; ils restaient gais et
assez bien portants : bientôt ils commencèrent à maigrir.
Au bout de trois semaines de ces régimes, l'amaigrisse-

ment était devenu considérable. Chez trois des chiens
(un nourri à l'huile d'olive et deux au régime sucré),
survinrent des abcès de la cornée, suivis de la perte de
l'humeur aqueuse de l'œil. L'amaigrissement s'accom-
pagnait d'une faiblesse extrême, et tous les animaux péri-
rent du trente-deuxième au trente-sixième jour de l'expérience.

A l'autopsie, Magendie constata une disparition totale
de la graisse, une émaciation de tous les muscles, qui
avaient subi une perte des cinq sixièmes du poids de leur
substance. L'estomac et l'intestin étaient contractés.
Pour répondre, par anticipation, à l'objection qui eût pu
être faite que le sucre, l'huile et la gomme n'avaient pas
nourri les chiens, parce qu'ils n'étaient pas digérés,
Magendie soumit simultanément d'autres chiens au
même régime et les sacrifia en pleine digestion. L'examen immédiat de l'appareil digestif révéla la présence
de chyle, c'est-à-dire du liquide formé par les aliments
digérés; le sucre, l'huile et la gomme étaient donc transformés en chyle par l'intestin, ils étaient *digérés*, et s'ils
ne nourrissaient pas, c'était, dit Magendie, parce qu'ils
ne contenaient pas d'azote. La bile et l'urine possédaient,
chez ces chiens, les caractères des mêmes liquides provenant des herbivores; au lieu d'être acide, l'urine était
alcaline, elle ne contenait pas d'acide urique, pas de
phosphates. Le pycromel, principe caractéristique de la
bile des herbivores, se retrouvait dans le liquide de la
vésicule biliaire des chiens soumis au régime alimentaire non azoté. Enfin les excréments étaient très pauvres en azote (1).

(1) Ce dernier fait, à l'appui duquel Magendie ne donne pas de chiffres
résultant d'analyses, demanderait confirmation, la dénutrition des animaux et la disparition d'une grande partie du tissu musculaire ayant dû

Une quatrième série d'expériences, faites avec le beurre substitué aux aliments indiqués plus haut, amena les mêmes résultats.

Magendie tira de ses recherches les deux conclusions importantes que voici : 1° l'azote est indispensable à l'entretien de la vie; 2° les animaux le puisent, pour la plus grande partie au moins, dans leurs aliments.

57. — **Expériences de Macaire et Marcet.** — Si le futur professeur du Collège de France n'a pas complètement résolu la question, il l'a du moins portée sur son véritable terrain, le terrain expérimental qui seul peut conduire à une solution. Quelques années plus tard, en 1832, Macaire (1) et Marcet (2) communiquaient à la Société de physique de Genève un mémoire fort intéressant sur le même sujet. Je vais en indiquer les points saillants. En 1832, comme seize ans auparavant, on admet encore pour l'azote animal les trois sources dont j'ai parlé plus haut. Les physiologistes génevois s'expriment, en effet, en ces termes, sur ce point fondamental.

« Ce gaz (azote) ne nous paraît pouvoir s'introduire dans le système animal des mammifères que de trois manières différentes :

« 1° Parce qu'il est contenu dans les aliments dont ils se nourrissent;

« 2° Parce qu'ils le puisent dans l'air par la respiration;

nécessairement être accompagnées d'une élimination correspondante d'azote par le rein.

(1) Macaire, Isaac, professeur à l'académie de Genève, né dans cette ville le 20 juillet 1796.

(2) Marcet, François, fils d'un riche négociant de Genève, qui abandonna la Suisse pour se fixer en Angleterre, où il exerça la médecine et professa la chimie à Guy's Hopital. François Marcet, professeur de physique et de chimie à l'académie de Genève, est né à Londres le 25 mai 1803.

« 3° Enfin, parce qu'ils jouissent de la propriété de le créer de toutes pièces, en transformant en azote d'autres éléments soumis à l'action des forces vitales. »

Ce sont, on le voit, presque les termes dont s'est servi Magendie. Mais déjà la méthode expérimentale a fait des progrès et, la chimie aidant, Macaire et Marcet vont serrer de plus près la question. Après avoir discuté la probabilité respective des trois hypothèses sur l'origine des substances azotées animales, les savants génevois exposent leurs expériences. Un cheval nourri d'herbe et un chien nourri de viande sont sacrifiés en pleine digestion; le chyle extrait des lymphatiques est analysé par combustion avec l'oxyde de cuivre. A leur grand étonnement, Macaire et Marcet trouvent aux deux liquides une composition identique, comme le montrent les chiffres suivant empruntés à leur travail :

	Chyle du chien.	Chyle du cheval.
Carbone............	55.2 pour 100.	55.0 pour 100.
Oxygène............	25.9 —	26.8 —
Hydrogène.........	6.6 —	6.7 —
Azote..............	11.0 —	11.1 —

La différence de l'alimentation ne se traduit par aucune divergence dans la teneur en azote du chyle, c'est-à-dire du liquide nourricier du sang ; le chyle reste identique à lui-même, qu'il s'agisse de l'herbivore ou du carnivore.

L'analyse des excréments des deux animaux va-t-elle donner la même concordance?

Macaire et Marcet obtiennent les nombres suivants :

	Excréments du chien.	Excréments du cheval.
Carbone	41.9 pour 100.	38.6 pour 100.
Oxygène	28.0 —	38.5 —
Hydrogène	5.9 —	6.6 —
Azote	4.2 —	0.8 —
Subst. minérale	20.0 —	25.0 —

On trouve donc beaucoup plus d'azote dans les fèces du chien que dans celles du cheval, ce qui confirme une observation antérieure de Thenard.

Macaire et Marcet sont frappés de cette différence qu'ils ne peuvent s'expliquer; nous savons aujourd'hui qu'elle tient à la richesse bien plus grande en matière azotée des aliments du carnivore, comparés à ceux de l'herbivore.

Étant acquis que la quantité d'azote existant dans le chyle des herbivores et des carnivores est la même, Macaire et Marcet, se demandent si cet élément a pour origine l'air atmosphérique. S'il était possible de comparer la composition chimique des produits de la respiration avec celle de l'air inspiré, la question trouverait sa solution directe, mais l'extrême difficulté d'arriver à ces déterminations engage les savants génevois à employer une méthode détournée. Admettant la théorie de l'hématose générale, c'est-à-dire la conversion du chyle en sang par son contact avec l'air atmosphérique, ils pensent trouver dans la comparaison du sang artériel et du sang veineux des herbivorés et des carnivores une indication sur l'origine de l'azote. Ils recherchent : 1° si le sang artériel est identique dans les deux classes d'animaux; 2° si le sang artériel et le sang veineux diffèrent dans leur composition chimique. Des analyses faites sur le sang de mouton, de lapin, de cheval, de bœuf et de chien leur donnent des résultats identiques pour

toutes les espèces animales. La comparaison du sang
artériel au sang veineux, chez le lapin, donne les résultats suivants :

	Sang artériel.		Sang veineux.	
Carbone............	5o.2 pour 1oo.		55.7 pour 1oo.	
Azote...............	16.3	—	16.2	—
Oxygène............	26.3	—	21.7	—
Hydrogène..........	6.6	—	6.4	—

Il y a donc autant d'azote dans le sang artériel que
dans le sang veineux.

Comparant ensuite la composition du sang à celle du
chyle, Macaire et Marcet arrivent à ces deux conclusions : 1° le chyle renferme autant de carbone que le
sang veineux; 2° la quantité d'azote, identique respectivement dans les deux chyles et dans les deux sangs,
est moindre dans le chyle que dans le sang (6.7 pour
1oo au lieu de 16.2 pour 1oo); l'acte de la respiration
a donc, disent-ils, pour résultat d'enlever au chyle du
carbone et *d'enrichir le sang en azote;* cela est vrai
pour toutes les classes de mammifères, quel que soit
d'ailleurs leur mode d'alimentation.

D'après ce qui précède, l'identité de composition des
divers principes du sang (albumine, fibrine, matière
colorante), déjà indiquée par Gay-Lussac et Thenard,
semble très probable à Macaire et Marcet. L'analyse
les confirme dans leur opinion, et ils constatent, par
des méthodes différentes de celles que Gay-Lussac et
Thenard avaient employées, une teneur égale en azote
et en carbone de ces divers éléments organiques.

Vient enfin l'examen de la troisième hypothèse : l'a-
zote peut-il être créé de toutes pièces par l'action des
forces vitales, sans qu'il préexiste dans les aliments?
Macaire et Marcet posent encore sérieusement cette

question en 1832, bien qu'ils n'aient pas une tendance marquée à incliner vers l'affirmative. Ils rappellent l'expérience de Vauquelin qui a constaté la présence du carbonate de chaux dans les excréments et dans les œufs d'une poule nourrie d'avoine, c'est-à-dire avec un élément qu'on croyait exempt de ce sel.

Mais ils s'empressent d'observer que si la création de craie ou d'azote de toutes pièces était possible, on ne saurait s'expliquer pourquoi les aliments azotés et ceux qui ne le sont pas ne nourrissent pas *également* un animal.

Discutant ensuite le travail de F. Magendie, ils sont amenés à le compléter en expérimentant sur les herbivores, ce que n'avait pas fait l'éminent physiologiste français.

Un mouton très vigoureux, pesant 42 livres, est nourri exclusivement avec six à dix onces de sucre par jour et reçoit de l'eau pure comme boisson. Les excréments solides d'abord, deviennent bientôt liquides : l'animal ne tarde pas à maigrir; au bout du onzième jour de régime, il ne pèse plus que 37 livres; il meurt le vingtième jour; son poids est tombé à 31 livres. Le sucre a été digéré, comme chez le chien; on trouve, à l'autopsie, des traces de chyle dans le mésentère.

De cette expérience confirmative des recherches de Magendie, résulte clairement la nécessité absolue de la présence de l'azote dans les aliments. Cependant Macaire et Marcet ne renoncent pas entièrement à admettre la possibilité de la création d'azote dans l'estomac. L'idée, aujourd'hui indiscutée, de l'indestructibilité de la matière et, par conséquent, l'absence de toute production spontanée d'un élément quelconque, aurait dû suffire à faire écarter, par eux une semblable hypothèse.

La conclusion qui résulte, pour nous, du travail de

Macaire et Marcet, c'est que l'azote de nos tissus préexiste dans les aliments, que ce corps est indispensable à l'entretien de la vie, et que les animaux sont dépourvus de la faculté d'assimiler directement l'azote de l'air.

Quel est le rôle de l'azote des aliments dans la nutrition? A quelle production organique donne-t-il naissance? Magendie, Macaire et Marcet gardent sur ces deux points un silence complet.

En 1833, paraît dans les *Annales de chimie et de physique* une note dans laquelle Gay-Lussac signale la présence de l'azote dans toutes les graines « ce qui explique, dit-il, la qualité si nutritive des graines ».

58. — Premiers essais d'analyses des fourrages. — Pendant que les physiologistes français et suisses étudiaient expérimentalement l'importante question des sources de l'azote animal, un éminent agronome allemand, Charles Sprengel (1), dans sa *Chimie agricole* (publiée à Gottingue en 1832), étendant les premières recherches de Davy et Einhoff, Braconnot et Prout, sur la composition des aliments, cherchait à en tirer des déductions applicables à l'alimentation du bétail. Il ébauche une analyse immédiate des fourrages; il détermine dans ces derniers les principes suivants : 1° l'eau; 2° la quantité de substance soluble dans l'eau froide, dans l'eau chaude et dans une solution étendue de potasse; 3° enfin les matières insolubles dans ces véhicules. Pour Sprengel, les éléments nutritifs d'un fourrage sont uniquement les principes solubles de ce dernier; leur proportion sert à établir la valeur nutritive du fourrage. Cette méthode, tout à fait défectueuse, n'a plus qu'un in-

(1) Né à Schillerslage, près Hanovre, en 1787, mort à Regenwalde (Poméranie), le 19 avril 1859; directeur d'un établissement agricole fondé par lui à Regenwalde. Auteur de mémoires et de traités très justement estimés sur la chimie agricole, l'agriculture, l'économie rurale.

térêt historique : c'est un premier pas fait vers l'analyse immédiate des fourrages; il est inutile d'insister
sur les erreurs qu'une semblable manière de voir
peut entraîner. Parmi les principes solubles d'un fourrage il y en a qui ne sont pas des aliments; exemple :
matières amères ou astringentes, résines, etc...; d'un
autre côté, certains principes insolubles sont nutritifs
par excellence : gluten, fibrine, etc...

59. — **Thaër**. — **Équivalent en foin**. — Le premier
progrès notable dans la détermination de la valeur relative des fourrages est dû à Boussingault (Mémoires
de 1836 et 1838). Pour en saisir toute la portée, il
faut se rappeler le rôle que jouait à cette époque, dans
l'alimentation du bétail, la doctrine de l'*équivalent en
foin*.

Dès 1809, Thaër (1), dans les *Principes d'agriculture rationnelle* (t. Ier, paragraphe 275) avait posé, en
se fondant sur les analyses si imparfaites d'Einhoff, la
base de l'évaluation du poids des divers aliments végétaux qui correspondaient à 100 livres de foin de prairies.
Il avait choisi le foin comme type, parce que, dit-il, il est
« de tous les aliments destinés au bétail, le plus connu
et le plus employé ». D'après Einhoff (2), Thaër
avance que 100 parties de bon foin contiennent environ
50 parties *de matières qu'on peut envisager comme
nutritives*. Partant de là, il cherche les quantités de
matières nutritives, ou qu'il considère comme telles,
dans les divers fourrages (principes solubles dans l'eau

(1) Thaër, Albrecht Daniel, né le 14 mai 1752, à Celle (Hanovre), mort
le 26 octobre 1828, à Möglin, docteur en médecine, fondateur de l'enseignement agronomique en Allemagne, fondateur et directeur du célèbre
institut de Möglin.
(2) Einhoff, Henri, né en 1778, mort le 28 février, à Möglin, où il était
professeur de chimie à l'institut agronomique fondé par Thaër.

et dans la potasse) et dresse à leur aide la table des équivalents nutritifs de ces divers fourrages :

Ainsi, dit-il, pour la nourriture du bétail nous devons considérer comme égaux :

	Livres.
Foin	100
Pommes de terre	200
Betteraves	460
Rutabagas	350
Raves	525
Carottes	266
Choux blancs	600
Trèfle sec	90
Vesces sèches	90
Luzerne	90
Sainfoin	90

En attendant que je discute à fond cette doctrine, source de tant de controverses et de mécomptes agricoles, il me suffira, pour en montrer l'imperfection radicale, de faire remarquer : 1° qu'il y a foin et foin : le foin récolté dans les prairies basses, par exemple, n'a pas la même valeur que celui des prairies élevées; l'unité d'équivalent nutritif n'est donc pas définie; 2° que l'on ne sait pas en quoi consistent les principes solubles dont parle Thaër, et qu'on ne connaît le rôle d'aucun d'eux dans la nutrition. Cela est si vrai que nous retrouverons plus tard des tables d'équivalents des divers aliments comparés au foin dans lesquelles, suivant les lieux et avec les observateurs, les chiffres varient dans d'énormes proportions.

60. — **Dosage de l'azote des fourrages. — Boussingault.** — On en était là quand, en 1836, Boussingault apporte une idée nouvelle. Prenant comme point de départ les recherches de Magendie, il va mettre en relief l'importance de la teneur en azote des aliments.

et proposer d'estimer leur valeur nutritive d'après leur teneur respective en azote. Il donne la table suivante de richesse des fourrages en azote et de leurs équivalents en foin basés sur cette teneur :

	Azote pour 100.	Équivalent adopté par Boussingault.
1. Foin de prairies...................	0.01	100
2. Trèfle...........................	0.0176	60
3. Luzerne.........................	0.0138	75
4. Fanes de vesce...................	0.0141	74
5. Pailles sèches de céréales (1) :		
— froment.........	0.0020	520
6. — seigle............	0.0017	611
7. — avoine...........	0.0019	547
8. — orge.............	0.0020	520
9. Pommes de terre...................	0.0037	281
10. Topinambours...................	0.0042	248
11. Choux.........................	0.0028	371
12. Carotte........................	0.0030	347
13. Betterave	0.0017	400
14. Navet.........................	0.0017	612
15. Féveroles......................	0.0511	20
16. Pois jaunes....................	0.0310	31
17. Haricots blancs................	0.0418	25
18. Lentilles......................	0.0400	26
19. Vesces sèches..................	0.0437	24
20. Tourteaux de colza.............	0.0492	21
21. Maïs (grains)..................	0.0164	63
22. Sarrasin......................	0.0240	50
23. Froment.......................	0.0213	49
24. Seigle........................	0.0204	51
25. Orge..........................	0.0176	59
26. Avoine........................	0.0192	54
27. Farine de blé.................	0.0227	46
28. Farine d'orge.................	0.0190	55

Le progrès réalisé par Boussingault est notable; à la

(1) H. Davy ne donnait d'autre rôle à la paille que celui de remplir l'estomac; Thaër et Boussingault la considèrent comme très peu nutritive.

donnée vague fournie par les mots 100 kilogr. de foin,
il substitue une unité fixe : le *taux centésimal des divers fourrages en azote*, et résume la conclusion de
toutes ses analyses dans la phrase suivante : « Nous
admettrons donc que la propriété nourrissante des fourrages réside dans la matière azotée qu'ils contiennent
et que leur faculté nutritive est *proportionnelle* à la
quantité d'azote qui existe dans leur composition » (1).
Cette conclusion est à la fois trop absolue, trop restric-
tive et incomplète; Boussingault n'a considéré que
l'azote, il a négligé le dosage de tous les autres principes des fourrages. Sa tendance à employer exclusivement dans ses recherches agricoles les ressources de
l'analyse élémentaire, sans y joindre jamais la sépara-
tion des principes immédiats, se manifeste déjà dans ce
premier mémoire. Boussingault nous donne les deux
raisons qui l'ont engagé à borner ses analyses au dosage de l'azote. Premièrement, la longueur d'un travail portant sur la détermination des principes immédiats; en second lieu, le peu d'intérêt qu'offrirait, selon
lui, la détermination du ligneux, de l'amidon, de la
gomme, du sucre, communs à presque tous les végétaux et présentant sensiblement la même composition.

L'ignorance dans laquelle on était à cette époque du
rôle des matières grasses, sucrées et féculentes, dans la
nutrition, explique, jusqu'à un certain point, cette manière de voir.

En ne tenant compte, pour évaluer la qualité nutritive
d'un aliment, que de la dose d'azote qu'il renferme, on
néglige deux éléments tout aussi importants que le taux
des matières azotées, le volume du fourrage, qui doit
être proportionnel à l'appareil digestif de l'animal, et

---

(1) *Ann. ch. et phys.*, *loc. cit.*, p. 227.

sa richesse en principes hydrocarbonés, graisse, fécule, sucre, destinés, principalement, à l'entretien de la chaleur animale et à la production de la force.

En 1838, dans un second mémoire sur le même sujet, Boussingault complète ses recherches sur la teneur en azote des aliments et compare, dans deux tableaux instructifs, les équivalents empiriques de Thaër, Schwerz, Weckerlin et autres agronomes, avec les équivalents basés sur la richesse en principes azotés. Il est alors conduit, par le rapprochement de ses diverses analyses, à grouper les fourrages dans les grandes catégories suivantes :

1° Foins : la teneur en azote varie de 0,013 à 0,019 pour 100;

2° Pailles : la teneur en azote varie de 0,002 à 0,005.;

3° Feuilles, tubercules, racines, grains des céréales, etc. : la teneur en azote est de 0,002 environ ;

4° Graines des légumineuses, chou, rave, tourteaux, renfermant de 0,042 à 0,055 d'azote pour 100.

En somme, et quelque imparfaites que soient encore ces premières données, Boussingault a réalisé un progrès considérable en substituant une base précise, susceptible de mesure, la richesse des fourrages en azote, à un terme éminemment vague et variable, celui de principes solubles ou extractifs, admis jusque-là par les agriculteurs, à la suite de Thaër et d'Einhoff.

61. — **Boussingault pose les bases de la statique de la nutrition.** — Dans deux notes insérées, en 1839, dans les *Annales de physique et de chimie*, Boussingault pose les bases de la *Statique chimique de la nutrition*. Il formule, en effet, les principes suivants, déjà indiqués par Lavoisier dans la pièce retrouvée par Dumas, et restée inédite jusqu'en 1860 :

1° L'animal adulte, à la ration d'entretien, revient

toutes les vingt-quatre heures au poids qu'il avait la veille;

2° Il n'en est pas de même chez le jeune animal, en raison de l'accroissement des tissus.

3° Il faut, pour arriver à des conclusions rationnelles, connaître la composition des aliments, celle des produits animaux et celle des excréments, connaissances qui font complètement défaut jusqu'ici (1839).

Il est presque certain pour Boussingault que, dans le cas de l'animal adulte, à la ration d'entretien, les éléments chimiques (carbone, oxygène, hydrogène, azote) contenus dans les aliments, doivent se retrouver intégralement dans les excréments solides et liquides, les sécrétions et les produits de la respiration. Partant de là, Boussingault se propose de déterminer, par des expériences directes, sur le cheval et sur la vache, s'il y a ou non fixation de l'azote de l'air dans la nutrition. Il fait l'analyse élémentaire de la ration des deux animaux en expérience; il recueille les excréments et y dose le carbone et l'azote, et conclut, par différence, entre l'entrée et la sortie, aux pertes dues à la respiration. Je me bornerai à indiquer, pour l'instant, les deux chiffres qui résument ces premiers essais de statique chimique.

Pour la vache, Boussingault trouve, par période de vingt-quatre heures, 27 grammes d'azote en moins dans les excréments que dans les aliments. Pour le cheval, dans le même temps, la différence entre le taux de l'azote de l'alimentation et celui des excréments n'est que de 24 grammes. De ces résultats numériques, Boussingault déduit deux conséquences : la première, c'est qu'il n'y a pas, comme l'admettent Macaire et Marcet, d'absorption directe de l'azote gazeux dans la nutrition; la seconde, c'est que, au contraire, une partie de l'azote des aliments est éliminée à l'état gazeux durant l'acte de la digestion et se répand dans l'atmosphère. Nous verrons plus loin que cette dernière opinion, accréditée par presque tous les physiologistes jusqu'en 1860, est complètement abandonnée aujourd'hui. On sait, en effet, que l'unique voie sensible d'élimination de l'azote non utilisé ou provenant de l'usure de l'organisme est le rein : l'urée et les produits du même groupe physiologique sont les seules formes sous lesquelles l'azote est expulsé du corps des animaux. En aucun cas, il n'y a élimination d'azote gazeux par les voies respiratoires au moins en quantité mesurable. Nous y reviendrons plus tard (1).

61 *bis*. — **Résumé**. — En résumé, de 1800 à 1840, la science de la nutrition prend naissance; cette période est marquée par la découverte de faits importants qui se résument dans les deux propositions suivantes :

1° L'azote est indispensable à la vie des animaux (expériences de Magendie, Macaire et Marcet).

2° Toute substance réellement alimentaire doit contenir de l'azote (expériences de Magendie, Macaire et Marcet).

En outre, Boussingault propose de substituer le dosage de l'azote à l'évaluation empirique de la richesse des fourrages en principes nutritifs. Entre temps, Payen, Mülder, Dumas et Cahours, etc.... établissent l'identité de composition du ligneux, de la cellulose, de l'amidon, de l'albumine, de la fibrine, du gluten. La science va entrer dans une période féconde de recherches devant conduire bientôt à des applications du plus haut intérêt pour l'alimentation rationnelle du bétail.

---

(1) Liebig avait déjà indiqué, en 1839, que l'unique voie éliminatrice de l'azote des animaux est la voie urinaire.

SOURCES A CONSULTER :

1. *F. Magendie.* — Sur les propriétés nutritives des substances qui ne contiennent pas d'azote. (*Ann. de chimie et de physique*, 2º série, t. III, 1816.)

2. *W. Prout.* — Sur la composition des substances alimentaires simples. (*Philosophical transactions*, 1827.) En extrait dans les *Ann. de ch. et de phys.*, t. XXXVI, 1827.

3. *Macaire et Marcet.* — Recherches sur l'origine de l'azote qu'on retrouve dans la composition des substances animales, (*Ann. de ch. et de phys.*, t. LI, 1832.)

4. *Gay-Lussac.* — Sur la présence de l'azote dans toutes les semences. (*Ann. de ch. et de phys.*, t. LV, 1833.)

5. *Boussingault.* — Recherches sur la quantité d'azote contenue dans les fourrages et sur leurs équivalents. (*Ann. de ch. et de phys.*, t. LXII, 1836.) 1ᵉʳ mémoire.

6. *Boussingault.* — 2º mémoire. (*Ann. de ch. et de phys.*, t. LVII, 1838.)

7º *Boussingault et Lebel.* — Recherches sur l'influence de la nutrition des vaches sur la quantité et la constitution chimique du lait. (*Ann. de ch. et de phys.*, t. LXXI, p. 65.)

CHAPITRE IV.

HISTORIQUE DE LA THÉORIE DE LA NUTRITION.

Troisième période. — 1840 à 1860. — Liebig. — Dumas et Boussingault
— La physiologie expérimentale : Magendie.

62. — **Les doctrines régnantes en 1840.** —
Pour apprécier équitablement la part qui revient à chacun dans la révolution scientifique accomplie de 1835
à 1840, il importe d'avoir présent à l'esprit l'état de
l'opinion du monde savant, à cette époque, sur les points
fondamentaux de la nutrition des plantes et des animaux. J'ai résumé aussi fidèlement que possible dans les
chapitres précédents les idées qui avaient cours, vers
1830, sur les phénomènes de la nutrition animale et
les premiers pas faits dans la voie expérimentale par
Magendie, Macaire et Marcet et Boussingault.

Magendie et les physiologistes genevois ont établi et
démontré la nécessité de la présence de l'azote dans les
aliments des carnivores et des herbivores.

Boussingault a proposé d'évaluer la valeur nutritive
des fourrages d'après leur teneur en azote. Personne en-

core ne s'est occupé du rôle des autres principes immédiats des végétaux dans l'alimentation.

63. — **Nutrition des plantes.** — En ce qui concerne les phénomènes de la nutrition des plantes, dont la
connaissance importe à un si haut degré au progrès de
la physiologie animale, les idées les plus accréditées
ont toutes pour point de départ la théorie dite de l'humus. D'après cette doctrine les végétaux, selon l'opinion
régnante, tirent leur alimentation des matières organiques du sol; l'élément minéral (cendres des végétaux)
est un accident : il est introduit dans la plante par la
circulation de l'eau et son évaporation par les feuilles ;
sa composition qualitative semble sans importance.

64. — **Opinion de J. Dumas.** — « Une immense
quantité d'eau traverse le végétal pendant la durée de son
existence. Cette eau s'évapore à la surface des feuilles et
laisse nécessairement pour résidu, dans la plante, les
sels qu'elle contenait en dissolution. Ces sels constituent les cendres, produits évidemment empruntés au
sol, et qu'après leur mort, les végétaux lui restituent.
Quant à la forme sous laquelle se déposent ces
produits minéraux dans le tissu végétal, rien de plus variable. Remarquons toutefois, que, parmi les produits
de cette nature, l'un des plus fréquents et des plus
abondants consiste en ce pectinate de chaux, reconnu
par M. Jacquelain dans le tissu ligneux de la plupart
des plantes (1). »

65. — **Opinion de Boussingault.** — La nature
minéralogique du sol est considérée comme de peu d'importance. Boussingault, en 1838, admet, dans tout ce
qu'elles ont d'essentiel, les idées de Thaër sur les causes
de fertilité des sols. Les lignes suivantes résument la

(1) Dumas, *Essai de statique*, p. 31.

doctrine en honneur auprès des agronomes et des physiologistes de cette époque, sur les causes de fertilité
des terres, et sur les moyens de l'entretenir ou de l'accroître (1).

« Aujourd'hui la science agricole a fait justice de
l'importance que l'on attribuait à la composition minéralogique des terrains. Les analyses, assez nombreuses de sols arables, n'ont rien appris qui puisse faire
présumer une influence marquée des terres sur la végétation. Je pourrais citer d'immenses cultures de
maïs dans un terrain presque entièrement formé de sa-
bles siliceux, qui reçoit toute sa fertilité de l'humidité
et d'une quantité suffisante d'engrais. Les substances
minérales qui ont une action non équivoque sur le développement de certaines plantes sont très limitées : on
peut désigner l'hydrate, le sulfate et le carbonate de
chaux, peut-être faut-il y joindre quelques sels alcalins.
Certains agriculteurs décrivent ces substances sous le
nom de stimulants, en leur prêtant la propriété de
stimuler la végétation, bien que, dans la réalité,
nous n'ayons aucune idée sur la cause de leur action.

« La question de la composition chimique des sols
a été introduite dans la science par Davy; peut-être
est-il juste de lui reprocher d'avoir, par cela même,
fait négliger une question bien autrement importante,
je veux parler de celle qui s'occupe des qualités physiques des terrains, telles que leur faculté d'imbibition,
leur affinité pour l'eau, la propriété si variable de s'é-
chauffer par les rayons solaires; enfin l'étude de l'ensemble des propriétés physiques, étude dont l'utilité a
été si bien comprise par Schübler. Dans mon opinion,

(1) *Recherches sur la quantité d'azote, etc.*, pp. 9, 10 et 12.

l'étude physique et chimique des terrains offre des résultats plus curieux qu'applicables. »

« C'est en vain que, pour montrer l'action chimique de certaines roches, on a cité les racines d'arbres séculaires prospérant à une grande profondeur au milieu d'un terrain calcaire. Sans examiner jusqu'à quel point il est vrai qu'une racine profondément enfoncée végète encore avec vigueur, on doit admettre nécessairement que cette racine, à quelque profondeur qu'on la suppose, reçoit cependant de l'humidité ; or, toutes les fois qu'il y a humidité, c'est comme s'il y avait contact avec l'atmosphère, puisque, à la lumière près, la racine reçoit, par l'intermédiaire de l'eau, tous les principes qui se trouvent dans l'air, et de plus une certaine quantité de matière organique soluble, dont l'eau doit se charger en s'infiltrant à travers la couche supérieure et fertile du terrain. »

« Laissant donc de côté toutes les idées hasardées sur l'influence des terres dans la végétation, je considérerai avec Thaër le fumier ou le terreau qui en dérive, comme l'agent qui contribue le plus efficacement à la formation des plantes, et j'admettrai que la force de végétation est déterminée par la proportion de sucs nourriciers qui se rencontrent dans le terrain ; entendant par sucs nourriciers, cette partie du terreau susceptible d'être absorbée par les suçoirs des racines, celle en un mot qui, toujours suivant le grand agriculteur que je viens de nommer, constitue la fécondité, la fertilité du sol. »

Et plus loin :

« Or Thaër pose en principe que les engrais les plus actifs, ceux qui procurent aux terrains la plus grande fécondité, sont aussi ceux qui contiennent la plus forte dose de substances animalisées. D'un autre côté, j'ai fait voir, dans mon premier mémoire sur les fourrages, que ceux-là sont les plus nutritifs qui renferment le plus d'azote. En combinant ces deux résultats, on trouve que les cultures qui exhument du sol la plus grande quantité d'azote sont en même temps celles qui l'appauvrissent le plus.

« Ce que je viens de dire rend donc probable que, pendant l'épuisement du sol, l'action épuisante s'exerce principalement sur la matière azotée qui fait partie des sucs nourriciers, et que pour restituer à la terre le degré de fertilité qu'elle possédait avant la culture, il faut y introduire par les fumiers une quantité équivalente de cette même matière azotée. »

De même en 1838, Boussingault considère que les propriétés physiques des sols sont de beaucoup plus importantes que la composition chimique pour la nutrition végétale; les matières animalisées des fumiers et, en particulier, les principes azotés constituent pour lui l'élément essentiel de la fécondité des terres.

66. — **Rôle des sels ammoniacaux.** — **Schattenmann.** — Dès 1835, Schattenmann, l'agronome distingué de Bouxviller, a compris et mis en relief l'influence des sels ammoniacaux, du sulfate d'ammoniaque notamment, sur les récoltes; c'est à ces composés qu'il attribue, pour la plus grande partie, l'action fertilisante des fumiers (1).

67. — **Mouvement scientifique de 1840.** — Je ne m'étendrai pas sur l'historique de la théorie minérale que j'ai longuement exposée dans un autre ouvrage (2) : je me bornerai à rappeler combien l'idée fondamentale de Liebig dans la *Chimie appliquée à*

---

(1) Dumas, *Essai de statique*, pp. 125 et suiv.
(2) Voir *Chimie et physiologie appliquées à l'agriculture*: 1ᵉʳ volume : *La Nutrition des plantes.* Berger-Levrault et Cⁱᵉ.

l'agriculture, publiée en 1840, était neuve et en op-
position avec l'opinion reçue, dont les fragments du
mémoire de Boussingault nous donnent l'expression
fidèle. « L'organisme végétal, dit Liebig dans son introduction, offre aux hommes et aux animaux les matières premières de leur développement et de leur
entretien : les sources premières de l'alimentation des
plantes sont de nature *exclusivement* minérale : « Tout
l'azote du monde organique préexistait dans l'atmosphère à l'état d'ammoniaque avant l'apparition sur le
globe des plantes et des animaux ».

68. — **Mouvement physiologique du dix-
neuvième siècle.** — Pendant le premier tiers du dix-
neuvième siècle, comme au dix-huitième, la physiologie
naissante a marché dans deux voies également peu favo-
rables à son développement. Tantôt elle est restée isolée,
n'empruntant aux sciences physico-chimiques ni leurs
méthodes générales d'investigation ni leur concours;
tantôt, ce qui était pire encore, alliée à la métaphysique,
se payant de mots creux, abritée derrière des doctrines
dont la sonorité déguisait mal le vide et l'impuissance.
La période décennale qui nous occupe (1835 à 1845)
va changer la face des choses. Aux idées doctrinales,
à l'observation empirique, aux raisonnements méta-
physiques à perte de vue, va enfin succéder la méthode expérimentale, seule source de progrès. La physiologie, faisant alliance avec la physique et surtout
avec la chimie, va voir s'ouvrir pour elle des horizons
nouveaux; les faits bien observés remplaceront les mots :
l'expérimentation directe, l'application à la science de
la méthode suivie avec tant de succès par les chimistes
et par les physiciens va fonder la physiologie.

69. — **Magendie, son influence.** — Quatre savants, tous quatre professeurs, imbus des vraies no-

tions expérimentales, créent, de 1835 à 1845, la chimie biologique et la physiologie expérimentale, et posent magistralement les bases de la statique de la nutrition. J'ai nommé Magendie, Liebig, Dumas et Boussingault. Avant de chercher, tâche délicate et difficile, la part qui revient à chacun de ces hommes éminents, d'un génie et d'une portée d'esprit si divers, dans le grand mouvement scientifique de 1840, il faut se reporter, par la pensée, au milieu scientifique et intellectuel dans lequel ils se trouvaient. Quand on veut juger l'influence qu'un homme a eue sur ses contemporains, dit très justement Cl. Bernard (1), ce n'est point à la fin de sa carrière qu'il faut le considérer, lorsque tout le monde pense comme lui; c'est au contraire, à son début qu'il faut le voir, quand il pense autrement que les autres.

70. — **Étapes de la physiologie moderne.** — Trois étapes principales ont marqué la naissance et les débuts de la physiologie moderne. Les noms de Lavoisier et Laplace, Bichat et Magendie les résument : les admirables mémoires sur la respiration des animaux et sur la chaleur animale (2) sont la première tentative d'intervention directe de la physique et de la chimie dans la biologie; Bichat (1771 à 1802) crée la science anatomique; à Magendie revient la gloire d'introduire définitivement l'expérimentation dans l'étude de la physiologie et de créer l'enseignement public de cette science.

71. — **Bichat et Magendie.** — Magendie, né à Bordeaux le 15 octobre 1783, fut élevé à l'école anatomo-vitaliste de Paris. Le fondateur de cette école, Bichat, ce génie surprenant qui, du même coup,

(1) Cours de médecine du Collège de France.
(2) *Œuvres complètes de Lavoisier*, t. II.

avait créé l'anatomie générale et la physiologie anatomique, était dominé par l'idée d'un antagonisme
radical entre les propriétés des corps vivants et celles
des corps bruts. Chaque tissu vivant était, pour lui,
doué d'une propriété vitale, spéciale, distincte de celle
du tissu voisin et opposé, par essence, aux propriétés
de la matière inorganique. Bichat, enlevé à l'âge de
trente-deux ans, laissa une trace profonde; son école,
renchérissant comme cela arrive presque toujours sur
les idées du maître, poussa la généralisation jusqu'à
ses dernières limites. Bientôt chaque phénomène de
l'organisme, si petit qu'il fût, dépendit, aux yeux de
ses adeptes, d'une force vitale spéciale. L'imagination
aidant, on poussa les choses jusqu'à l'absurde, et la litté-
rature médicale de cette époque nous montre, à ce sujet,
les conséquences déplorables de la déduction pure ne
reposant que sur des mots ou, tout au plus, s'étayant de
faits mal observés, en l'absence d'expérimentation directe. Magendie, esprit indépendant, droit, très pénétrant et fort peu enthousiaste, ne pouvait s'accommoder
longtemps de cette phraséologie et de ces théories. Com-
mensal et protégé de Laplace, le jeune étudiant bordelais
ne tarda pas à s'élever contre les idées régnantes en physiologie; il refusa d'admettre, avec l'école de Paris,
comme cause de toutes les maladies, l'altération de l'organe, tout en repoussant non moins énergiquement la
doctrine de Montpellier, qui ne voyait dans les troubles
de la santé que l'altération *du principe vital*. Il se garda
bien, néanmoins, d'opposer aux théories qu'il combattait
une théorie qui lui fût propre. Il faut faire des expériences, tel était son cri de guerre, telle a été l'opinion soutenue par lui, pendant quarante ans de luttes de tout
genre. Le sens expérimental que Magendie possédait au
suprême degré, et qui était son unique règle de conduite

en matière scientifique, marque son œuvre tout entière : c'est sa qualité dominante. Introduire, dans la médecine, l'expérimentation telle que la comprennent les chimistes et les physiciens, bannir les explications qui dépassent le fait matériel observé, éviter les hypothèses, repousser les systèmes, tels sont les principes dont ne s'est pas départi un seul instant le fondateur de la première chaire et du premier laboratoire de physiologie expérimentale. Il distingue les phénomènes physiques et les phénomènes vitaux, en ce sens que ces derniers sont entendus comme phénomènes des êtres vivants, mais il se refuse énergiquement à reconnaître aux tissus et aux liquides de l'organisme des propriétés occultes et que l'expérience ne mettrait pas en évidence.

72. — **Caractère de l'œuvre de Magendie.** — Dans sa première leçon de 1836 (1), il s'exprime ainsi :

« Je me suis attaché, l'année dernière, à vous faire sentir toute l'importance des études physiques pour l'intelligence d'un grand nombre de phénomènes qui se passent dans le corps de l'homme. Oui, il existe des lois communes aux corps vivants et aux corps inorganiques. Comment expliquer le mécanisme de la vision sans le secours de l'optique? Direz-vous pourquoi la lumière qui traverse les milieux de l'œil suit telle ou telle direction et vient former sur la rétine une image renversée? L'application des lois de la réflexion et de la réfraction vous sera d'un plus grand secours que de banales phraséologies sur la vitalité.

« Ne trouverez-vous pas également dans l'appareil vocal un véritable instrument de physique? Je vois dans le poumon un soufflet, dans la trachée un tuyau porte-vent, dans la glotte une anche vibrante. Et cette

(1) *Leçons sur les phénomènes physiques de la vie,* t. II, p. 14.

admirable machine hydraulique destinée à faire circuler le sang dans nos tissus, n'est-ce pas une merveille de
mécanique ? On pourrait concevoir qu'en l'absence
même des lois vitales, le phénomène de la circulation
s'exécutât sur le cadavre, si l'on pouvait artificiellement
mettre en jeu ce système de pompes et de tuyaux repré-
sentés par le cœur, les veines et les artères. Tant il est
vrai qu'ici les phénomènes physiques ont la plus large
part !

« Mais n'allez pas non plus tomber dans un excès
opposé et chercher à tout expliquer par les lois qui régissent la matière inorganique. Si je peux analyser la
marche du cône lumineux à travers les milieux de l'œil,
j'essayerais en vain de comprendre comment la rétine
renvoie au cerveau l'impression des objets extérieurs.
La nature n'a point jusqu'ici permis à l'homme de sou-
lever le voile qui lui dérobe l'intelligence des phénomènes vitaux. Admettrez-vous, avec quelques anciens auteurs, des animalcules circulant dans la continuité des
nerfs et allant transmettre à l'encéphale les sensations ?
Personne n'a vu ces petits êtres intelligents. Et, d'ailleurs, supposez un instant leur existence prouvée, il
s'en faut que vous puissiez ainsi expliquer tous les mystères de l'organisme. Comment, par exemple, se rendre
compte des nombreuses hallucinations qui frappent les
sens ? L'oreille entend des voix imaginaires, l'œil voit
des objets absents, le palais trouve des saveurs aux objets insipides... Direz-vous que ce sont les organes ou les
animalcules qui sont malades? Eh! Messieurs, ces explications qui excitent en ce moment le sourire sur vos
lèvres ne sont point les rêveries de vulgaires esprits. Des
hommes possédant toutes les lumières de leur siècle,
dont le nom faisait autorité dans la science, n'ont point
dédaigné de les adopter et même de les consigner dans

leurs livres, à côté des vérités les plus rigoureuses. Une
fois lancée dans le champ des hypothèses, l'imagination
s'égare sans pouvoir se fixer, tant il répugne à l'orgueil
de l'homme de s'arrêter, alors même que la nature lui
dit : Tu n'iras pas plus loin. »

73. — **Polémique de Magendie et Broussais.**
— Quiconque est initié au mouvement médical de cette
époque, ceux qui se rappellent ou savent, par leurs
lectures, à quel point les théories médicales étaient
peu en accord avec les principes de la science expérimentale, comprendront l'ardeur toujours sincère et
souvent mordante que Magendie apportait dans son
enseignement, dans les discussions académiques et
dans ses écrits. La spirituelle boutade lancée par lui,
dans sa chaire du Collège de France, contre Broussais,
l'enthousiaste promoteur de la théorie de l'inflamma-
tion, donnera la mesure de l'abîme profond qui sépa-
rait le père de la physiologie expérimentale des médecins les plus accrédités de son temps.

« Les erreurs en médecine ont de plus graves conséquences que pour toute autre science, car il s'agit de la
vie de nos semblables. Et qu'importe au malade que
vos hypothèses soient plus ou moins ingénieuses,
pourvu que vous le guérissiez. Si, du moins, nous notions avec soin ce qui frappe nos sens à l'extérieur,
nous serions plus excusables de vouloir sans cesse expliquer les mystères de l'organisation. Mais un semblable procédé serait trop simple. Il est peu de maladies
qui aient autant exercé l'esprit des médecins que la
fièvre typhoïde : chacun a voulu dire son mot, hasar-
der sa petite théorie. On a fini par désigner sous ce nom
des affections si diverses que l'on ne sait bientôt plus à
laquelle il doit appartenir. Eh bien, examinez le sang
chez ces malades, vous le trouverez modifié dans sa

couleur, sa consistance, sa viscosité. Recueilli dans un vase, il ne se sépare plus en deux parties, l'une solide, l'autre liquide; ou bien, si le caillot se forme, il est d'une friabilité singulière et se laisse facilement écraser sous le doigt. Ne serez-vous pas plus près de la vérité en soupçonnant une altération du sang qu'en attribuant tous les phénomènes morbides à une phlegmasie locale soit simple, soit spécifique? Mais non, affirmer un fait, voilà le point principal; le prouver, ce n'est qu'une chose tout à fait secondaire. On néglige l'analyse du sang, on dédaigne les moyens de modifier sa composition; mais, en revanche, on fait force saignées, on applique des sinapismes aux jambes, des vésicatoires aux cuisses, et la nature fait le reste (1). »

C'est, pénétré de cette notion vraie, la nécessité de l'expérimentation, que Magendie, de 1816 à 1855, établit sur des bases désormais impérissables la physiologie moderne. En 1821, il entre à l'Institut et fonde le *Journal de physiologie expérimentale*. En 1831, il est nommé professeur de médecine au Collège de France et transporte dans la chaire officielle l'idée dominante de toute sa vie, celle d'introduire et de fixer l'expérimentation dans la médecine, idée développée par lui depuis plusieurs années dans son laboratoire et dans son enseignement privés.

Magendie a été un physiologiste éminent, dont les qualités et les défauts intellectuels s'expliquent également bien par l'influence du milieu dans lequel il a vécu. Son horreur profonde de la scolastique, du dogmatisme, des systèmes, l'a toutefois conduit à rejeter d'une façon trop absolue les vues générales et syn-

(1) *Leçons sur les phénomènes physiques de la vie*, t. II, pp. 25 et 26.

thétiques qui sont le propre des hommes de génie.

La science n'a d'autre point de départ que l'expérience, elle bannit de son domaine toute orthodoxie et tout système préconçu : elle n'existe qu'à ces conditions; mais elle a le droit de rapprocher les faits et d'en déduire des lois. La recherche de la vérité, unique but du savant, ne saurait se borner à la constatation de faits; refuser à l'expérimentateur le droit de grouper les résultats obtenus et d'en tirer, au moins provisoirement, des hypothèses destinées à servir de point de départ à d'autres expériences, serait méconnaître l'une des tendances les plus impérieuses de l'esprit humain, en même temps qu'on fermerait par là l'une des voies les plus fécondes du progrès.

La caractère scientifique de Magendie peut se résumer en disant qu'il avait horreur des raisonnements et des théories : il voulait toujours les faits seuls : il ne voulait que voir; ce qu'il exprimait lui-même par ces mots : « Je n'ai que des yeux et pas d'oreilles (1). »

En dehors même des découvertes que la physiologie lui doit, Magendie aura deux titres exceptionnels de gloire aux yeux de la postérité; il a fondé, au milieu de difficultés de toute nature, la médecine expérimentale, et il a été le maître du physiologiste le plus éminent de tous les temps, de Claude Bernard. Nous verrons plus loin comment, en unissant l'art du raisonnement à l'expérience, l'élève a été bien supérieur au maître. Mais n'anticipons pas.

Tandis que Magendie, s'élevant contre l'esprit médical de son temps, s'efforçait de substituer l'étude des faits aux doctrines vides et à la phraséologie vague

(1) Cl. Bernard, *loc. cit.*, p. 30.

des médecins ses antagonistes; tandis qu'il proclamait
la nécessité d'appliquer à l'examen des phénomènes
biologiques les règles suivies depuis longtemps par les
chimistes et par les physiciens, deux hommes de génie,
deux esprits larges et synthétiques, aimant les conceptions générales autant qu'il les détestait, vont impri-
mer à la biologie une impulsion que rien n'arrêtera
plus.

74. — **J.-B. Dumas et J. de Liebig**. — Dumas et
Liebig apportent à la physiologie, noyée, avant Magendie, dans les rêveries de l'organisme, du vitalisme, de
l'anatomisme et de l'animisme, le concours de la chimie jusque-là demeurée presque entièrement étrangère
aux études physiologiques.

J. Dumas, dans ses leçons à la faculté de médecine,
Liebig dans son enseignement à l'université de Giessen, impriment à la science des phénomènes de la
vie une direction toute nouvelle. Deux publications
faites à quelques mois de distance, l'une à Paris (1),
l'autre à Brunswick (2), résument les idées très neuves qui donnaient, depuis quelques années, tant d'éclat
à l'enseignement de ces deux incomparables professeurs, idées appelées bientôt à révolutionner complètement les études médicales en France et en Allemagne.

Le même besoin d'opposer aux théories vaines, qui
avaient cours dans la science, les règles de l'expérimentation et du raisonnement scientifique, qui poussait Magendie à bannir tout raisonnement, inspirait
à Liebig, avec les modifications que le génie propre
à chaque novateur peut y apporter, des réflexions analogues :

---

(1) *Leçon professée à la faculté de médecine*, septembre 1841.
(2) *Chimie organique appliquée à la physiologie animale*, avril 1842.

« Une tendance continuelle à approfondir les rapports de l'âme avec la vie animale a arrêté jusqu'à ce jour les progrès de la physiologie : on sortait toujours du domaine de l'investigation possible pour errer dans les régions fantastiques. En effet, quel est parmi ces vitalistes enthousiastes celui qui connaisse les lois de la vie animale pure, qui ait des idées précises sur les conditions de développement ou de nutrition, qui sache enfin la cause réelle de la mort? Ils expliquent les phénomènes psychologiques les plus obscurs, mais ne sont pas en état de dire ce qu'est la fièvre ou comment la quinine agit en la guérissant.

« Jusqu'à présent, on n'avait étudié qu'une seule des conditions nécessaires pour connaître les lois de l'économie vivante; on s'était borné à des recherches anatomiques sur la structure des appareils, sans s'occuper sérieusement de la substance des organes, ni des transformations des aliments en organes, ni du rôle de l'atmosphère dans les actes vitaux, et cependant ce sont autant de bases tout aussi importantes.

« Quelle part prend l'âme, la conscience, la raison au développement du fœtus humain, à l'incubation de l'œuf d'une poule? Elle n'a certainement pas plus d'influence sur ces actes qu'elle n'en a sur le développement de la graine d'une plante.

« Quelles qu'elles soient, laissons là, en attendant, les causes premières des phénomènes psychologiques, et gardons-nous de faire des conclusions avant d'avoir pour elles une base. Nous connaissons exactement le mécanisme de l'œil; mais ni l'anatomie ni la chimie n'éclaireront jamais le mode de perception de la lumière. L'investigation de la nature a des limites déterminées qu'elle ne peut pas franchir, et il faut toujours se rappeler qu'aucune découverte ne pourra nous

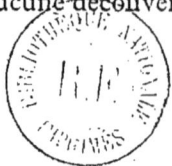

apprendre ce qu'est la lumière, l'électricité ou le magnétisme, car la pensée ne perçoit clairement que des choses matérielles. Nous ne pourrons donc scruter que les lois de l'équilibre ou du mouvement de ces forces, parce qu'elles se manifestent par des phénomènes; de même, sans doute, nous parviendrons à approfondir les lois de la vie et tout ce qui les trouble, les favorise ou les modifie, sans que jamais nous sachions ce qu'est la vie. La découverte des lois de la chute des corps et du mouvement des astres conduisit à une idée nette de la cause de ces phénomènes, idée qu'on n'aurait pu saisir avant d'avoir observé leurs lois. En effet, rayez de notre esprit la connaissance de ces lois, et ce qu'on appelle pesanteur, gravitation, ne sont pour nous que des mots, tout comme la lumière n'est qu'un mot pour l'aveugle de naissance.

« La physiologie moderne a entièrement abandonné la méthode d'Aristote; elle n'invente plus d'horreur du vide ni de quintessence pour expliquer et éclaircir les phénomènes vitaux; il faut le dire, c'est pour le bonheur de la science et de l'humanité. »

Nous voilà loin du verbiage ampoulé et incompréhensible de la philosophie allemande (1), et nous allons, guidés par l'expérience, éclairés par les conceptions brillantes de Dumas et de Liebig, assister à l'invasion salutaire du domaine biologique par la chimie, s'appuyant sur les fondements inébranlables de la science moderne, *l'indestructibilité de la matière* et la *permanence de la force*.

(1) Voir les citations curieuses des excentricités philosophiques qui encombraient les œuvres des métaphysiciens allemands de cette époque dans Liebig, *Chimie organique*, première édition, 1840, p. 34.

SOURCES A CONSULTER.

1. *J. de Liebig.* — Chimie organique appliquée à la physiologie animale. In-8° trad. Gerhardt, 1842.

2. *J. Dumas.* — Essai de statique chimique des êtres organisés, par MM. Dumas et Boussingault, leçon professée à
la faculté de médecine de Paris, le 20 août 1841. In-8° 1841,
3° édition 1844.

3° *F. Magendie.* — Phénomènes physiques de la vie. Leçons
professées en 1836 et 1837 au Collège de France. 4 vol. in-8°.
1842.

4. *J. de Liebig.* — Chimie appliquée à la physiologie végétale et à l'agriculture, 1840. Giessen, trad. française de la
2° édition par Gerhardt, 1844.

5. *Boussingault.* — Recherches chimiques sur la végétation
entreprises dans le but d'examiner si les plantes prennent de
l'azote à l'atmosphère. (*Ann. ch. et phys.*, t. LXVII, 1838.)

CHAPITRE V.

PREMIERS ESSAIS D'ALIMENTATION
RATIONNELLE.

75. — **J. B. Boussingault à Bechelbronn.**
— Nous avons assisté à la création de la physiologie
expérimentale avec Magendie. Nous allons voir naître la chimie physiologique avec Dumas, Liebig et
Boussingault. De 1835 à 1840, la médecine est encore entièrement étrangère aux sciences physico-chimiques : dominée par l'idée exclusive de la force
vitale antagoniste des forces physico-chimiques, elle
est envahie par les doctrines psychologiques.

La chimie physiologique appliquée à l'agriculture dé-
bute en France dans la première Station de recherches
établie par Boussingault à Bechelbronn, en 1836.

Sir J. Lawes, en Angleterre, commence ses essais d'alimentation, en 1847, à Rothamsted.

En Allemagne, les premières recherches d'alimentation
rationnelle du bétail sont instituées, seulement, lors de la
création de la première station agronomique, à Möckern,
dirigée par E. Wolff (1852). Le mouvement se propage
au delà du Rhin : de nouveaux centres de recherches se
créent, et, bientôt, prenant pour point de départ et pour

guide les idées de Liebig, un nombre considérable de chimistes allemands se livrent à des études expérimentales méthodiquement poursuivies sur la production rationnelle de la chair, de la graisse et du lait.

76. — J. Boussingault fonde la première station de recherches agricoles. — C'est à la France que revient l'honneur d'avoir possédé le premier laboratoire de recherches agricoles, fondées sur l'alliance de la science à la pratique dans la ferme du Liebfrauenberg.

De 1836 à 1848, Boussingault imprime une impulsion féconde à la physiologie appliquée à l'agriculture; puis il y a en France un abandon à peu près complet de cette branche d'études : l'Allemagne et l'Angleterre entrent dans cette voie au moment où Boussingault abandonne l'étude des animaux de la ferme pour d'autres travaux.

Boussingault est né à Paris le 2 février 1802 (1). Au sortir de l'école des mineurs de Saint-Étienne, il est engagé par une compagnie anglaise à la recherche de mines anciennement comblées à rouvrir et à exploiter. Il part pour l'Amérique. Il étudie de près les grands phénomènes naturels, la végétation des tropiques, les volcans, etc., et ne tarde pas à faire des publications intéressantes qui attirent sur lui l'attention du monde savant. Il rencontre Al. de Humboldt dans le nouveau monde et se lie d'amitié avec lui. Pendant l'insurrection des colonies espagnoles soulevées par Bolivar, il est arraché à ses travaux et attaché à l'état-major du général Bolivar, de 1820 à 1822; comme soldat, il continue ses études sur la Bolivie, le Vénézuéla et les contrées situées entre Carthagène et l'origine de l'Orénoque. Après l'affranchissement de la Bolivie, se sentant plus

(1) Mort le 11 mai 1887, à Paris.

entraîné vers les recherches scientifiques que vers la
carrière militaire, il rentre en France et va prendre
possession de la chaire de chimie de la faculté de
Lyon, dont il devient le doyen : il conserva ces fonctions jusqu'en 1837.

En 1839, il entre à l'Académie des sciences et occupe, dès lors, la chaire du Conservatoire des arts et
métiers créée pour lui. Pendant les loisirs que lui lais-
sait son enseignement, il posait dans son laboratoire
privé de Bechelbronn les principes de l'expérimentation scientifique appliquée à la nutrition des animaux.
Quinze mémoires, fruits de ses premiers travaux, publiés de 1838 à 1848, présentent l'ensemble de ses
observations. Il importe avant de les analyser suc-
cinctement et d'en rappeler brièvement les conclusions,
d'examiner l'esprit des recherches et les méthodes qui
y ont été appliquées.

La grande idée de Boussingault, c'est l'introduction de la balance dans l'étude des phénomènes de la
vie. On peut, à bon droit, le considérer comme le
créateur de la statique de la nutrition. Ce n'est pas
par l'analyse immédiate qui vont être abordées par
lui ces importantes questions. Boussingault pense que
la chimie est encore, à cette époque, trop peu avancée pour que cette méthode puisse être employée; en
effet, on ignore encore à peu près complètement la composition du sang, celle des tissus animaux, des organes
et celle des aliments. L'éminent fondateur du laboratoire
de Bechelbronn recule devant l'analyse immédiate et n'a
recours, pour toutes ses recherches, qu'à l'analyse élémentaire. Cette méthode d'investigation, précieuse au
moment où elle fut appliquée dans les premiers essais d'alimentation, ne suffit plus; aujourd'hui, il faut
en compléter les indications par l'analyse immédiate.

Lawes et Gilbert à Rothamsted, toute l'école agronomique allemande vont entrer bientôt dans la voie
ouverte par Boussingault. Cela posé, examinons les
principaux mémoires publiés de 1838 à 1848.

77. — **Expériences sur la vache laitière.** — La
première question qui se présente est relative à l'a-
zote que renferment les tissus des animaux; cet azote
vient-il uniquement des aliments ou bien partiellement de l'air? Boussingault essaye de la résoudre,
dans un premier travail, dont nous allons rappeler
le titre. « *Analyse comparée des aliments consommés et
des produits rendus par une vache laitière.* »

Le point de départ de ce travail est le fait établi par Magendie que, dans tout régime alimentaire, une certaine
quantité de matière azotée est indispensable. Pour pouvoir déterminer si l'azote vient uniquement des aliments
ou bien partiellement de l'air, il faut partir de ce résultat
d'expérience que l'animal adulte soumis à la ration d'entretien n'augmente pas de poids : qu'il restitue, dans les
différents produits résultant de l'action vitale, une quantité de matière précisément égale à celle qu'il reçoit par
les aliments. L'ignorance où l'on est de la composition
des fourrages et des aliments, la difficulté d'isoler et de
doser les principes immédiats de l'organisme, engagent
Boussingault à adopter une méthode indépendante de
ces données, et comme je l'ai dit plus haut, à employer
uniquement l'analyse élémentaire. Il est donc conduit
à doser le carbone, l'azote, l'hydrogène, l'oxygène et
les cendres dans les aliments, dans les déjections et
dans les produits, lait, chair ou fumier. Par différence, il obtiendra la matière élémentaire qui s'échappe
par la respiration et par la transpiration cutanée. L'expérience a porté, pendant trois jours, sur une vache,
dont il n'indique pas le poids, mise à la ration d'entretien.

Durant le mois précédent, elle avait été soumise au même
régime et comme on n'avait observé pendant ce temps
aucune variation de poids, on a admis qu'il en serait de
même pendant les trois jours de l'expérience.

Elle a reçu par jour, 16 kilogr. de pommes de terre,
$7^k,500$ de regain de foin de prairie de qualité excellente, et 60 litres d'eau. Elle a produit, par vingt-
quatre heures, $28^k,413$ d'excréments solides, $8^k,200$ d'u-
rine et $8^k,5388$ de lait. Toutes ces matières ont été
soumises à l'analyse, qui a donné les chiffres réunis
dans le tableau suivant :

	Poids.	Carbone	Hydrogène.	Oxygène.	Azote.	Sels.
Aliments.......	$82^k,500$	4813.4	595.5	4034.6	201.5	889.0
Excréments....	45.152	2601.6	332.0	2082.7	174.5	920.6
Différence....	−37.348	−2211.8	−263.5	−1951.9	−27.0	+31.6

78. — Conclusions. — Les conclusions que Boussingault tire de ces chiffres peuvent s'énoncer ainsi : 1° puisque la quantité de matière organique contenue dans les
produits est moindre que celle introduite par les aliments, la différence doit être attribuée à la quantité de
matière qui s'est échappée par la respiration et la transpiration ; 2° la quantité de l'azote des produits est inférieure de 27 gr. à celle de l'azote des aliments, cette
différence n'est peut-être pas assez considérable pour
que, d'une seule expérience, on puisse affirmer que la
perte soit réellement due à la dissipation de ce principe dans l'atmosphère. Le sens de cette différence
rend extrêmement probable que l'azote de l'air n'est
pas assimilé pendant la respiration.

3° Il y a un excès d'hydrogène de $19^{gr}.8$ sur les
quantités d'hydrogène et d'oxygène qui manquent

dans la somme des produits pour former de l'eau; il est vraisemblable que cet hydrogène s'est transformé en eau en se brûlant, pendant la respiration, aux dépens de l'oxygène de l'air;

4° La perte de carbone s'élevant à 2,211^{gr}.8, en négligeant la quantité de ce principe qui a pu s'échapper par la transpiration cutanée, on trouve qu'il a dû se former 7,999 grammes d'acide carbonique correspondant à 4,060 litres en vingt-quatre heures; une vache peut donc vicier 19 mètres cubes d'air par jour;

5° En vingt-quatre heures la vache a perdu, par la transpiration pulmonaire et cutanée, 23 litres d'eau.

Quant aux matières minérales dont le gain s'élève à 31^{gr}.6, Boussingault n'en tire aucune conclusion.

79. — Expériences sur le cheval à la ration d'entretien. — L'expérience a été conduite de la même manière que la précédente : le cheval, non pesé, était nourri depuis trois mois avec la ration donnée pendant l'expérience. L'expérience, dont la durée a été de trois jours, a fourni les résultats suivants pour vingt-quatre heures (la ration était de 7^{k}.500 de foin, 2^{k}.270 d'avoine et 16 litres d'eau).

	Poids.	Carbone.	Hydro-gène.	Oxy-gène.	Azote.	Sels t. terre
Aliments........	25^{k}770	3938.0	446.5	3209.2	139.4	672.2
Excréments....	15.580	1472.9	191.3	1363.0	115.4	684.5
Différence....	—10.190	—2465.1	—255.2	—1846.2	—24.0	+12.3

Comme dans la calcination des urines du cheval, les hippurates donnent des carbonates, l'acide carbonique avait été dosé dans les cendres et retranché du poids primitif.

80. — Conclusions. — Les conclusions de ce mémoire sont :

1° Le poids de l'azote en moins s'élève à 24 grammes par vingt-quatre heures;

2° L'oxygène et l'hydrogène qui ont disparu ne sont pas exactement dans les proportions voulues pour faire de l'eau; on remarque un excès d'hydrogène de 23 grammes;

3° Le carbone manquant correspond à une production de 4,525 litres d'acide carbonique;

4° La conclusion finale des deux expériences faites sur la vache et le cheval, c'est que l'azote de l'air n'est point assimilé pendant l'acte de la respiration.

81. — **Remarques au sujet de ces expériences.** — Ces expériences très intéressantes, puisqu'elles sont les premières qui aient été faites, suggèrent quelques réflexions. La méthode employée est imparfaite, parce que les animaux n'ont pas été pesés avant et après l'expérience, et, de plus, parce que la durée de l'expérience a été trop courte. En outre, les produits de la respiration n'ont pas été analysés. Il n'y a aucune mention relative à la variation des principes chair et graisse. Il est juste de dire qu'à cette époque, les conditions de la formation de la chair et de la graisse étaient peu ou pas connues. Actuellement, les différences entre les quantités d'azote et d'hydrogène contenus dans les aliments et les quantités trouvées dans les produits pourraient s'expliquer sans avoir recours à deux hypothèses sans doute peu fondées et controuvées aujourd'hui; il est démontré maintenant que l'hydrogène n'est pas brûlé par l'oxygène de l'air, et que l'exhalation de l'azote gazeux par l'animal n'existe pas. On se trouve dans l'impossibilité de faire, relativement à l'échange organique, aucun calcul d'après les données de ces expériences, par suite de l'absence de pesée des animaux et du peu de durée de l'expérience. Si l'on con-

naissait les poids de la vache et du cheval avant et après l'expérience, on calculerait facilement le poids des matières produites; en effet :

1° Dans le cas de la vache, comme il y a 27 grammes d'azote en moins, ces 27 grammes auraient pu être employés à la production de chair ou de muscles, dont le poids correspondant serait $27 \times 6.25 = 168^{gr}.7$ de chair.

Les $19^{gr}.8$ d'hydrogène en moins auraient pu produire de la graisse, dont le poids serait de $19.8 \times 8.33 = 165$ grammes de graisse.

Ces $168^{g}.7$ de chair et 165 grammes de graisse exigeraient un poids déterminé de carbone et d'hydrogène qui viendrait en déduction du poids de l'acide carbonique produit, qui d'après les calculs de Boussingault semble bien élevé. Mais j'aurai plus loin l'occasion de montrer que la principale cause du déficit constaté dans le taux de l'azote doit être cherchée dans la perte d'ammoniaque occasionnée par la dessiccation des fèces. Quoi qu'il en soit ces expériences qui, au moment où elles furent exécutées, présentaient le plus grand intérêt, sont, par rapport à l'état actuel de la science, trop incomplètes pour qu'on puisse en tirer quelques conclusions certaines.

Nous verrons plus loin que les pertes d'azote constatées sont dues suivant toutes probabilités au mode de dessiccation des excréments.

82. — Expériences sur la tourterelle. — Dans les expériences précédentes, Boussingault s'était montré très affirmatif sur la non-absorption de l'azote dans l'acte de la respiration : il était beaucoup plus réservé en ce qui concerne l'exhalation de ce gaz, malgré les pertes d'azote subies par les aliments. Dans les expériences sur les tourterelles, il se propose d'établir l'exhalation de l'azote par les voies respiratoires, exhalation qu'il considère comme presque démontrée par les travaux, fort incomplets du reste, de Dulong et Despretz. La méthode suivie est la même, sauf que l'animal est pesé après et avant l'expérience; les gaz de la respiration ne sont ni mesurés ni analysés. Boussingault fait deux séries d'expériences, dont l'une comprend cinq jours et l'autre sept jours. Ces expériences sont encore de bien courte durée. La tourterelle depuis longtemps était alimentée avec du millet; c'est encore avec cette graine qu'on fait les essais. Les aliments et les excréments sont pesés et analysés. Les résultats obtenus sont consignés dans le tableau de la page 109.

83. — **Conclusions concernant l'élimination de l'azote.** — « En prenant la moyenne, dit Boussingault, on trouve qu'une tourterelle pesant environ 187 grammes brûle, en respirant, pendant vingt-quatre heures, $5^{gr}.10$ de carbone; elle émet en conséquence, dans le même espace de temps, $18^{gr}.70$ d'acide carbonique et $0^{gr}.16$ d'azote; soit en volume, acide carbonique, $9^l.441$; azote $0^l.126$. D'où il résulte que l'azote exhalé provenant de l'organisme est à peu près le centième en volume de l'acide carbonique produit, résultat conforme, quant au fait de l'exhalation de l'azote, à celui obtenu par Dulong et par Despretz, mais qui en diffère notablement sous le rapport quantitatif, en ce que l'azote exhalé, si on le compare au gaz acide carbonique, est en proportion beaucoup plus faible que dans les expériences de ces physiciens. Néanmoins, si minime que soit cette quantité d'azote, elle constitue cependant le tiers de celle qui entre dans la ration alimentaire de la tourterelle; dans les conditions d'alimentation où se trouvait placé ce granivore, les déjections ne renfermaient plus que les deux tiers

Aliments consommés et excréments rendus par une tourterelle pendant cinq jours
(première expérience).

	Poids.	Carbone.	Hydrogène.	Oxygène.	Azote.	Soir.	Poids de la tourterelle.
Millet consommé.....	76ᵍ64	30.37	4.15	27.52	2.17	1.70	Au commencement. 187ᵍ90
Excréments rendus...	37.30	5.96	0.77	5.15	1.39	1.77	A la fin............ 186.27
Princip. élim. en 5 jours	39.34	24.41	3.38	22.37	0.78	07	

Aliments consommés et excréments rendus par une tourterelle pendant sept jours
(deuxième expérience).

	Poids.	Carbone.	Hydrogène.	Oxygène.	Azote.	Soir.	Poids de la tourterelle.
Millet consommé......	117.62	46.60	6.36	42.24	3.34	2.61	Au commencement. 186ᵍ70
Excréments rendus...	62.99	9.77	1.29	8.31	2.20	2.58	A la fin............ 185.47
Principes éliminés en 7 jours...		36.83	5.06	33.93	1.14	»	
12 — ...		61.24	8.54	56.30	1.92	»	
24 heures.		5.10	0.71	4.69	0.16	»	
1 heure..		0.212	»	»	»	»	

de l'azote qui préexistait dans le millet consommé.

« Ainsi, indépendamment des modifications que les aliments, ou plutôt le sang qui en dérive, subissent pendant la combustion respiratoire, on peut concevoir qu'une partie des principes azotés de l'organisme éprouve une combustion complète, de manière à donner lieu à de l'acide carbonique, à de l'eau et à de l'azote; à moins de supposer que, sous certaines influences, l'azote des composés quaternaires peut être éliminé en partie, en donnant naissance, par cette élimination, à des composés ternaires ou bien encore qu'une partie de l'azote disparu soit entré dans l'organisme de l'animal, malgré la faible diminution de poids accusée par la balance. »

Boussingault admet encore un excédent de 0.12 d'hydrogène brûlé, comme le charbon, par l'air, puis calcule, en assimilant l'appareil respiratoire à un appareil de combustion, la quantité de chaleur dégagée par les produits, et il trouve qu'elle serait suffisante pour maintenir le corps de la tourterelle à une température de 41 à 42 degrés. Puis il cherche à discuter les erreurs analytiques relatives à l'azote; il pense démontrer qu'elles sont nulles. Dans le mémoire inséré dans le tome V, *Agronomie*, publié en 1874, Boussingault rappelle que les recherches de Regnault et Reiset ont conduit aussi au même résultat, c'est-à-dire à l'exhalation de l'azote, et conclut, en définitive, à une élimination d'azote gazeux provenant des matières azotées des aliments. Ces conclusions sont inexactes comme celles de Regnault et Reiset. Des expériences faites avec le plus grand soin, et auxquelles on ne peut reprocher les causes d'erreurs qui entachent celles des expérimentateurs que je viens de nommer, ont prouvé, il y a plus de quarante ans que le phénomène de l'exhalation pulmonaire

de l'azote gazeux par les animaux n'existe pas. Il est étonnant que ces travaux, sur lesquels je m'arrêterai plus
tard, n'aient pas fixé l'attention de Boussingault qui a
reproduit, en 1874, sans commentaires, la description
et les conclusions d'expériences qui n'ont plus qu'un
intérêt historique, et dont les résultats sont infirmés,
ainsi que ceux de Regnault et Reiset, par les recherches de Bidder et Schmidt sur le chat, Voit sur le
chien, Stohmann et Henneberg sur les ruminants, Lehmann sur le porc, Voit et Pettenkofer sur l'homme et
les nôtres sur le cheval (1). L'observation que j'ai faite
plus haut sur la cause probable des pertes d'ammoniaque
s'applique à coup sûr à l'expérience sur les tourterelles.

Nous reviendrons plus tard, à propos de l'étude des
phénomènes respiratoires et des actions chimiques qui
les accompagnent, sur la deuxième partie du mémoire
sur les tourterelles, relative à la production de l'acide
carbonique et à l'influence de l'inanition. L'examen
de ce travail comporte l'étude préalable de la formation
de la graisse dans les tissus.

84. — **De l'importance de la question de l'a-
zote.** — Le point de départ des recherches de Boussin
gault sur l'assimilation de l'azote de l'air par les animaux,
a été la recherche de l'origine de l'azote chez les êtres
vivants. Il avait compris toute l'importance de cette
question; il la résume ainsi : « La question de savoir si
les animaux empruntent directement de l'azote à l'atmosphère ne doit pas être envisagée comme ayant un
intérêt purement physiologique; c'est encore, dans mon
opinion, une question intéressante de la physique du
monde. L'azote est un élément essentiel à l'existence
de tout être vivant, qu'il appartienne d'ailleurs à l'un ou

(1) L. Grandeau et Leclerc : Études expérimentales sur l'alimentation
du cheval de trait. (*Annales de la science agronomique française et étrangère.*)

à l'autre règne. Si l'on recherche quelle peut être la
source de ce principe que l'on rencontre dans les herbivores, on la trouve tout naturellement dans les végétaux consommés comme aliments; si l'on s'enquiert
ensuite de l'origine prochaine de l'azote dans les plantes,
on la découvre dans les engrais provenant particulièrement de débris d'animaux, car les plantes, pour pros-
pérer, doivent recevoir par leurs racines une nourriture
azotée. On arrive de cette manière à concevoir que ce
sont les végétaux qui fournissent l'azote aux animaux,
et que ces derniers le restituent au règne végétal, lorsque leur existence est accomplie; on croit reconnaître,
en un mot, que la matière organisée vivante tire son
azote de la matière organisée morte. Toutefois il est bon
de remarquer que cette dernière conclusion tend à établir que la matière vivante est limitée à la surface du
globe, et que sa limite est posée par la quantité d'azote
actuellement en circulation dans les êtres organisés;
mais la question doit être considérée d'un point de vue
plus général, en se demandant quelle est l'origine de
l'azote qui entre dans la constitution de la matière organique prise dans son ensemble.

« Si nous examinons quels sont les gisements de l'a-
zote, nous trouvons, en plaçant en dehors les êtres organisés ou leurs débris, qu'il n'y a en véritablement
qu'un seul, et ce gisement, c'est l'atmosphère. Il est
donc extrêmement probable que les êtres organisés ont
emprunté leur azote à l'atmosphère, comme ils lui ont
emprunté le carbone. Cependant les physiologistes, en
étudiant les fonctions que les plantes et les animaux
exercent dans le milieu aériforme qui les enveloppe,
n'ont pas réussi à constater cet emprunt d'azote; et pour
découvrir que, par une action très lente, mais suffisamment prolongée, les plantes peuvent prendre de faibles

quantités d'azote à l'atmosphère, sans préciser si cet
élément vient de l'azote gazeux ou de composés nitrés,
de composés ammoniacaux, j'ai dû employer une méthode apportant dans ce genre de recherches une précision que l'on ne peut espérer des procédés manométri-
ques. »

La question ainsi posée a donc une importance capitale, puisqu'elle permettrait de dire si la vie est limitée
ou non à la surface du globe. Entre le cercle fermé dans
lequel s'opèrent les transformations de l'azote et l'indestructibilité de la matière, il y a une concordance
séduisante; cependant on n'oserait affirmer aujourd'hui
que l'azote organisé existe toujours à la surface du globe
en même quantité fixe. En effet, on sait que les sources
principales de l'azote assimilable sont l'ammoniaque
et l'acide nitrique, produits dans l'atmosphère sous l'influence des décharges électriques : mais s'il est démontré
que la nitrification s'effectue aux dépens de l'azote de la
matière organisée, si l'on sait, d'après les découvertes récentes sur la nutrition minérale des plantes, que ces dernières assimilent l'azote ammoniacal et nitrique pour fabriquer les matières albuminoïdes, les belles recherches
d'Hellriegel et Wilfarth confirmées et étendues par les
travaux de Th. Schlœsing fils et Laurent, sur l'absorption de l'azote gazeux par les légumineuses, ont démontré
que la végétation est en présence d'une source illimitée
d'azote assimilable, l'azote gazeux de l'air. La formation des produits azotés est-elle compensée exactement par la destruction de ces mêmes produits? c'est
là ce qu'on ignore. La somme de matière vivante, par
conséquent, pourrait être illimitée à la surface du globe.
D'après ce que l'on sait sur la disparition de races de
plantes, d'espèces d'animaux et même de peuples, certains naturalistes ont été portés à penser que la vie est

limitée, en quantité, sur la terre; mais il nous semble absolument impossible de résoudre scientifiquement cette question, dans l'ignorance absolue où nous sommes de la quantité pondérale de matière organisée qui existe actuellement sur le globe.

SOURCES A CONSULTER :

Mémoires de Boussingault :

1. Recherches sur la quantité d'azote contenue dans les fourrages et sur leurs équivalents. *Ann. ch. et phys.*, t. LXIII, p. 225, et LXVII.
2. Recherches sur l'influence de la nourriture des vaches, sur la quantité et la composition chimique du lait. *Ann. ch. et phys.*, t. LXXI.
3. Analyses comparées des aliments consommés et des produits rendus par une vache et par un cheval. 2e mémoire, *Ann.*, t. LXXI, pp. 113 et 128.
4. Analyses comparées de l'aliment consommé et des excréments rendus par une tourterelle. *Ann. phys. et chim.*, t. XI, 3e série, 1844.
5. Sur l'alimentation des vaches avec des betteraves et pommes de terre. *Ann. phys. et chim.*, t. XII, 1844.
6. Sur le développement de la graisse pendant l'alimentation des animaux. *Ann. ch. et phys*, t. XIV, 1845.
7. Sur la constitution de l'urine des herbivores. *Ann. phys. et ch.*, t. XV, 1845.
8. Sur le développement de la substance minérale dans le système osseux du porc. *Ann. phys. et ch.*, t. XVI, 1846.
9. Sur la faculté nutritive des fourrages avant et après le fanage. *Ann. phys. et ch.*, t. XVI, 1846.
10. Expériences statiques sur la digestion. *Ann. phys. et ch.*, t. XVIII, 1846.
11. Sur l'influence que le sel ajouté à la ration exerce sur le développement du bétail. *Ann. phys et ch.*, t. XIX, t. XX, 1847 et t. XXII, 1848.

12. Sur l'emploi des fourrages trempés dans l'alimentation du bétail. *Ann. phys. et ch.*, t. XIX, 1847.

13. Sur l'influence que le sel ajouté à la ration des vaches peut exercer sur la production du lait. *Ann. phys. et ch.*, t. XXII, 1848.

14. Observations sur l'action du sucre dans l'alimentation des granivores par Félix Letellier (*Agronomie*, t. V, p. 186).

15. De l'influence que certains aliments exercent sur la proportion de matières grasses contenues dans le sang. *Agronomie*, t. V, p. 213.

CHAPITRE VI.

LES ALIMENTS PLASTIQUES ET LES ALIMENTS RESPIRATOIRES. — LES PREMIÈRES ANALYSES.

85. — J.-B. Dumas et Liebig. — J. Dumas et Liebig, comme Boussingault, appartiennent à une tout autre école scientifique que Magendie. Élèves et collaborateurs, dès leur jeunesse, de physiologistes éminents, épris des vues générales et synthétiques autant que Magendie l'était peu, les deux illustres professeurs ont fondé l'alliance de la chimie et de la physiologie, sur des bases devenues chaque jour plus solides par les travaux qu'ils ont inspirés.

Naturalistes autant que chimistes, dans la large acception du terme, ces deux grands esprits ont exercé sur la science biologique, par leur enseignement, par leurs découvertes et par leurs écrits, une influence décisive.

Il est assez difficile, à cinquante ans de distance, de préciser exactement la part que chacun d'eux a prise dans cette révolution. Nous l'essayerons pourtant en mettant sous les yeux de nos lecteurs les éléments propres à fixer leur opinion sur ce point.

A certaines époques, en effet, il y a des problèmes scientifiques, philosophiques, économiques, voire même

politiques, dont les solutions, depuis quelque temps à
l'état latent, pour ainsi dire, se présentent simultanément à l'esprit des novateurs occupés, à l'insu les uns
des autres, des mêmes sujets. Les découvertes, analogues ou identiques dans le fond, revêtent alors des
formes différentes, propres au génie de celui qui les a
faites.

86. — Conception de Dumas sur la nutrition.
— La théorie de la nutrition et, en particulier, la fixation du rôle des deux grands groupes d'aliments,
matières azotées et hydrocarbonées (plastiques et respiratoires), nous offrent un exemple frappant de ce
phénomène intellectuel, fréquent d'ailleurs dans l'histoire du progrès des connaissances humaines.

87. — La leçon sur la statique chimique. —
Quelques extraits de la mémorable leçon sur la statique
chimique, trop peu lue aujourd'hui par les jeunes gens
qui s'adonnent à l'étude de la biologie, vont préciser
les vues de Dumas sur les points fondamentaux de la
théorie de la nutrition des animaux et des végétaux.

« Nous avons reconnu, en effet, par des résultats
de toute évidence, que les animaux ne créent pas de
véritables matières organiques, mais qu'ils les détruisent; que les plantes, au contraire, créent habituelle-
ment ces mêmes matières, et qu'elles n'en détruisent
que peu et pour des conditions particulières et déterminées (1).

« Ainsi c'est dans le règne végétal que réside le grand
laboratoire de la vie organique; c'est là que les matières

---

(1) La découverte de la glycogénie que nous exposerons plus loin est
venue effacer complètement la distinction que J.-B. Dumas avait cru pouvoir établir entre les végétaux et les animaux, en refusant à ces derniers la faculté de fabriquer des principes immédiats. L'unité de la vie dans
les deux règnes a été établie magistralement par Cl. Bernard.

végétales et animales se forment, et elles s'y forment aux dépens de l'air.

« Des végétaux, ces matières passent toutes formées dans les animaux herbivores, qui en détruisent une partie et qui accumulent le reste dans leurs tissus.

« Des animaux herbivores elles passent toutes formées dans les animaux carnivores, qui en détruisent ou en conservent suivant leurs besoins.

« Les aliments plastiques renferment de l'azote, mais ils se distinguent de toutes les autres matières azotées par une certaine quantité de soufre qui peut en être éliminé sous forme d'acide hydrosulfurique. L'albumine et la fibrine du sang renferment la même quantité de soufre.

« Enfin, pendant la vie de ces animaux ou après leur mort, ces matières organiques, à mesure qu'elles se détruisent, retournent à l'atmosphère, d'où elles proviennent.

« Ainsi se ferme ce cercle mystérieux de la vie organique à la surface du globe. L'air contient ou engendre des produits oxydés, acide carbonique, eau, acide azotique, oxyde d'ammonium. Les plantes, véritables appareils réducteurs, s'emparent de leurs radicaux, carbone, hydrogène, azote, ammonium. Avec ces radicaux, elles façonnent toutes les matières organiques ou organisables qu'elles cèdent aux animaux. Ceux-ci, à leur tour, véritables appareils de combustion, reproduisent, à leur aide, l'acide carbonique, l'eau, l'oxyde d'ammonium et l'acide azotique, qui retournent à l'air pour reproduire de nouveau et dans l'immensité des siècles les mêmes phénomènes. »

Puis plus loin (*Statiq. des êtres org.*, p. 45).

« Si nous nous résumons, nous voyons que de l'atmosphère primitive de la terre il s'est fait trois parts :

« L'une qui constitue l'air atmosphérique actuel ; la deuxième qui est représentée par les végétaux, la troisième par les animaux.

« Entre ces trois masses, des échanges continuels se passent ; la matière descend de l'air dans les plantes, pénètre par cette voie dans les animaux, et retourne à l'air à mesure que ceux-ci la mettent à profit.

« Les végétaux verts constituent le grand laboratoire de la chimie organique. Ce sont eux qui, avec du carbone, de l'hydrogène, de l'azote, de l'eau et de l'oxyde d'ammonium, construisent lentement toutes les matières organiques les plus complexes.

« Ils reçoivent des rayons solaires, sous forme de chaleur ou de rayons chimiques, les forces nécessaires à ce travail.

« Les animaux s'assimilent ou absorbent les matières organiques formées par les plantes. Ils les altèrent peu à peu, ils les détruisent. Dans leurs tissus ou leurs vaisseaux, des matières organiques nouvelles peuvent naître ; mais ce sont toujours des matières plus simples, plus rapprochées de l'état élémentaire que celles qu'ils ont reçues. (Cette opinion n'est plus soutenable depuis les travaux de Cl. Bernard.)

« Ils défont donc peu à peu ces matières organiques créées lentement par les plantes ; ils les ramènent peu à peu vers l'état d'acide carbonique, d'eau, d'azote, d'ammoniaque, état qui leur permet de les restituer à l'air.

« En brûlant ou en détruisant ces matières organiques, les animaux produisent toujours de la chaleur qui, rayonnant de leur corps dans l'espace, va remplacer celle que les végétaux avaient absorbée.

« Ainsi, tout ce que l'air donne aux plantes, les plantes le cèdent aux animaux, les animaux le rendent à l'air ; cercle éternel dans lequel la vie s'agite et se manifeste, mais où la matière ne fait que changer de place.

« La matière brute de l'air, organisée peu à peu dans les plantes, vient donc fonctionner sans changement dans les animaux et servir d'instrument à la pensée; puis vaincue par cet effort et comme brisée, elle retourne, matière brute, au grand réservoir d'où elle était sortie. »

Dumas, dans la chaire de la faculté de médecine de Paris, et Liebig à l'université de Giessen, exposaient simultanément, de 1840 à 1842, leurs vues magistrales sur la circulation de la matière à la surface du globe, et sur le rôle respectif des plantes et des animaux dans l'entretien de la vie sur notre planète. Tous deux cherchaient, en outre, à préciser la fonction spéciale des composés azotés et des principes féculents ou gras des végétaux dans la nutrition de l'animal. Quelques lignes empruntées encore à la leçon de clôture du cours de la faculté de médecine (20 août 1841) et à la Chimie physiologique de Liebig mettront en relief la concordance des vues originales de ces deux hommes de génie.

88. — **Rôle des aliments. J. Dumas**. — Dans l'*Essai de statique*, Dumas s'exprime ainsi (page 41, 1844) :

« D'ailleurs, la digestion a évidemment pour objet de restituer au sang une matière propre à fournir à notre respiration ces dix ou quinze grammes de charbon ou l'équivalent d'hydrogène que chacun de nous brûle à l'heure, et de lui rendre ce gramme d'azote qui s'exhale par heure aussi, tant par le poumon ou la peau que par les urines.

« Ainsi les matières amylacées se changent en gomme et sucre, les matières sucrées s'absorbent. Les matières grasses se divisent, s'émulsionnent et passent ainsi dans les vaisseaux, pour former ensuite des dépôts que le sang reprend et brûle au besoin.

ception,tion

« Les matières azotées neutres, la fibrine, l'albumine et le caséum, dissoutes d'abord, puis précipitées, passent dans le chyle très divisées ou dissoutes de nouveau.

« Ainsi l'animal reçoit et s'assimile presque intactes des matières azotées neutres qu'il trouve toutes formées dans les animaux ou les plantes dont il se nourrit; il reçoit des matières grasses qui proviennent des mêmes sources; il reçoit des matières amylacées ou sucrées qui sont dans le même cas.

« Ces trois grands ordres de matières, dont l'origine remonte toujours à la plante, se partagent en produits assimilables : fibrine, albumine, caséum, corps gras, qui servent à accroître ou à renouveler les organes, et en produits combustibles, sucre et corps gras que la respiration consomme. L'animal s'assimile donc ou détruit des matières organiques toutes faites; il n'en crée pas. La digestion introduit donc dans le sang des matières organiques toutes faites; l'assimilation utilise celles qui sont azotées; la respiration brûle les autres. (Dumas, *Statique chimique*, p. 41.)

« Mais à quoi sert cet azote, dont les plantes semblent avoir un besoin si impérieux? Les recherches de M. Payen nous l'apprennent en partie, car elles ont prouvé que tous les organes de la plante, sans exception, commencent par être formés d'une matière analogue à la fibrine, à laquelle viennent s'associer plus tard le tissu cellulaire, le tissu ligneux, le tissu amylacé lui-même. Cette matière azotée, véritable origine de toutes les parties de la plante, ne se détruit jamais; on la retrouve toujours, quelque abondante que soit la matière non azotée qui est venue s'interposer entre ses propres particules.

« Cet azote, fixé par les plantes, sert donc à produire

une substance fibrineuse concrète qui fait le rudiment de tous les organes du végétal.

« Il sert à produire, en outre, l'albumine liquide que les sucs coagulables de toutes les plantes recèlent, et le caséum, si souvent confondu avec l'albumine, mais si facile à reconnaître dans beaucoup de plantes. (*Statique chimique*, Dumas, p. 29.)

« Le rôle de l'azote dans les plantes est donc digne de la plus sérieuse attention, puisque c'est lui qui sert à former la fibrine, que l'on retrouve comme rudiment dans tous les organes, puisque c'est lui qui sert à produire l'albumine et le caséum, si largement répandus dans tant de plantes, et que les animaux s'assimilent ou modifient pour leurs propres besoins.

« C'est donc dans les plantes que réside le véritable laboratoire de la chimie organique; le carbone, l'hydrogène, l'ammonium et l'eau sont donc les principes que les plantes élaborent; la matière ligneuse, l'amidon, les gommes et les sucres, d'une part, la fibrine, l'albumine, le caséum et le gluten, de l'autre, sont donc les produits fondamentaux des deux règnes; produits formés par les plantes et dans les plantes seules, et transportés par la digestion dans les animaux (Dumas, *Statique chimique*, p. 31). »

Dumas admet que la plante, à certains moments, se comporte comme un animal, et dit alors :

« Mais, à ces mêmes époques, elle détruit en abondance des matières sucrées qu'elle avait lentement accumulées et emmagasinées. Le sucre ou l'amidon converti en sucre sont donc les matières premières au moyen desquelles les plantes développent au besoin la chaleur nécessaire à l'accomplissement de quelques-unes de leurs fonctions.

« Et si nous remarquons avec quel instinct les animaux, les hommes eux-mêmes vont précisément choisir pour leur nourriture cette partie du végétal où celui-ci avait accumulé le sucre et l'amidon qui lui servent à développer de la chaleur, ne devient-il pas probable que, dans l'économie animale, le sucre et l'amidon sont aussi destinés à jouer le même rôle, c'est-à-dire à se brûler pour développer la chaleur qui accompagne le phénomène de la respiration?

« En résumé, tant que le végétal conserve son caractère le plus habituel, il emprunte au soleil de la chaleur, de la lumière et des rayons chimiques. Il reçoit de l'air du carbone, il prend de l'hydrogène à l'eau, de l'azote ou de l'ammonium à l'oxyde d'ammonium, au sol divers sels. Avec ces matières minérales ou élémentaires, il façonne des matières organisées qui s'accumulent dans ses tissus.

« Ce sont des matières ternaires : ligneux, amidon, gommes, sucres, corps gras.

« Ce sont des matières quaternaires : fibrine, albumine, caséum, gluten.

« Jusque-là, le végétal est donc un producteur incessant; mais si, par moments, si, pour satisfaire à certains besoins, le végétal se fait consommateur, il réalise exactement les mêmes phénomènes que l'animal va nous offrir. (Dumas, *Statique chimique*, p. 34.)

Nous verrons naître plus loin la conception de l'unité de la vie dans les deux règnes, à la démonstration de laquelle Claude Bernard a été conduit par la méthode expérimentale. La cellule vivante est pour ainsi dire identique chez les plantes et chez l'animal, en ce qui regarde sa vie propre : elle respire chez tous deux, fabrique du sucre, de la graisse, chez l'animal comme chez le végétal, fait fondamental qui renverse toute la théorie du dualisme exposée par J.-B. Dumas. Si profonde qu'ait été la révolution produite par les découvertes de la physiologie expérimentale, il nous a paru intéressant, dans ce court historique, de rappeler les idées de Dumas.

89. — Liebig. — Division des aliments en deux grands groupes. — De son côté, Liebig résume de la manière suivante ses idées sur la constitution des aliments (p. 104, *loc. cit.*).

« Il résulte de ce qui précède que les substances alimentaires peuvent se diviser en deux classes : en *aliments azotés* et en *aliments non azotés;* la première classe possède seule la propriété de se convertir en sang.

« Les substances alimentaires propres à la sanguification donnent naissance aux principes des organes; les autres servent, dans l'état de santé, à l'entretien de l'acte respiratoire. Nous désignerons les substances azotées sous le nom d'aliments plastiques, et les substances non azotées sous celui d'aliments respiratoires. Les aliments plastiques sont : la fibrine végétale, l'albumine végétale, la caséine végétale, la chair et le sang des animaux.

« Les aliments respiratoires comprennent : la graisse, l'amidon, la gomme, les sucres, la pectine, la bassorine, la bière, le vin, l'eau-de-vie, etc.

« Un fait général, démontré par l'expérience, c'est que tous les principes nutritifs et azotés des plantes ont la même composition que les principes essentiels du sang.

« Aucun corps azoté dont la composition diffère de celle de la fibrine, de l'albumine et de la caséine n'est propre à entretenir la vie des animaux.

« Sans doute, l'économie animale possède la faculté de préparer, avec les principes du sang, la substance des membranes et des cellules, des nerfs et du cerveau,

les principes organiques des tendons, des cartilages
et des os, mais il faut que la substance elle-même du
sang, sinon sa forme, soit offerte à l'animal; dans le
cas contraire, la sanguification et, conséquemment, la
vie s'arrêtent. »

Au grand détriment des progrès de la chimie physiologique, les leçons de Dumas à la faculté de médecine
n'ont pas été publiées : les regrets de ceux qui n'ont pas
eu la bonne fortune de les entendre sont accrus encore
par la lecture du résumé que l'éminent professeur nous
a donné de son enseignement dans la leçon de clôture.

Quant à Liebig il a publié *in extenso*, en 1842, sa doctrine de la nutrition dans sa *Chimie organique appliquée
à la physiologie animale*. Ce livre, si intéressant aujour-
d'hui encore, comprend trois parties : la première traite
des phénomènes organiques en général; la deuxième,
des métamorphoses dans les tissus organiques; dans la
troisième, l'auteur étudie les phénomènes du mouvement dans l'économie animale. Puis, sous forme d'appendice, il donne les documents analytiques invoqués
dans l'ouvrage, comme preuves à l'appui des doctrines
exposées. Liebig s'appuie, pour établir l'identité des
substances azotées végétales et animales (aliments plastiques) sur les analyses récentes venues à sa connaissance. Les recherches anciennes de Beccari qui, en
1766, a, le premier, isolé le gluten de la farine; celles
de Fourcroy, Berthollet, Einhoff, Proust et Vogel,
avaient montré la dissémination des matières azotées
dans les végétaux. En 1837, Mülder, professeur à
Utrecht, analysait les principes azotés et proposait
d'admettre l'existence d'un radical hypothétique qu'il
nomma la protéine (1) pour marquer l'importance pré-

(1) Du mot grec πρωτε'ω, j'occupe la première place.

pondérante de la matière azotée dans les aliments, et dont la présence identifiait déjà, à ses yeux, l'albumine, la fibrine, la caséine. Mülder et Vogel avaient indiqué la grande analogie de composition qu'offrent les matières azotées, mais la composition exacte de ces substances restait encore à déterminer.

90. — Les matières albuminoïdes. — Travail de Dumas et Cahours. — C'est à Dumas et à Cahours que revient l'honneur d'avoir mis hors de doute l'extrême analogie, sinon l'identité de tous les principes azotés d'origine animale et végétale et d'avoir fixé, par de très nombreuses analyses, leur véritable composition chimique.

Un mois après la publication de la chimie physiologique de Liebig, le 28 novembre 1842, Dumas et Cahours communiquaient à l'Académie des sciences le résultat de leurs recherches sur cette question fondamentale pour l'étude de la nutrition. Après avoir rappelé l'opinion de Prévost et Le Royer, et celle de Mülder sur l'origine végétale des matières azotées du corps des animaux, Dumas fait les remarques préliminaires que voici :

1° L'oiseau granivore trouve dans le blé tous les éléments de ses tissus;

2° Le chien rencontre dans le pain les matériaux nécessaires à son organisation et à son entretien;

3° La jument qui allaite, puise dans l'orge et dans l'avoine non seulement les aliments nécessaires à sa propre existence, mais encore la substance à l'aide de laquelle se forme la caséine qui se trouve dans son lait. Les céréales doivent donc, indépendamment des matières amylacées ou sucrées qu'elles contiennent, offrir à l'organisation animale la source de la substance azotée neutre que renferme le corps de tout animal.

Lorsqu'on pétrit de la farine sous un filet d'eau, on sait qu'on obtient à la fin du lavage, comme résidu, une matière grise molle, élastique et tenace que Beccari a nommée *gluten*. La liqueur provenant du lavage de la farine se trouble et laisse déposer lentement la fécule. Si l'on décante la liqueur éclaircie et qu'on la porte à l'ébullition, il se produit des flocons grisâtres qui se contractent et offrent les caractères de l'albumine coagulée. Le gluten, traité par l'alcool bouillant, cède à ce liquide une autre substance, la caséine, qui se dépose par le refroidissement et laisse intacte une matière azotée que, dès 1839, Dumas a désignée sous le nom de fibrine végétale. Le liquide alcoolique, débarrassé de la caséine et concentré, laisse déposer, par le refroidissement, une matière pultacée, présentant les propriétés des matières albumineuses, mais qui en diffère par quelques caractères : c'est la glutine. Avec elle se précipite une matière grasse facile à isoler au moyen de l'éther, et présentant toutes les propriétés des huiles grasses ou plutôt du beurre, dont elle se rapproche par son point de fusion.

L'analyse immédiate de la farine des céréales effectuée par Dumas décèle donc les principes suivants : 1° albumine; 2° fibrine; 3° caséine; 4° glutine; 5° matières grasses; 5° amidon et glucose.

Dumas et Cahours admettent, d'après cela, que tout aliment renferme au moins quelques-uns des principes azotés existant dans la farine des céréales, et que, dans le cas où l'amidon, la fécule et le sucre manquent dans l'aliment, ils sont remplacés par des matières grasses, comme on le voit dans l'alimentation des carnivores.

Ils remarquent ensuite que l'association des matières azotées neutres avec les matières grasses et les principes féculents ou sucrés, constitue la presque totalité des aliments des herbivores. De là, ils déduisent, comme conséquence, ces deux principes fondamentaux de l'alimentation :

1° Les matières azotées neutres de l'organisme sont un élément indispensable des aliments des animaux;

2° Les animaux, au contraire, peuvent jusqu'à un certain point se passer de matières grasses; ils peuvent se passer absolument de matières féculentes ou sucrées, mais cela, à la condition que les graisses seront remplacées par des quantités proportionnelles de fécule ou de sucre, et réciproquement.

Les animaux doivent trouver les matières azotées dans leurs aliments, car ils sont inaptes à créer ces principes; ce sont les végétaux qui les leur fournissent. Pour s'en convaincre, fait observer Dumas, il suffit de suivre, dans la digestion, la marche des diverses matières azotées et de constater leur destination finale. Un homme adulte absorbe, par vingt-quatre heures, pour son entretien, une quantité de principes azotés neutres correspondant à 15 ou 16 grammes d'azote environ. Ce poids d'azote se retrouve dans les 30 à 32 grammes d'urée qu'il rend dans l'urine pendant le même temps. Ainsi, dit-il, l'homme rend en urée à peu près tout l'azote qu'il avait consommé dans ses aliments. La conséquence de ce fait, évidente aux yeux de Dumas et Cahours, c'est que l'azote de l'urée vient des aliments. « *N'est-il pas tout simple d'en conclure que la matière azotée neutre de nos aliments sert à produire cette urée, et que toute l'industrie de l'organisme animal se borne soit à s'assimiler cette matière azotée neutre quand il en a besoin, soit à la convertir en urée?* »

Ils appuient leur opinion par l'étude des phénomènes

de la respiration qui, on le sait, « n'est autre qu'une combustion véritable dans laquelle les matières grasses, sucrées et amylacées sont brûlées et servent ainsi à l'accomplissement des phénomènes de la vie ».

Cette introduction si remarquable, si l'on se reporte à l'époque à laquelle elle a été écrite, ne laisse aucun doute sur les vues originales de Dumas en ce qui concerne le rôle différent, dans la nutrition, des matières plastiques et des substances dépourvues d'azote.

Nous verrons plus loin que *les substances azotées* comme les matières hydrocarbonées concourent à la production de la chaleur chez l'animal ; nous constaterons aussi que contrairement à l'opinion de Dumas, les animaux fabriquent de toutes pièces les principes immédiats de leur corps et que la nutrition n'est pas directe. Cl. Bernard dont les admirables recherches ont fait pleine lumière sur ce point capital, nous révélera l'unité de la vie dans les deux règnes, notamment en ce qui regarde la fonction de nutrition proprement dite.

Dumas et Cahours exposent ensuite les résultats de leurs recherches analytiques sur la composition des diverses matières azotées d'origine animale et végétale. Le carbone et l'hydrogène ont été dosés par combustion avec l'oxyde de cuivre ; l'azote par la méthode si élégante et si exacte imaginée par Dumas.

91. — **Composition des substances albuminoïdes.** — Voici les principaux résultats analytiques de ces importantes recherches :

Moyenne des analyses de fibrine.

	Sang de mouton.	Sang de veau.	Sang de bœuf.	Sang du cheval.	Sang du chien.	Sang de chien nourri 2 mois 1/2 avec de la viande.	Sang de chien nourri 2 mois 1/2 avec du pain.	Sang de l'homme.	Fibrine de la farine.
Carbone	52.80	52.50	52.70	52.67	52.74	52.77	52.57	52.78	53.23
Hydrogène	7.00	7.00	7.00	7.00	6.92	6.95	7.07	6.96	7.01
Oxygène	23.70	24.60	23.70	23.70	23.62	23.77	23.81	23.48	23.35
Azote	16.50	16.50	16.60	16.63	17.72	16.51	16.55	16.78	16.41
	100.00	100.00	100.00	100.00	100.00	100.00	106.00	100.00	100.00

Moyenne des analyses d'albumine.

	Sérum de mouton.	Sérum de bœuf.	Sérum de veau.	Sérum d'homme.	Blanc d'œuf.	Albumine de la farine.
Carbone	53.54	53.40	53.49	53.32	53.37	53.74
Hydrogène	7.08	7.20	7.27	7.29	7.10	7.11
Azote	15.82	15.70	15.72	15.70	15.77	15.66
Oxygène	25.36	23.70	23.59	23.69	23.76	23.50
	100.00	100.00	100.00	100.00	100.00	100.00

Moyenne des analyses de caséine :

	de lait de vache.	de lait de chèvre.	de lait d'ânesse.	de lait de brebis.	de lait de femme.	du sang.	de la farine.
Carbone	53.50	53.60	53.66	53.52	53.47	53.75	53.46
Hydrogène	7.05	7.11	7.14	7.07	7.13	7.09	7.13
Azote	15.77	15.78	16.00	15.80	15.83	15.87	16.04
Oxygène	23.68	23.51	23.20	23.61	23.57	23.29	23.37
	100.00	100.00	100.00	100.00	100.00	100.00	100.00

Dans les analyses précédentes, la matière albuminoïde a été employée telle que la nature la donne : elle contient toujours un peu de soufre ; mais d'après Mülder, on peut obtenir ces matières entièrement exemptes de soufre. Pour cela, on dissout la substance albuminoïde dans la potasse : il se produit alors du sulfure de potassium et une solution de la substance dans l'alcali ; en neutralisant ensuite la liqueur par un acide, la matière albuminoïde exempte de soufre se précipite en même temps qu'un dégagement d'hydrogène sulfuré se produit.

C'est par ce moyen qu'a été extraite la protéine qui a présenté la composition suivante :

	Protéine extraite de la caséine (Moyenne).	Protéine extraite de l'albumine.	Mülder a donné :	Composition théorique de la protéine.	
Carbone....	54.29	54.38	54.37	54.44	C^{48}
Hydrogène.	7.10	7.14	7.12	6.99	H^{37}
Azote	15.94	15.92	15.93	15.88	Az^{12}
Oxygène ...	22.67	22.56	22.58	22.69	O^{15}
	100.00	100.00	100.00	100.00	

Le résultat capital de ces analyses, c'est la démonstration de l'identité de composition chimique de toutes les matières azotées de l'organisme, quelle qu'en soit l'origine et quelle que soit la partie de l'organisme d'où on les extrait. De plus, l'analyse comparative de la fibrine du blé montre l'analogie étroite qui unit les composés azotés du règne végétal et du règne animal. Sans nul doute, d'après cela, la substance azotée des végétaux doit jouer un rôle important dans la nutrition.

Liebig avait annoncé que la légumine était identique à l'albumine, et d'après des expériences nombreuses exécutées dans son laboratoire il lui avait assigné la composition suivante :

Carbone..	54.14
Hydrogène..	7.16
Azote..	15.67
Oxygène...	23.03

D'après Dumas et Cahours, la légumine diffère sensiblement de l'albumine par sa composition; elle est plus riche en azote; elle en renferme 18.5 au lieu de 16 pour 100.

	Légumine des pois.	Légumine des lentilles.	Légumine des haricots.
Carbone	50.53	50.46	50.69
Hydrogène........	6.91	6.65	6.81
Azote.............	18.15	18.19	17.58
Oxygène..........	24.41	24.70	28.92

Si, d'autre part, on fait l'analyse de la matière azotée qui existe abondamment dans les amandes douces, et dans les amandes amères, on trouve que, non seulement cette matière est identique à la légumine par ses propriétés, mais encore par sa composition :

Moyenne des analyses de légumine :

	d'amandes douces.	d'amandes douces.	d'amandes douces.	d'amandes de prunes.	d'amandes d'abricots.	de moutarde blanche.
Carbone...	50.94	50.93	50.80	50.93	50.72	50.83
Hydrogène.	6.72	6.70	6.71	6.73	6.65	6.72
Azote......	18.93	18.77	18.80	18.64	18.78	18.58
Oxygène...	23.41	23.60	23.69	23.70	23.85	23.87
	100.00	100.00	100.00	100.00	100.00	100.00

Les différences trouvées dans la composition de la légumine par Liebig, Dumas et Cahours peuvent s'expliquer par l'impureté de la matière analysée par Liebig : dans les pois et dans les haricots, la légumine est asso-

ciée à une matière gommeuse dont il est très difficile
de la séparer. La formule qui représente le mieux la
composition de la légumine est la suivante : C^{48} H^{37}
Az^{13} O^{17}, correspondant à

Carbone....................................	50.9
Hydrogène....................................	6.5
Azote..	18.5
Oxygène.....................................	24.1
	100.0

Elle diffère donc notablement de la caséine et de
l'albumine.

92. — **Constitution et rôle des matières albuminoïdes.** — De l'ensemble de leur beau travail,
Dumas et Cahours tirent les conclusions suivantes dont
la nouveauté n'était pas le moindre mérite, et que
sont venues confirmer, dans leurs points capitaux, les
recherches ultérieures.

1° L'albumine possède la même composition chez tous
les animaux;

2° L'albumine végétale ne diffère en rien de l'albumine animale;

3° La caséine est identique chez les végétaux et chez
les animaux; elle offre la même composition que l'albumine : ce sont deux substances isomères;

4° La légumine, qui renferme moins de carbone et
plus d'azote que la caséine animale, se rapproche de la
gélatine par sa composition, mais elle en diffère par
ses propriétés : dissoute dans l'acide chlorhydrique, elle
jouit des propriétés de l'albumine. Il est probable que
la légumine est analogue soit à l'albumine, soit à la
caséine, mais mélangée ou combinée à une autre matière plus riche en azote, qui en modifie les propriétés
principales.

5° La fibrine animale et la fibrine végétale sont identiques; elles diffèrent de l'albumine et de la caséine par leur composition élémentaire, elles renferment toujours un peu moins de carbone et beaucoup plus d'azote.

On pourrait, dit Dumas, considérer la fibrine comme formée par la combinaison d'albumine, de caséine et d'ammoniaque. En effet, quand on fait bouillir pendant longtemps avec de l'eau, la fibrine bien lavée préalablement, il distille un liquide chargé d'ammoniaque, et la fibrine qui reste à l'état insoluble présente la composition de l'albumine.

Pour vérifier cette hypothèse, Dumas et Cahours dissolvent la fibrine dans de l'eau contenant 5 pour 100 de potasse. On précipite par l'acide acétique, et l'on analyse le précipité qui présente la même composition que la fibrine primitive. La fibrine s'est donc dissoute dans une solution de potasse sans perdre d'azote : il est fort probable que ce fait ne se passerait pas ainsi si une partie de l'azote se trouvait à l'état d'ammoniaque. — Cette hypothèse n'a plus aujourd'hui qu'un intérêt historique, c'est à ce titre seulement que j'en fais mention.

Dumas et Cahours ne tiennent aucun compte du soufre et du phosphore contenus dans les matières qu'ils ont examinées, ils n'en parlent même pas, bien que le soufre ait déjà été signalé, antérieurement à leur travail, par Mülder, qui en a constaté environ 1 pour 100 dans les substances albuminoïdes.

Les conclusions générales de ce travail, aussi remarquable par l'originalité des vues qu'il renferme que par l'importance des déterminations numériques qu'on y trouve, sont que les matières azotées, albumine, caséine, fibrine, légumine, constituent l'élément azoté prédominant de la nourriture de l'homme et des animaux; elles jouissent à la fois de la propriété de se fixer dans les tissus et de s'assimiler, puis de se brûler dans le sang pour abandonner ensuite l'organisme sous forme d'urée. La gélatine paraît être dépourvue de ces propriétés. Partant de là, connaissant la richesse d'un aliment (défalcation faite de gélatine) en albumine, caséine, fibrine et légumine, on pourra établir sa valeur au point de vue de l'assimilation. Ce sont ces matières azotées qui forment nos muscles et nos tissus et qui s'opposent aux altérations qu'ils subiraient sous l'influence d'un sang appauvri en albumine ou en fibrine. Il n'existe pas, en effet, un seul aliment dans lequel n'entre pas, dans une proportion plus ou moins considérable, l'un des quatre éléments : albumine, fibrine, caséine ou légumine. *D'où il suit que la quantité d'azote que renferment nos aliments donne leur équivalent sous le rapport de l'assimilation, la matière azotée étant la matière essentiellement assimilable, celle qui constitue la trame de l'organisation tout entière* (1).

Dumas annonce ensuite l'intention de dresser, en collaboration avec Boussingault, une table d'équivalents nutritifs (pour l'alimentation humaine) sous le rapport de l'assimilation, table dans laquelle l'azote seul devait entrer en ligne de compte. (Cette table n'a jamais été publiée.)

La ration de l'homme à l'état d'entretien renferme 400 à 500 grammes de matières azotées fraîches, contenant de 100 à 125 grammes de substance sèche, dosant de 16 à 21 grammes d'azote. Comme cet azote se trouve presque en entier dans l'urine, il importe d'établir les relations qui existent entre l'urée et les matières neutres d'où elle provient. Dumas et Cahours rappellent à ce sujet les belles recherches de Wöhler sur la syn-

---

(1) Nous verrons plus tard ce que cette assertion présente d'incomplet ou d'excessif, d'après les recherches récentes sur l'assimilation.

thèse de l'urée et la production de ce composé par une
modification du cyanate d'ammoniaque. Quatre oxydes
sortent du corps de l'homme : l'acide carbonique, l'eau,
l'acide cyanique et l'ammoniaque. Ces deux derniers,
par leur combinaison et leur transformation, donnent
l'urée, c'est donc par suite d'une combustion que la
matière azotée se convertit en urée.

Voici le passage du mémoire de Dumas et Cahours,
relatif à la théorie de ces transformations :

Je le reproduis à titre de curiosité historique ; c'est, je
crois, le premier essai de détermination numérique de
la valeur calorifique des aliments.

« Quand l'albumine ou la caséine se convertissent en
urée, elles passent sans doute par divers intermédiaires
qui, négligés ici, donnent en définitive :

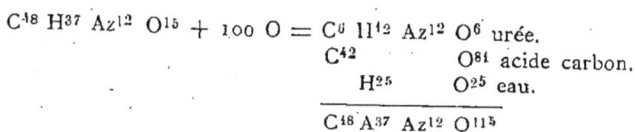

$$C^{48} H^{37} Az^{12} O^{15} + 100\ O = C^6 H^{12} Az^{12} O^6\ \text{urée.}$$
$$C^{42} \qquad\qquad O^{84}\ \text{acide carbon.}$$
$$H^{25} \qquad\qquad O^{25}\ \text{eau.}$$

$$\overline{C^{48} A^{37} Az^{12} O^{115}}$$

« Cette formule n'a d'autre objet que de permettre
de calculer la quantité de chaleur dégagée pendant cette
conversion. Elle nous montre, en effet, que la matière
azotée convertie, chaque jour, en urée par l'homme, offre
environ 50 grammes de carbone et 6 grammes d'hydrogène, comme combustible à sa respiration. Mais ces
matières ne peuvent développer que 575,000 unités de
chaleur ; en effet :

$$50\ \text{gr. de carbone} \times 7,300 = 365,000$$
$$6\ \text{gr. d'hydrogène} \times 35,000 = 210,000$$

$$\overline{\qquad\qquad\qquad\qquad 575.000}$$

« Or, d'après la quantité d'acide carbonique qu'il

fournit et d'après la quantité d'oxygène qu'il consomme, chaque homme doit produire par jour 2,500,000 ou 3,000,000 de calories.

« Il faut donc qu'il emprunte à d'autres aliments environ 200 grammes de carbone et 10 grammes d'hydrogène qui complètent la proportion de chaleur dont il a besoin.

« Et ce besoin est si pressant qu'au bout de trois heures de suspension de l'action de l'appareil calorificateur, la mort par le froid serait inévitable. Car, à chaque fois qu'un homme perd 50,000 calories, sa température baisse d'un degré, et s'il avait perdu 300,000 calories en trois heures, puisqu'il en fait 100,000 par heure, sa température propre se serait abaissée à 30 degrés, auquel cas la mort serait certaine.

« Il faut donc que le corps tout entier, tous les vaisseaux, tous les tissus, tout ce que le sang pénètre, que ce vaste appareil de combustion agisse sans cesse et brûle sans relâche les matières organiques à sa disposition.

« Or, si l'on réfléchit que le sang constitue une dissolution des matériaux solides de l'économie, saturée pour les circonstances où elle se trouve placée, on comprendra comment il est important que la digestion restitue sans cesse au sang les matériaux qui le composent.

« En effet, puisque le sang d'un homme est chargé de produire 100,000 calories à l'heure; que pour y parvenir, il doit brûler 5 grammes de matières albumineuses et 10 grammes de matières grasses, ou leur équivalent en produits dérivés du sucre, il est clair que le sang constitue une dissolution saturée qui, à chaque instant, tend à descendre au-dessous du point de saturation.

« Aussi, quand le sang a perdu 5 grammes de matières albumineuses et 10 grammes de matières grasses, si ces produits ne sont pas remplacés, est-il forcé de les reprendre aux tissus même de nos organes, où il porte le désordre. C'est par là qu'on s'explique la théorie de l'alimentation, qui est l'art de rendre au sang les maté-riaux dont le sang est composé lui-même, afin que ces matériaux, que la vie consomme sans cesse en les brû-lant, ne soient pas repris par le sang appauvri à nos organes, qui en sont formés ou qui les renferment... S'il est indispensable que l'alimentation de l'homme lui fournisse chaque jour 100 ou 120 grammes de ma-tières azotées sèches, c'est que rien ne peut empêcher le sang d'un homme adulte de perdre chaque jour 100 ou 120 grammes de ces matières par la respiration et par la combustion qui en est la conséquence.

« Par cela seul que le sang contient de l'albumine, il en brûle, et il faut la lui rendre, si l'on ne veut pas qu'il attaque les sources de la vie en reprenant cette albumine dans nos tissus les plus indispensables à son exercice. »

Cet exposé précise nettement les idées de Dumas en 1841 et 1842. Nous avons vu précédemment l'opinion émise, en des termes différents, sur le même sujet, par Liebig, qui avait été conduit, lui aussi, à grouper les aliments en aliments plastiques et en aliments respira-toires. Les bases chimiques de la statique de la nutri-tion sont posées : nous verrons bientôt quels dévelop-pements elles ont reçus et les modifications apportées aux doctrines de Dumas et de Liebig par leurs succes-seurs.

SOURCES A CONSULTER :

1. *Dumas et Boussingault.* Essai de statique chimique des êtres organisés. 3ᵉ édition, 1844. La première édition a paru le 20 décembre 1841.

2. *J. de Liebig.* Chimie organique appliquée à la physiologie animale et à la pathologie, 1842. Traduction de Gerhardt.
3. *Dumas et Cahours.* Mémoire sur les matières azotées neutres de l'organisme. *Comptes rendus de l'Académie des sciences,* t. XV, 28 novembre 1842.

CHAPITRE VII.

ORIGINE DE LA GRAISSE CHEZ LES ANIMAUX.

Les recherches de Chevreul sur les corps gras. — Constitution des graisses. — Expériences de Gundlach et d'Huber sur l'origine de la graisse. — Opinion de Liebig sur la formation de la graisse.

93. — **Récapitulation sommaire.** — De l'examen rétrospectif des observations et des expériences relatives à la théorie de la nutrition auquel nous nous sommes livrés jusqu'ici, résulte la constatation d'un certain nombre de faits qu'il n'est pas inutile de rappeler avant d'aller plus loin :

1º Les matières azotées sont indispensables à la nutrition des animaux. (Magendie, Macaire, etc.)

2º Les matières organiques naturelles contiennent de l'azote. (Berthollet, Fourcroy, etc.)

3º Toutes les semences renferment des principes azotés. (Gay-Lussac, Boussingault.)

4º Les animaux tirent du dehors (aliments) tous les matériaux azotés de leur corps. (Magendie, etc.)

5º Les substances azotées neutres d'origine végétale et animale présentent les plus grandes analogies de composition. (Mülder, Vogel, Dumas et Cahours.)

6º Les substances nutritives peuvent être classées en deux grands groupes :

Aliments plastiques (azotés, éléments de sanguification).

Aliments respiratoires (hydrocarbures et hydrocarbonates), source principale de la chaleur animale. (Liebig, Dumas et Boussingault.)

7° Les animaux ne *créent* pas, ils transforment seulement les principes des aliments élaborés par les plantes. (Lavoisier, Magendie, Liebig, Dumas et Boussingault.)

Tels sont autant de points qu'on admet, comme établis en 1840, d'après l'état de la science.

94. — Composition du corps des animaux. — Si l'on envisage dans son ensemble le corps des animaux, indépendamment des questions de structure, de forme ou d'aspect extérieur, on reconnaît aisément qu'il est constitué par l'assemblage de quatre grands groupes de composés respectivement différents les uns des autres par leur constitution générale, par leurs propriétés physiques et par leur rôle spécial.

Ce sont : 1° la chair supposée sèche (muscles, sang, etc.) dont la dominante est l'azote ;

2° Graisse, corps gras divers ; caractéristique, le carbone ;

3° Principes minéraux (squelette) ; dominantes : acide phosphorique, chaux, magnésie, potasse, fer et soude :

4° Enfin l'eau.

95. — E. Chevreul. — La nature des corps gras. — Nous sommes édifiés sur l'origine immédiate de l'azote des composés qui forment le premier groupe (fibrine, albumine, caséine, etc.). Examinons maintenant l'historique de la découverte de l'origine de la graisse.

Dans le premier quart du siècle, on n'avait que des notions extrêmement vagues sur la nature des corps gras qui existent dans les tissus des animaux et des plantes.

Toute la classification de ces substances, dont l'étude a
donné lieu à tant de belles découvertes depuis cinquante
ans, reposait sur leur aspect et sur leurs propriétés physiques; on les divisait en huiles grasses, graisses, suifs et
beurres, indépendamment de leur origine et uniquement
d'après leur degré de consistance et leurs analogies.
En 1826, E. Chevreul, par ses mémorables recherches
sur les corps gras, vint jeter un grand jour sur cette
classe de corps peu ou pas connus, avant lui, dans leur
constitution. Il montrait en effet que toutes les matières
grasses extraites du corps des animaux sont formées de
trois substances distinctes qu'il nomme acide stéarique,
acide margarique et acide oléique, associées à un principe neutre, découvert par Schéele et désigné par le
grand chimiste suédois sous le nom de principe doux
des huiles (glycérine). Pour E. Chevreul, les corps gras
neutres sont des mélanges en diverses proportions de
véritables sels : stéarates, margarates et oléates de glycérine, auxquels il donne les noms plus courts de stéarine, margarine et oléine.

E. Chevreul arrive en outre, par l'analyse, à une
autre conséquence très importante, à savoir que la composition élémentaire des graisses d'homme, de mouton
et de porc est identique. En effet, ses analyses assignent
à ces graisses d'origine diverse la composition suivante :

| | Carbone. | Hydrogène. | Oxygène. |
		En centièmes.	
Graisse de mouton	79.0	11.7	9.3
Graisse de porc	79.0	11.1	9.7
Graisse d'homme	79.0	11.4	9.6
Huile de noix (Saussure)	79.7	10.5	9.1
Huile d'amandes. Id	77.4	11.5	10.8 (1)

(1) Les nombres relatifs au taux du carbone, tant dans les analyses de
E. Chevreul que dans celles de Th. de Saussure, sont un peu trop élevés;

Il résulte de la comparaison des chiffres ci-dessus, que la constitution des divers corps gras est identique, ainsi que leur teneur en carbone.

Dumas a fait remarquer, de son côté, que la graisse se concentre dans les graines des végétaux, et qu'elle est, suivant toute probabilité, destinée à développer en brûlant, dans l'acte de la germination, la chaleur nécessaire à l'accomplissement de cet acte primordial de la vie de la plante. Il pense que la matière grasse se forme dans la feuille. La stéarine serait le produit primitif existant dans la feuille, elle se transformerait, en s'oxydant (?), en margarine qu'on trouve dans le suif des herbivores. La graisse des carnivores en renferme plus encore ; le beurre ne contient que de la stéarine.

96. — **Opinion de Liebig sur l'origine de la graisse.** — Tel était à peu près l'état des connaissances des chimistes sur les corps gras au moment où va s'engager la grande discussion sur l'origine de la graisse chez les animaux entre Dumas, Boussingault, Payen, Liebig, Magendie, etc., discussion parfois assez vive dont les *Comptes rendus de l'Académie des sciences* nous ont gardé, en l'affaiblissant, la physionomie passionnée.

Dans le chapitre XII de sa *Chimie organique* (1), Liebig expose ses vues sur l'origine de la graisse animale ; il commence par rappeler quelques faits qu'il regarde comme constants et sur lesquels il s'appuie. Les carnivores exigent, pour leur consommation habituelle, une quantité moindre de nourriture que les herbivores. Ces derniers perdent moins de chaleur, et chez les carnivores la transpiration cutanée est nulle. La vie

l'équivalent du carbone admis aujourd'hui, d'après la détermination qu'en ont faite Dumas et Stas, abaisse la teneur centésimale des corps gras en carbone à 76 pour 100 environ.

(1) Voir *loc. cit.*, p. 88 et suiv.

végétative semble plus développée chez l'herbivore : la vache, la brebis mangent sans cesse, elles paissent toute la journée. Le carnivore assouvit sa faim, dévore sa proie, puis ne touche pas à une autre. Il se rassasie, l'herbivore n'est jamais rassasié. L'herbivore est bien plus apte à l'engraissement que le carnivore; la chair de celui-ci est toujours coriace et dépourvue de graisse, celle de l'herbivore est grasse. Il faut toutefois excepter le chien, qui, à l'état de domestication où il vit, devient omnivore jusqu'à un certain point.

En liberté, à l'air libre, les herbivores absorbent assez d'oxygène pour brûler les aliments qu'ils consomment. A l'étable, sans mouvement, il en est tout autrement, il y a excès de consommation sur la dépense, d'où résulte le dépôt de graisse dans les tissus. L'urine des chevaux ou bestiaux qui travaillent diffère notablement de celle des mêmes animaux au repos. Dans le premier cas, elle renferme de l'acide benzoïque contenant 14 équivalents de carbone, soit 30 pour 100 de son poids; dans le second, l'acide hippurique (à 18 équivalents de carbone ou 60 pour 100) remplace l'acide benzoïque, indice certain d'une combustion beaucoup plus rapide et plus complète pendant le travail que pendant le repos. Enfin c'est un fait constant que la chair des animaux sauvages est entièrement dépourvue de graisse; les animaux domestiques ne deviennent gras que par suite de la privation de mouvement. Liebig, en s'entourant de toutes les précautions oratoires, rappelle ensuite le phénomène de l'obésité dont sont atteintes toutes les femmes de l'Orient par défaut de mouvement. Quand le carbone qui s'accumule dans le corps n'est point utilisé à la production de quelque partie de l'organisme, il se transforme en graisse qui se dépose dans le tissu cellulaire. La formation

de la graisse est évidemment, pour Liebig, la conséquence d'une disproportion entre la quantité de carbone introduit dans l'économie et celle de l'oxygène
absorbé par les poumons et par la peau.

Un porc nourri copieusement d'aliments azotés deviendra charnu; en prenant beaucoup de pommes de
terre, c'est-à-dire de fécule, il aura moins de fibres
charnues, mais beaucoup de lard.

Une vache, nourrie dans l'étable, donnera un lait
fort chargé de beurre; mise au vert, cette même vache
fournira un lait plus riche en caséum, mais aussi plus
pauvre en beurre et en sucre.

La bière et, en général, les aliments féculents augmentent la proportion de beurre dans le lait de la
femme. Une nourriture animale en donne moins; mais,
d'un autre côté, elle y fait accroître la proportion du
caséum. Si l'on considère, dit Liebig (*loc. cit.*, p. 91),
que la formation de la graisse est presque nulle chez tous
les carnivores qui ne consomment, outre la graisse des
herbivores, aucune autre substance non azotée, qu'elle
n'augmente réellement que chez ceux qui prennent une
nourriture mixte, chez les chats et les chiens, par exemple, et enfin qu'on engraisse certains animaux domestiques en leur donnant simplement des substances alimentaires non azotées, on ne peut plus douter que
celles-ci ne présentent une corrélation directe avec la
formation de la graisse.

Liebig, partant d'une idée alors accréditée (l'absence
de matière grasse dans les végétaux alimentaires), s'exprime ainsi :

Quelle que soit l'idée qu'on se forme de la production
des matières grasses dans l'organisme, il est certain que
ni l'herbe, ni les racines mangées par les vaches ne renferment de beurre ; que le fourrage donné aux bestiaux

ne renferme pas de graisse de bœuf, que les épluchures de pommes de terre dont on nourrit les porcs, et les graines mangées par la volaille de nos basses-cours ne renferment pas de graisse d'oie ou de chapon. Les grandes quantités de graisse qui recouvrent souvent ces animaux naissent au sein de leur propre organisme, et il faut nécessairement en conclure que les aliments consommés par eux cèdent une certaine quantité d'oxygène, car, autrement aucun principe de ces aliments ne pourrait devenir corps gras.

L'idée dominante de Liebig réside dans le rôle qu'il attribue aux matières non azotées dans la production de la graisse : les relations entre les matières non azotées des aliments et les principes non azotés des tissus sont aussi évidentes pour lui que celles qui existent entre les substances azotées des aliments et les substances azotées des tissus. Et il essaye d'appuyer sa théorie par une suite de déductions chimiques relatives à la comparaison de la constitution de la graisse, du sucre et de l'amidon, dont il commence par rappeler la composition :

	Amidon.	Sucre de raisin.	Sucre de lait.	Gomme.
Carbone......	44.91	36.80	40.46	42.58
Hydrogène....	6.11	7.05	6.61	6.37
Oxygène......	48.98	56.19	53.93	51.05
Formule.......	$C^{12}H^{20}O^{10}$	$C^{12}H^{28}O^{14}$	$C^{12}H^{24}O^{12}$	$C^{12}H^{22}O^{11}$

	Sucre de canne.	Graisse.	Cire d'abeilles.
Carbone	42.58	79.00	81.38
Hydrogène.............	6.37	11.40	13.28
Oxygène...............	51.01	9.60	5.34
Formule...............	$C^{20}H^{22}O^{11}$	$C^{12}H^{20}O$	$C^{20}H^{10}O$

Liebig observe que le rapport du carbone à l'hydrogène est sensiblement le même dans la graisse, dans les

fécules et dans le sucre : 79 à 11 dans le premier cas ;
44 à 6 dans les autres. Il en conclut que, par une élimination suffisante d'oxygène, les matières sucrées et
amylacées peuvent se transformer en graisse. En effet,
en soustrayant neuf équivalents d'oxygène au sucre
ou à la fécule, on obtient la formule de la graisse
$C^{12} H^{20} O$, qui donne en centièmes :

$$C^{12} = 79.4 \text{ carbone.}$$
$$H^{20} = 10.8 \text{ hydrogène.}$$
$$O = 9.8 \text{ oxygène.}$$

De même s'expliquerait, par l'élimination d'un équivalent d'acide carbonique et sept équivalents d'oxygène, la transformation de l'amidon en graisse.

97. — **Expérience de Gundlach sur les abeil-**
les. — Enfin, à l'appui de sa théorie, Liebig invoque
encore les expériences de Gundlach sur les abeilles (1).
Les auteurs anciens Swammerdam (2), Macaldi (3) et
Réaumur (4) avaient admis que les abeilles se bornent
à rassembler le pollen des fleurs, qu'ils considéraient
comme de la cire brute, et à élaborer la cire qui forme

---

(1) Gundlach et, après lui, Liebig ont ignoré ou méconnu les droits incontestables de l'éminent naturaliste genevois à la priorité de la découverte
des faits invoqués par eux. Huber, né à Genève en 1750, mort à Lausanne
en 1831, a publié en 1804, dans la *Bibliothèque britannique*, t. XXV, un
mémoire très remarquable sur l'origine de la cire des abeilles. Il a nourri
des abeilles exclusivement avec du miel et du sucre et les a vues, en l'absence de toute alimentation grasse, faire des gâteaux de cire. Il a conclu
de ces observations que ces insectes ont la propriété de transformer le
sucre en cire. Huber a laissé sur les abeilles, leurs mœurs et leur éducation, un ouvrage classique resté, à juste titre, célèbre, et dont il est singulier que Gundlach, s'occupant de ce sujet intéressant, n'ait pas eu
connaissance.

(2) *Biblia natural. et collect. acad.*, t. V, p. 237.

(3) *Observat. sur les abeilles.* (Mém. de l'Acad. des sciences, 1712.)

(4) *Mémoire pour servir à l'histoire des insectes*, t. V, p. 403.

les alvéoles avec cette substance. Hunter (1) montra en 1792 que les abeilles portent à la partie médiane de l'abdomen des glandes spéciales, appareil sécréteur de la cire.

Gundlach, dans sa *Naturgeschichte der Bienen*, publiée à Cassel en 1842, trente-huit ans après le mémoire d'Huber, a répété les expériences de ce savant sur l'alimentation exclusivement sucrée des abeilles, et il est arrivé aux mêmes conclusions que le naturaliste genevois. Le 21 août 1841, Gundlach chasse la reine de la ruche pour éviter la progéniture, et il enferme tout l'essaim dans une cage de bois. Du 29 août au 4 septembre il donne aux abeilles une livre et demie de miel, extrait à froid des cellules. Le 5 septembre il étourdit les abeilles et les compte; elles étaient au nombre de deux mille sept cent soixante-cinq et pesaient ensemble dix onces. Il détermine la quantité de miel consommé, et trouve qu'elle s'élève à quinze onces et demie; le poids de la cire formée est de cinq huitièmes d'once. Il faut donc, dit-il, dix livres de miel pour faire une livre de cire, et la conclusion générale de ces recherches, conforme à celle d'Huber, est que des abeilles exclusivement nourries de sucre font de la cire et transforment, par conséquent, du sucre en un corps qui présente, par sa composition, beaucoup d'analogie avec la graisse, comme le montre l'analyse suivante de la cire d'abeille :

Carbone...................... 81.15 pour 100.
Hydrogène.................... 13.75 —
Oxygène...................... 5.09 —

Liebig considère, à juste titre, ce fait comme l'une des

(1) *Philosophical transactions*, 1792.

preuves les plus concluantes en faveur de sa théorie de la transformation du sucre en graisse. Refusant de voir dans les aliments végétaux une source de matière grasse assimilable (il admet que les fourrages ne renferment pas de graisse), Liebig discute la transformation des principes azotés et des hydrocarbures en graisse. Comparant la teneur en carbone et en oxygène des matières sucrées, amylacées et azotées, à celle des matières grasses, il établit que tous les corps gras renferment, pour cent vingt équivalents de carbone, dix équivalents seulement d'oxygène, tandis que, dans les autres aliments, les proportions de carbone et d'oxygène sont les suivantes :

	Équival. de carbone.	Équival. d'oxygène.
Fibrine, albumine, caséine végétales....	120	36
Amidon...........................	120	100
Sucre de canne.....................	120	110
Sucre de raisin.....................	120	140
Gomme.............................	120	140
Sucre de lait.......................	120	120

Si donc la graisse vient des matières azotées, elle correspond à une élimination de vingt-six équivalents d'oxygène (36-10); si elle tire son origine de l'amidon, quatre-vingt-dix équivalents d'oxygène sont éliminés; si enfin le sucre lui donne naissance, la disparition d'oxygène correspond à cent équivalents de cet élément.

98. — **Les animaux sont aptes à fabriquer de la graisse.** — Le seul mode de formation de la graisse, admissible aux yeux de Liebig, est donc le même, qu'il s'agisse des animaux ou des plantes. C'est l'élimination d'une partie de l'oxygène des aliments qui est la cause immédiate du dépôt graisseux : le carbone déposé dans

les fruits de certaines plantes est emprunté, par elles, à l'acide carbonique de l'air. La transformation de l'acide carbonique de l'air absorbé par les feuilles s'opère, sous l'influence de la lumière, avec dégagement d'oxygène qui fait retour à l'atmosphère. Chez l'animal, il y a absorption continue d'oxygène et rejet incessant d'acide carbonique et de vapeur d'eau. La production de ces deux composés, acide carbonique et eau, est la source unique de toute chaleur animale. Les choses se passent comme chez la plante dans la transformation des corps carbonés : qu'il s'agisse de fibrine, d'amidon, de graisse, il y a toujours élimination d'oxygène : si, chez l'animal, l'oxygène ne s'échappe pas à l'état de liberté, c'est qu'il trouve sur son passage des substances auxquelles il se combine ou qu'il détruit par combustion. Cet oxygène fixé est alors rejeté sous la même forme que l'oxygène inspiré, c'est-à-dire à l'état d'acide carbonique.

La formation de la graisse est donc une conséquence de l'absence de l'oxygène nécessaire à la gazéification de l'excès de carbone introduit dans l'économie par les aliments. La production de la graisse offrirait, d'après Liebig, à l'économie, une nouvelle source d'oxygène et de chaleur : l'oxygène devenu libre dans la transformation en graisse, du carbone et de l'hydrogène de l'amidon, du sucre, ou de la matière azotée est expulsé sous forme de combinaisons carbonées ou hydrogénées, après avoir dégagé de la chaleur. Liebig invoque, à titre de comparaison, le dégagement de chaleur produit par la fermentation alcoolique durant laquelle le sucre se dédouble en alcool et en acide carbonique qui se répand dans l'air. L'obésité fréquente dans les prisons, malgré la médiocre alimentation des détenus, celle des femmes de l'Orient, l'engraissement des animaux en stabulation permanente, telles sont autant de preuves invoquées par Liebig en faveur de son opinion sur le fait connexe de l'oxydation insuffisante et du dépôt de graisse dans les tissus. Je terminerai là cette esquisse des idées émises en 1842 par l'illustre professeur de Giessen. Nous verrons bientôt que les découvertes et les expériences ultérieures, tout en modifiant l'interprétation donnée par Liebig sur la production de la graisse, en infirmant quelques-unes de ses assertions, en en rectifiant d'autres, sont venues consacrer définitivement le point fondamental de sa théorie, à savoir la transformation en matière grasse de la fécule du sucre et des matières azotées des aliments.

99. — **Conclusions de Liebig.** — En 1842, l'opinion de Liebig sur la production de la graisse animale, peut se résumer en quelques mots :

1° Il refuse à la graisse une origine végétale. Les aliments, pour lui, sont dépourvus de matière grasse.

2° La graisse se forme dans le corps de l'animal aux dépens des matières amylacées (fécule, amidon), du sucre et des substances azotées (fibrine, albumine, caséine végétales).

3° La graisse se produit chaque fois qu'il y a disproportion entre le carbone introduit par l'alimentation et l'oxygène absorbé. (Lorsque la quantité de ce dernier est insuffisante pour brûler tout le carbone.) L'oxygène des aliments se sépare par la métamorphose de certaines substances et s'échappe sous forme d'acide carbonique et d'eau.

4° L'économie animale, en créant la graisse, se procure le moyen de suppléer au manque d'oxygène et de chaleur indispensables à l'accomplissement des actes vitaux.

5° L'immobilité et la stabulation augmentent la production de graisse.

Nous allons voir quel débat a soulevé, dans le monde savant, l'exposé de ces théories, si fort en désaccord, à beaucoup d'égards, avec les idées reçues, et conformes, sur plusieurs points essentiels, avec les doctrines enseignées au même moment par Dumas à la faculté de médecine de Paris.

SOURCES A CONSULTER.

1. *Liebig*. Chimie appliquée à la physiologie, pp. 88 et suiv.
2. *Chevreul*. Recherches chimiques sur les corps gras d'origine animale. In-8°. 1826.

CHAPITRE VIII.

ORIGINE DE LA GRAISSE (*Suite*).

Recherches de Payen, Dumas et Boussingault. — La question à l'Académie des sciences. — Discussion de Liebig, Dumas, Boussingault et Payen.

100. — La question est portée à l'Académie des sciences. — Le 13 février 1843, Dumas, Boussingault et Payen communiquaient à l'Académie des sciences un long mémoire intitulé : *Recherches sur l'engraissement des bestiaux et la formation du lait.* Ils se proposaient, par ce travail, de démontrer que la totalité de la graisse des animaux leur arrive toute formée du dehors par les aliments, et que les matières amylacées et azotées ne jouent pas, dans cette formation, le rôle que leur assigne Liebig. C'est, on le voit, le contre-pied de la thèse soutenue par le professeur de Giessen, que viennent affirmer les savants français. L'importance du sujet, la haute situation scientifique des adversaires donnèrent à ce mémoire un retentissement considérable; une polémique ardente, souvent passionnée, s'engagea au dedans et au dehors de l'Académie. Les Comptes rendus et les journaux scientifiques du temps nous en ont conservé le souvenir.

Payen (1) commence par résumer l'état de la question. Il rappelle : 1° l'opinion généralement accréditée que les matières grasses se forment à l'aide des aliments de la plante et de l'animal par des procédés analogues dans les deux règnes; 2° la démonstration donnée par Chevreul, que le gras de cadavre n'est autre chose que de la graisse humaine. Il ne provient point, comme on l'a longtemps admis (2), de la transformation des tissus azotés en graisse, avec perte d'azote. L'expérience de Berzélius, consistant à montrer que la fibrine soumise à l'action d'acides énergiques perd de l'azote, se dissout et donne de la matière grasse, a été invoquée en faveur de l'hypothèse de la transformation lente des tissus azotés en graisse dans le sein de la terre; mais Gay-Lussac a fait voir que la fibrine, sous l'influence de la décomposition putride, ne laisse pas beaucoup plus de matière grasse que les dissolvants n'en peuvent extraire des tissus non encore altérés; enfin l'amidon, traité par l'acide nitrique pour préparer l'acide oxalique, ne laisse de graisse que la quantité qui existait préalablement dans le grain de blé (Chevreul). Les prétendues formations de corps gras, par des transformations chimiques des substances azotées et féculentes, semblent donc évanouies aux yeux de Payen.

3° Si des arguments tirés de la chimie, nous passons avec Payen aux arguments physiologiques, nous

(1) C'est lui qui a rédigé le mémoire, d'après ce que m'a dit M. J.-B. Dumas lui-même.

(2) Lors de l'évacuation du cimetière des Innocents, on a retrouvé une grande partie des cadavres, inhumés depuis longues années, transformés en une masse d'une matière spéciale à laquelle Chevreul a donné le nom de gras de cadavre.

voyons les expériences de Magendie, Sandras et Bou-
chardat montrer que les matières grasses des aliments
pénètrent (chez le chien), sans altération notable, dans
le chyle et dans le sang. Enfin Donné, ayant injecté du
lait dans le sang, constate que les globules graisseux
persistent longtemps dans le torrent circulatoire sans
perdre leurs caractères extérieurs. La physiologie et la
chimie, ajoute Payen, en manière de conclusion, s'accordent donc pour donner comme origine à la graisse
des animaux la matière grasse des aliments. Payen cite
ensuite textuellement le passage de Liebig, relatif à l'absence des substances grasses dans les fourrages (V. plus
haut, p. 145). Il aborde enfin l'exposé des recherches
qui font l'objet du mémoire présenté à l'Académie.

Dumas, par des considérations de physiologie générale; Boussingault, par des considérations agricoles;
Payen, par ses recherches analytiques (encore inédites
en 1843), sont arrivés à la conviction que toutes les
plantes alimentaires renferment des matières grasses;
dans leur opinion, les matières grasses se forment dans
les feuilles des plantes (Liebig l'admet aussi) et y affectent les propriétés générales de la cire. Elles passent dans
le sang des animaux herbivores en y subissant un commencement d'oxydation, d'où résulteraient les acides
stéarique ou oléique qu'on trouve dans le suif. Élaborées
pour la deuxième fois dans le corps des carnivores,
elles s'oxydent de nouveau et donnent l'acide margarique qui caractérise la graisse des animaux de cette
classe. Enfin, par une oxydation supérieure, elles produisent les acides gras du sang et de la sueur. Une
combustion complète pourrait les transformer en acide
carbonique et en eau. Les corps gras s'unissent entre
eux en toutes proportions; leur insolubilité dans
l'eau les maintient dans l'économie, où ils consti-

tuent le véritable magasin de combustible des animaux.

Bien que l'hypothèse relative à l'oxydation successive des corps gras lui paraisse expliquer suffisamment les faits, Payen met en parallèle avec elle l'opinion personnelle de Dumas sur le même sujet.

Dumas considère le sucre comme formé d'acide carbonique, d'eau et de gaz oléfiant. Sa constitution peut être dès lors représentée de la manière suivante :

Acide carbonique......................	C^{16}	O^{16}
Eau..................................	H^{24}	O^{12}
Gaz oléfiant.........................	C^{32} H^{32}	
Sucre................	C^{48} H^{56} O^{28}	

Le gaz oléfiant, en se séparant de cette combinaison, peut prendre divers états de condensation et fixer de l'eau de manière à former la série des corps dont l'eau serait le point de départ et l'acide margarique le terme d'arrivée, par additions successives de gaz oléfiant aux éléments de l'eau, ce qu'on peut représenter de la manière suivante :

Eau.............................	H^{4}	O^{4}
Acide carbonique....................	C^{4}	O^{4}
Acide formique.....................	C^{4} H^{4}	O^{4}
Acide acétique.....................	C^{4} H^{8}	O^{4}
Acide butyrique.....................	C^{16} H^{16}	O^{4}
Acide margarique...................	C^{20} H^{20}	O^{4}
....		
....		
Acide éthalique....................	C^{64} H^{64}	O^{4}
Acide margarique...................	C^{68} H^{68}	O^{4}

La destruction du sucre dans la plante, pour donner de la graisse, peut s'expliquer, d'après ces savants, par la même série de transformations.

101. — Les deux hypothèses en présence. —
En résumé, au moment où Payen, Dumas et Boussingault entreprennent d'élucider expérimentalement la question de l'origine de la graisse animale, deux opinions opposées sont en présence : l'une admet la préexistence de substances grasses dans les aliments, ou tout au moins la possibilité de leur formation en dehors de l'organisme animal ou dans l'estomac; d'après l'autre, les matières grasses prennent naissance dans le sang.

Dumas, Boussingault et Payen partent de la première hypothèse, ils rejettent la possibilité de production de graisse dans l'organisme animal par suite de la combinaison des éléments des corps gras, carbone, hydrogène et oxygène. Ils repoussent l'opinion de Liebig qui admet que les matières azotées, féculentes, les gommes, etc., peuvent produire de la graisse par élimination d'oxygène. Précisant ensuite les divergences qui séparent leur manière de voir des conceptions de Liebig, ils rappellent : 1° qu'ils considèrent les animaux comme inaptes à former des matières grasses, tandis que selon Liebig les herbivores sont organisés dans le but de produire de la graisse; 2° qu'ils admettent que les matières grasses sont, pour eux, toutes formées dans les aliments et que, suivant Liebig, elles prennent naissance dans le sang. Ils repoussent l'interprétation du savant allemand sur la transformation du sucre en graisse (par réduction). Pour eux, l'accumulation de la graisse chez les carnivores ne s'explique qu'en lui donnant le corps des herbivores pour origine. Chez les herbivores, elle vient des plantes; ils concèdent cependant que le sucre, en se transformant par suite d'une fermentation spéciale, peut donner un peu de matière grasse; malgré cela, ils n'acceptent réellement que l'hypothèse de la préexistence de la graisse dans les aliments. A leurs yeux, les expériences d'Huber sur les abeilles, répétées par Gundlach, sont insuffisantes. En les reprenant avec soin on arriverait, ils le croient, à des conclusions opposées à celles d'Huber. L'expérience de Liebig sur l'engraissement d'une oie avec le maïs ne leur paraît pas plus probante (une oie nourrie avec 12 kilogr. de maïs a produit $1^k.750$) de graisse. Liebig, qui n'admet que $\frac{1}{1000}$ de matière grasse dans le maïs, se trompait évidemment d'après Payen qui avait constaté une teneur de 8.75 pour 100 de graisse dans cet aliment).

102. — **Les subtances végétales renferment de la graisse.** — Nous arrivons à la partie vraiment originale et neuve du mémoire de Dumas, Boussingault et Payen. Il résulte des analyses faites par Payen que les substances alimentaires renferment toutes des quantités notables de la matière grasse savoir :

Maïs de diverses provenances.......	8 à 9 pour 100.
Riz..............................	0.85 à 1 —
Avoine...........................	3.30 —
Blé dur d'Afrique................	2.6 —
Foin.............................	2 à 4 —
Luzerne..........................	3 à 5 —
Pailles..........................	2.40 —
Paille d'avoine..................	5.1 —
Féveroles........................	2.00 —
Betteraves.......................	0.05 —
Carottes.........................	1.09 —
Pommes de terre..................	0.08 —

De ces analyses ressortent deux faits nouveaux : 1° Les fruits des graminées contiennent, dans toutes leurs parties, une huile épaisse : le maximum se rencontre dans l'embryon, il y en a moins dans la partie corticale, moins encore dans la farine. 2° Les fourrages proprement dits renferment tous de la graisse; par conséquent tous les aliments des herbivores contiennent des matières grasses en proportions variables.

Interrogeons maintenant l'expérimentation directe sur le bétail. Les recherches entreprises par Boussingault, à Bechelbronn, vont fournir à la doctrine des savants français des arguments qui leur paraissent sans réplique.

103. — **Expériences de Boussingault sur la vache laitière.** — Boussingault a expérimenté, sur sept vaches de la race Schwitz; le lait était mesuré deux fois par jour, au moment de chaque traite. Durant l'expérience, les vaches, ensemble, ont donné 17,576 litres de lait d'une densité de 1,035, soit 18,191 kilogr.; le lait contenait 3.7 pour 100 de beurre supposé anhydre. Dans l'année, elles ont fourni 673 kilogr. de beurre. Elles ont consommé, en tout, dans la même période de temps, 38,325 kilogr. de foin, regain et trèfle, contenant seulement 1.8 pour 100 de matière grasse, soit 689 kilogr. de matière grasse contenue dans les aliments; elles ont donné 16 kilogr. de matière grasse de moins qu'elles n'en ont consommé. Les fourrages et les excréments n'ont point été analysés. Dans une autre expérience, plus complète, en ce sens que les excréments et les aliments ont été soumis à l'analyse, mais qui a une trop courte durée (quatre jours seulement), Boussingault a déterminé, sur la vache Esmeralda, le rapport entre la consommation et la production de substance grasse.

Aliments consommés contenant matière grasse :

Betteraves.........................	108 grammes.
Foin...............................	1.110 —
Paille.............................	396 —
Mat. grasse consommée..............	1.614 grammes.

Produits contenant matière grasse :

Lait..	915 grammes.
Excréments	498 —
Matière grasse produite..............	1.413 grammes.

Il y aurait donc eu 201 grammes de matière grasse brûlée par l'animal durant l'expérience.

Dumas, Boussingault et Payen invoquent une expérience tout aussi incomplète de Damoiseau sur la vache, certains faits pratiques recueillis par Yvart, vétérinaire, et l'analyse d'un chat, dont les tissus contenaient 19 pour 100 de graisse. Ce dernier argument opposé à la doctrine de Liebig est sans valeur, le chat domestique étant soumis à une alimentation mixte et cessant, par conséquent, d'être un carnivore dans toute l'acception du mot. L'exemple de l'ours s'engraissant avec les jeunes pousses oléagineuses du palmier n'est pas plus probant.

On peut se demander d'où vient, si l'on part de cette théorie, la matière (hydrogène et carbone) brûlée par l'animal dans la période d'inanition. Mais n'anticipons pas.

104. — Conclusions de Dumas, Boussingault et Payen. — Les conclusions générales du mémoire résument les faits que Dumas, Boussingault et Payen croient avoir établis dans le cours de leur travail :

1° Le foin renferme plus de matière grasse que le lait qu'il sert à former;

2° Les tourteaux mêlés aux aliments augmentent la production du beurre;

3° Le maïs engraisse par la matière grasse qu'il renferme;

4° Il y a analogie parfaite entre la production du lait et l'engraissement;

5° Le bœuf à l'engrais utilise moins de matière grasse et azotée que la vache laitière ;

6° La pomme de terre, la carotte, la betterave n'engraissent le bétail que si elles sont associées à des aliments riches en matières grasses (paille, grains, sons et tourteaux) ;

7° A poids égal, le gluten mêlé de fécule et la viande grasse engraissent le porc dans le rapport de 1 à 2 ;

8° Aucun fait agricole (tout étant expliqué si rationnellement par ce qui précède) ne permet d'admettre la production de matière grasse dans les animaux.

Cette publication, très intéressante pour l'histoire de la théorie de la nutrition, a soulevé des débats passionnés qui n'ont pas fait faire un pas sensible à la question, et sur lesquels je n'insisterai pas. A la fin de 1843, le débat reste entier sur les points fondamentaux entre Liebig et ses contradicteurs. Nous verrons plus tard comment les travaux de leurs successeurs ont établi la part de vérité de chacune des hypothèses soutenues alors avec une égale ardeur des deux côtés.

Loewy montre, à la même époque, que la cire d'abeilles peut être convertie en acide stéarique et en acide margarique.

105. — **Expériences de Dumas et Milne-Edwards sur les abeilles.** — Le 18 septembre 1843, Dumas et Milne-Edwards (1) communiquent à l'Académie le résultat de leurs recherches sur la production de la cire chez les abeilles. Entreprise en vue de vérifier les expériences d'Huber et de Gundlach, cette étude apporte dans la question un élément nouveau, la détermination du taux de cire existant dans les abeilles avant et après la production du gâteau.

(1) *Comp. rend. de l'Acad.*; t. XVII, p. 531.

LA NUTRITION ANIMALE.

Ces délicates expériences ont été conduites avec l'art et la précision que Dumas a apportés dans tous ses travaux.

Sur cent dix-sept abeilles, il dosa la matière grasse et en retira $0^{gr}.208$, soit $0^{gr}.0018$ par tête. Des abeilles de tous points comparables à celles-ci furent nourries avec du miel (au lieu de cassonade employée par Huber). Le miel donna à l'analyse $\frac{8}{10000}$ de son poids de cire. La consommation du miel s'est élevée à $411^{gr}.779$ contenant $0^{gr}.329$ de cire : la production totale de cire s'éleva à $11^{gr}.515$, correspondant à $0^{gr}.0064$ par abeille. — A la fin de l'expérience, les abeilles ont été analysées.

L'essai se résume dans les chiffres suivants :

	Grammes.
Matière grasse préexistant dans le corps de chaque abeille.......................................	0.0018
Matière grasse fournie à chaque ouvrière par le miel.	0.0004
Quantité totale de matière grasse venant de l'alimentation...................................	0.0022
Cire produite par chaque abeille..................	0.0064
Après cette production, le corps de chaque abeille contenait encore en cire ou graisse..............	0.0042
Cire provenant de la transformation du sucre (par abeille)....	0.0106

Le fait annoncé par Huber, vérifié par Gundlach, puis nié par Payen, est donc pleinement confirmé par le travail de Dumas et Milne-Edwards ; le sucre, comme l'admet Liebig, se transforme en graisse dans l'organisme.

Dans la séance où fut communiqué ce mémoire, Bretonneau et Duméril citent des faits qui viennent à l'appui des résultats obtenus par Dumas et Milne-Edwards. Le doute ne semble plus permis, le sucre qui nourrit les abeilles se transforme en cire. Payen présente, à

l'occasion de cette communication, des critiques em-
brouillées, dont l'obscurité contraste singulièrement
avec la netteté et la précision des expériences de Dumas
et Milne-Edwards, qu'il déclare être confuses et méri-
ter vérification. Dumas n'assistait pas à la séance.

Thenard clôt la discussion en exposant les réflexions
suivantes, qui sont très sages et très justes :

« 1° Les animaux ne tirent pas, toutes formées, des
plantes ou d'autres aliments dont ils se nourrissent, les
matières nécessaires à leur constitution ; ils en forment
évidemment plusieurs par la puissance de leur organisation : telles sont la matière colorante du sang, la
fibrine, lorsque l'animal ne prend que du lait pour
nourriture, la cholestérine, etc. ; ce qui a été dit de
contraire ne semble pas exact.

« 2° Les substances que les animaux s'assimilent, en
les modifiant au besoin, sont probablement celles qui
se rapprochent le plus de leur nature : ainsi, quand un
jeune animal se nourrit de lait, la caséine doit se transformer en fibrine, la matière butyreuse en substance
grasse.

« 3° Cependant il paraît certain qu'en donnant de la
mélasse aux bœufs avec de la paille, etc., on les engraisse
plus facilement qu'avec la paille seule, etc., et chose
digne de remarque, les abeilles, comme viennent de le
démontrer encore Dumas et Milne-Edwards, ont la
propriété de faire beaucoup de cire en se nourrissant
seulement de miel.

« 4° Les substances non azotées, telles que le sucre,
la fécule, peuvent-elles concourir, en se combinant
en tout ou partie avec les matières azotées, à former
les substances que les animaux s'assimilent ?

« Les expériences faites jusqu'à ce jour laissent encore beaucoup à désirer à cet égard. »

SOURCES A CONSULTER :

1. *Dumas et Boussingault.* Essai de statique chimique des êtres organisés.
2. *Dumas, Payen et Boussingault.* Comptes rendus de l'Acad. des sc. 1843, t. XVI; *Ann. ch. et ph.*, t. VIII, p. 63, 1843.
3. Lettre de J. Liebig concernant ce mémoire. *C. rend. Acad. sc.* 1843, t. XVI, p. 552.
4. Remarques de Magendie. *C. rend.*, t. XVI, p. 554.
5. Réponse de Payen et Boussingault. *C. rend.*, t. XVI, p. 556.
6. Réplique de Magendie. *C. rend.*, t. XVI, p. 557.
7. Réplique de Dumas. *C. rend.*, t. XVI, p. 557.
8. Réplique de Payen. *C. rend.*, t. XVI, p. 567.
9. Réplique de Magendie. *C. rend.*, t. XVI, p. 571.
10. Réplique de Payen. *C. rend.*, t. XVI, p. 571.
11. Réplique de Magendie. *C. rend.*, t. XVI, p. 601.
12. *Liebig.* Note sur la formation de la graisse chez les animaux. *C. rend.*, t. XVI, p. 633.
13. Remarques de Dumas et Boussingault à cette note. *C. rend.*, t. XVI, pp. 666, 668, 671.
14. Remarques de Payen. *C. rend.*, t. XVI, p. 769.
15. *Dumas.* Traité de chimie, t. VI, pp. 563 et suiv. 1843.

CHAPITRE IX.

ORIGINE DE LA GRAISSE CHEZ LES ANIMAUX (*Fin.*)

Expériences de Persoz sur l'engraissement des oies. — Boussingault. —
Recherches de Lacaze-Duthiers et Riche sur le cynips.

106. — **Expériences sur l'engraissement avec
le maïs.** — Nous venons d'établir combien les vues de
Dumas, Boussingault et Payen sur la formation de
la graisse sont différentes de celles de Liebig. Tandis
que celui-ci admet la production de la graisse au moyen
de la fécule, du sucre et en général de toutes les matières
hydrocarbonées des aliments et peut-être aussi des matières protéiques, les chimistes français refusent à l'animal la propriété de faire de la graisse : l'origine unique
de cette dernière est due aux végétaux dans lesquels elle
se trouve toute formée. Pour eux, les matières azotées
n'interviennent pas : l'animal est considéré comme un
appareil chimique destructeur, et la plante comme un
appareil essentiellement élaborateur. Cependant les expériences de Dumas et Milne-Edwards sur les abeilles
ont confirmé les travaux d'Huber et de Gundlach, qui
venaient à l'appui de la théorie de Liebig.

Il nous reste, pour terminer l'examen des travaux publiés antérieurement à 1860 sur l'origine de la graisse, à analyser trois mémoires importants; les recherches de Persoz sur l'engraissement des oies; celles de Boussingault sur l'engraissement de l'oie et du porc, enfin un travail de Lacaze-Duthiers et A. Riche sur les insectes gallicoles.

En 1845, Persoz publia, dans les *Annales de chimie et de physique*, un mémoire sur l'engraissement des oies. Les expériences ont porté sur dix oies de même âge et de force égale. Après avoir été privées de nourriture pendant douze heures, elles sont pesées. Le n° 10 est tué, puis on détermine immédiatement :

1°. Le poids du sang trouvé égal à $0^k.157$;

2° Celui de la graisse entourant les intestins, à $0^k.100$;

3° Celui de la graisse du tissu sous-cutané et des autres parties du corps, à $0^k.212$;

4° Enfin le poids du foie, à $0^k.061$.

On alimente les oies en expérience avec du maïs; en moyenne, chaque oie consommait 494 grammes de cette graine par jour. On les pèse tous les sept jours. Après l'expérience, on dose la graisse dans le foie et dans les autres organes. Le sang ne contient plus que des traces d'albumine. L'augmentation du foie a été de cinq à six fois son poids primitif, ainsi qu'il résulte du tableau suivant :

	Oie maigre.	Oie grasse.
Poids du foie..............	$0^k.062$	$0^k.335$
Poids de la graisse des intestins..............	0 100	0 605
Poids de la graisse dans les autres parties......	0 212 } $0^k.312$	1 065 } $1^k.670$

En retranchant, de $1^k.670$, le poids de la graisse retrou-

vée dans les excréments (le poids des excréments secs était de 12 à 15 pour 100 du maïs consommé : 100 parties d'excréments secs contenaient de 9 à 10.5 pour 100 d'huile), on obtient la graisse fournie par le maïs et fixée par les oies dans leurs tissus. Dans ces expériences, Persoz a constaté des variations considérables dans le poids de la matière grasse contenue dans le maïs de l'année et dans le maïs vieux. Le maïs récolté en 1842 et analysé en 1844 donna 7.85 pour 100 d'huile, tandis que les graines récoltées en 1843 et analysées en 1844 n'en contenaient que 3.40 pour 100. Le maïs vieux est beaucoup plus estimé des engraisseurs strasbourgeois que le maïs vert : la différence entre leur valeur sur le marché n'est pas due à une variation dans la quantité d'eau qu'ils renferment, mais bien à une production ultérieure d'huile dans les graines. Cette différence dans la teneur en huile des maïs de différents âges peut donc expliquer les variations constatées dans les résultats des expériences faites à Giessen par Liebig.

Persoz a signalé un fait non moins important, à savoir la diminution notable de l'albumine dans le sang des oies grasses : cette constatation est conforme à la pratique des engraisseurs expérimentés, qui poussent à la chair avant de pousser à la graisse. On l'expliquera très bien plus tard à l'aide des expériences de Voit. Persoz incline à penser qu'un mélange de fécule et de substances azotées pourrait aussi amener l'engraissement, et il annonce qu'il va expérimenter sur ce point. La quantité de graisse formée étant très supérieure à celle que contiennent les aliments, Persoz considère l'oie comme « un véritable laboratoire où se fabrique la graisse »; de sorte que la statique de la formation de la graisse pourra s'établir, si l'on évalue exactement les matériaux solides, liquides et gazeux des aliments et des excré-

ments; on pourra de même déterminer expérimentalement si l'oxygène agit directement ou indirectement
sur la fécule ou sur le sucre, pour transformer en
graisse ces principes immédiats. De ses expériences
il conclut :

« 1° Que l'oie, en s'engraissant, ne s'assimile pas seulement la graisse contenue dans le maïs, mais qu'elle
en forme elle-même une certaine quantité aux dépens
de l'amidon et du sucre du maïs, et peut-être aussi à
l'aide de sa propre substance, puisque la quantité de
graisse formée pendant l'engraissement atteint ordinaire-
ment plus du double de celle qui se trouvait dans le
maïs.

« 2° Qu'après avoir été engraissée, une oie contient
une quantité de graisse supérieure à l'augmentation de
poids qu'elle a subie ;

« 3° Que, durant l'engrais, le sang des oies change de
composition ; qu'il devient riche en graisse, et que l'albumine en disparaît ou s'y modifie.

« 4° Qu'enfin il semble exister une certaine relation
entre le développement du foie et la quantité de graisse
produite. »

**107. — Expériences sur l'engraissement par
les féculents.** — Une sorte de fatalité s'attache à rendre incomplète et irrégulière la publication des recherches de Persoz sur les oies grasses. Le mémoire inséré
dans les *Annales de physique et de chimie* ne renferme pas
les tableaux numériques auxquels renvoie le texte. De
plus, le second mémoire adressé à l'Institut parvient à ce
corps savant six mois seulement après l'envoi de l'auteur :
et les tableaux manquent également. L'extrait incomplet,
qu'en donnent les *Comptes rendus de l'Académie des
sciences* laisse cependant très nettement ressortir l'opinion de Persoz : « Les oies sont capables de former de

la graisse sans l'intervention des matières grasses. »
(*Comptes rendus*, p. 20, 1845, t. XXI.)

Quatre oies sont nourries :

La première, avec du maïs dégraissé ;

La deuxième, avec fécule de pomme de terre et caséum ;

La troisième et la quatrième, avec mélange de pomme
de terre, de fécule et de sucre.

Elles ont augmenté de poids et fourni de la graisse.
Une oie nourrie avec du maïs non dégraissé a augmenté
beaucoup plus sensiblement de poids. Le développement du foie est à peu près nul, lorsque les oies sont
alimentées sans le concours de matières grasses ; mais
le fait fondamental de la production de la graisse sans
aliments gras n'en est pas moins mis en relief. Persoz
insiste de nouveau sur le rôle probable des matières
azotées dans l'engraissement : il le croit beaucoup plus
considérable qu'on ne l'admet généralement, car, « si
du sucre ajouté à un mélange de pomme de terre et de
fécule a pu faire vivre et engraisser les oies n°s 2 et 3,
nous sommes porté à croire que les matières azotées y
sont pour quelque chose. On doit, en effet, remarquer
que l'une et l'autre de ces oies, arrivées à une certaine
époque, ont diminué de poids, au lieu de continuer à
augmenter ; il est donc plus que probable qu'elles ont
emprunté à leur propre masse la quantité de matière
azotée nécessaire à l'accomplissement des phénomènes
de la digestion et de la nutrition ». La conclusion de ce
deuxième mémoire, est que la graisse peut provenir
d'aliments exclusivement féculents ou sucrés, associés
à des matières azotées. On voit, qu'à mesure que l'expérimentation se développe, que les faits scientifiquement
observés se multiplient, l'opinion de Liebig sur la formation de la graisse acquiert de plus en plus de solidité.

108. — **Boussingault.** — **Expériences d'engraissement sur le porc.** — Boussingault, dans
le but d'éclairer cette question si controversée, se livra
à quelques expériences d'alimentation sur le porc.

Il choisit trois porcs nés de la même mère et âgés
de huit mois : il les pèse, abat l'un d'eux, le dépèce et
l'analyse avec le plus grand soin. Il soumet les deux
autres à l'alimentation avec des pommes de terre seules,
en quantités exactement pesées. L'essai dure quarante
et un jours. Il dose la graisse des pommes de terre, et
après quarante et un jours, il pèse les porcs, les abat
et les analyse. Dans une expérience, il constate que les
produits du porc renferment $0^k.050$ de graisse en moins
que dans les aliments, et, dans l'autre, il trouve $0^k.015$
de graisse en plus. Il en conclut que l'engraissement du
porc ne peut avoir lieu avec les pommes de terre seules :
les observations pratiques confirment du reste ces expériences. Mais, avant de conclure, Boussingault va au-de-
vant d'une objection possible à cette conclusion : d'où vient
la graisse existant au moment de l'abatage? L'alimentation antérieure, c'est-à-dire celle de la naissance à
huit mois avant les expériences, a-t-elle pu accumuler
dans l'organisme la graisse que l'on y a trouvée au moment de l'abatage, au début de l'expérience? Boussingault a tous les éléments nécessaires pour faire ce calcul.

Les porcs, depuis leur naissance, ont été alimentés
comme suit : Jusqu'au sevrage, qui eut lieu cinq à six
semaines après leur naissance, les gorets ont bu, outre
le lait de leur mère, 20 litres de lait écrémé (vache), contenant $0^k.015$ de beurre. Dans les trois mois qui ont
suivi le sevrage, ils ont reçu des quantités connues de
pommes de terre cuites, farine de seigle, lait caillé et eau
grasse, que Boussingault a analysées; puis, plus tard,
davantage de pommes de terre et d'eau grasse.

En somme, le porc a reçu, depuis sa naissance jusqu'à huit mois, les quantités suivantes :

	Graisse.
47 kilogr. de lait écrémé, contenant................	0k.71
4k.5 de farine de seïgle................................	0 16
674k.o de pommes de terre...........................	1 29
1141 kilogr. d'eaux grasses...........................	4 56
Graisse totale.................	6k.72
Le porc abattu à huit mois a fourni,..............	15k.48
Excédent de graisse...................	8k.76

L'analyse d'un goret, immédiatement après sa naissance, le montre entièrement dépourvu de graisse; par conséquent, les 8 kil. 76 de graisse en excès ont une tout autre origine que la graisse des aliments. Par cette expérience, l'hypothèse de Payen se trouve fortement ébranlée. Boussingault a trouvé que la pomme de terre seule n'engraisse pas, et il se demande si elle est un aliment suffisant pour le porc, l'alimentation pouvant être suffisante, même excédante, sous le rapport du volume, sans l'être sous le rapport des principes.

Letellier, élève de Boussingault, dans un travail sur l'alimentation des tourterelles à l'aide de sucre et de beurre, est arrivé aux conclusions suivantes :

1º Le sucre de canne et le sucre de lait ne favorisent pas la production de la graisse;

2º Le beurre et les autres matières grasses ne sont pas mises en réserve par l'économie, quand ils sont donnés comme aliment unique;

3º Un aliment insuffisant prolonge la vie et diminue les pertes journalières, pourvu qu'il ne soit pas ingéré à des doses trop élevées. (*Ann. de chim. et phys.*, t. XI, 1844.)

Partant de là, Boussingault se demande si l'insuffi-.

sance de la matière azotée dans la pomme de terre n'est pas la cause de la non-transformation de la fécule en graisse. Avant de conclure, Boussingault essaye d'élucider ce fait par des calculs basés sur ses analyses, et, à cet effet, il compare le régime alimentaire qui, chez le porc, a fait naître de la chair et de la graisse au régime qui n'a produit que de la chair.

Régime aux pommes de terre : porc n° 3.

En deux cent cinq jours le porc a consommé 1,433 kilogr. de pommes de terre présentant la composition moyenne suivante :

		Dans la substance sèche.
Eau...............................	75.9	»
Albumine...........................	2.3	9.6
Matières grasses.....................	0.2	0.8
Ligneux et cellulose.................	0.4	1.7
Substances salines...................	1.0	1.4
Amidon et corps analogues............	20.2	83.8

L'analyse élémentaire a donné, pour la composition de la pomme de terre :

	Séchée à 110 degrés. Pour 100.	A l'état normal. Pour 100.
Carbone............................	44.9	10.60
Hydrogène..........................	5.8	1.40
Oxygène............................	44.7	10.74
Azote..............................	1.5	0.36
Matières salines....................	4.0	1.00
Eau................................	»	75.90
	100.0	100.00

Boussingault admet que le ligneux (cellulose brute) est inerte et ne concourt pas à la nutrition. (Cette opinion, reçue universellement au moment des essais de

Boussingault, n'est plus soutenable d'après les faits connus aujourd'hui).

Le porc, dans les 7 kilogr. qu'il consommait par jour, recevait :

Albumine	161 gr.
Matières grasses	14
Amidon et analogues	1,414
Sels	70
	1,659 gr. 1

contenant en

Carbone	730^{g}1
Hydrogène	96.1
Oxygène	740.1
Azote	25.3
Sels	67.5
	1,659.1

L'alimentation, d'après Boussingault, doit contenir, pour être suffisante, assez de principes azotés pour réparer les pertes faites par l'animal jeune; en outre, de quoi suffire à l'accroissement; assez de carbone pour concourir à la fixation ou à l'élimination des principes azotés et, conjointement avec l'hydrogène, à l'entretien de la combustion respiratoire. Il faut donc établir la quantité de carbone que brûle, en vingt-quatre heures, l'animal soumis à une alimentation donnée pour apprécier la valeur nutritive de cette alimentation. Boussingault fait cette évaluation, par un calcul basé sur les quantités d'azote et de carbone contenues dans les aliments et dans les excréments analysés avec soin. L'une des expériences effectuées sur un porc a donné, en vingt-quatre heures, les résultats suivants :

	Carbone.	Hydrogène.	Oxygène.	Azote.
Principes reçus......	742.3	97.8	754.1	25.3
Principes rendus.....	95.0	9.1	65.2	16.1
Différence	677.3	88.7	688.9	9.2

L'accroissement du jeune porc étant assez rapide, on peut admettre que tout le carbone disparu n'a pas été brûlé dans la respiration. Le porc augmente de 120 gr. par jour. Boussingault admettait, d'après des expériences antérieures, que 100 gr. de porc vif renferment 4 gr. d'azote, et que dans les matières animales l'azote est au carbone :: 10 : 34. Les 120 gr. d'augmentation correspondent donc à 4.8 d'azote et 16.3 de carbone. On a donc 661 gr. de carbone de brûlé et $4^g.4$ d'azote exhalé par vingt-quatre heures par un porc de huit mois. D'autre part, les excrétions du porc renferment 65 gr. de carbone et 16.1 d'azote, en déduisant le carbone du ligneux inerte, soit $12^g.2$, il reste pour l'émission :

Respiration	661^g0 } carbone	4.5 } azote	
Sécrétion................	52.8	16.1	
	713.8	20.5	

On voit qu'il reste bien peu de chose pour l'accroissement en poids, soit :

713^g8	25^g3
677.3	20.5
36.5 en carbone.	4.8 en azote.

L'alimentation est insuffisante, et l'augmentation de poids se fait avec une très grande lenteur; à cette cause tient sans doute le défaut d'engraissement dans la période de huit mois.

Boussingault se livre à un calcul du même genre pour le porc soumis à la ration mixte; il arrive à cette conclusion que, dans la ration qui a produit à la fois de la graisse et de la chair, il y a quatre fois plus de matières grasses que dans la ration qui n'a produit que de la chair. Il a constaté qu'un porc, du poids de 100 kilogr., qui consommerait des pommes de terre délayées dans de l'eau grasse, fabriquerait, par jour, 170 gr. de graisse, alors que la ration n'en contient que 75 gr.; il faut donc que les 95 gr. qui manquent viennent soit de l'amidon ou du sucre, soit des matières azotées. Boussingault laisse l'origine indécise, mais la conclusion n'en est pas moins nette : la ration engraissante, il le reconnaît, est la plus riche en matières azotées.

109. **Conclusion du travail de Boussingault.** — Boussingault discute ensuite deux autres engraissements et arrive, comme fait principal, à constater entre les principes albuminoïdes et les matières grasses les rapports suivants :

	Matières azotées.	Matières grasses.
Ration ne produisant que de la chair......	9.8	0.8
Ration produisant chair et graisse..........	11.3	2.2
Ration d'engraissement..................	15.3	2.9

La matière azotée concourt donc à la production du produit adipeux. Nous voilà bien loin des assertions de Payen, Boussingault et Dumas dans leur premier mémoire. Liebig avait dit :

1° La graisse de l'aliment est insuffisante pour expliquer l'engraissement;

2° La graisse vient de la transformation de l'amidon et du sucre;

3° La matière azotée concourt à la formation de la graisse.

Or Boussingault, dans son travail sur l'engraissement du porc, confirme précisément toutes ces assertions. Son mémoire sé termine par des expériences très instructives sur l'engraissement des oies et des canards.

Il confirme les résultats obtenus par Persoz, à savoir que le poids de la graisse acquis par les oies soumises au régime du maïs excède de beaucoup celui de la graisse de l'aliment. Il a trouvé qu'une oie forme, par jour, 17 gr. de graisse à l'aide d'aliments autres que la graisse. Les expériences sur le canard le conduisent au même résultat, aussi admet-il cette conclusion que, bien que dépourvu de matières grasses, un régime suffisamment azoté développe la graisse, et que, très probablement, les aliments azotés influent sur sa formation. La meilleure condition d'engraissement est un mélange de substances grasses et de substances azotées.

110. **Expériences de Lacaze-Duthiers et Riche.** — Il me reste maintenant à analyser rapidement un travail très intéressant de Riche et Lacaze-Duthiers sur le cynips. La noix de galle est une production anormale résultant de la piqûre de la femelle du cynips : elle est constituée par une masse molle de cellules pleines de fécule où la femelle dépose un œuf infiniment petit. Cette fécule est la seule nourriture de l'animal. Il s'y développe une larve très riche en graisse.

Lacaze-Duthiers et Riche ont analysé les galles et l'insecte.

Une galle blanche d'Alep pèse 86 milligr., et l'insecte 19 milligr. L'insecte se nourrit d'une seule galle, par conséquent 86 milligr. de galle donnent 19 milligr. d'animal.

Ces savants ont comparé la composition de l'aliment à celle de l'insecte, et ils ont trouvé :

	Aliment Pour-100.	Animal. Pour 100.
Azote....................	1.54 à 1.20	7.62 à 7.68
Fécule....................	75 à 78	néant.
Matière grasse............	1	4.80
Matières minérales........	1.20 à 1.50	0.55 à 0.57

Les matières minérales consistaient principalement en acide phosphorique, potasse, chaux. Si l'on détermine la quantité d'azote, de carbone et d'hydrogène contenu dans 86 milligr. de galle et 19 milligr. d'insecte, on arrive aux résultats suivants :

	86 milligr. de galle contiennent :	19 milligr. d'insecte contiennent :
Azote....................	1.10 à 1.38	1.08 à 1.09
Carbone.................	31.2	7.39
Hydrogène...............	5.6	1.3

Cent parties d'aliments épuisés par l'éther avaient donné :

Carbone...	36.3
Hydrogène...	6.67

et cent parties d'insecte épuisé par l'éther avaient fourni :

Carbone...	37.90
Hydrogène...	6.80

Les conclusions à tirer de ces expériences sont les suivantes :

1° L'insecte assimile presque tout l'azote.

2° Il respire comme les animaux supérieurs en brûlant du carbone et de l'hydrogène.

3° Il transforme la fécule en graisse.

4° L'air ne se renouvelant qu'avec une difficulté extrême, leur respiration est très faible.

Il est à remarquer que le cynips est tellement gras que, déposé sur du papier, il le tache aussitôt sans qu'il soit besoin de le frotter.

III. — **Conclusions générales sur l'origine de la graisse.** — Les conclusions générales que cette revue rétrospective permet d'établir se résument en quelques propositions :

1° Les plantes renferment des matières grasses :

2° La quantité de graisse des aliments est trop faible pour représenter celle qu'on trouve dans les animaux.

3° Les animaux ont la faculté de transformer le sucre en graisse (cire des abeilles).

4° Les animaux ont la faculté de transformer la fécule en graisse (cynips, porcs, oies et canards).

5° Les matières azotées jouent un rôle considérable dans l'engraissement.

Tel est, en quelques mots, l'état de la question en 1853. Nous verrons plus tard que les expériences de Lawes et Gilbert et celles, si nombreuses aujourd'hui de l'école allemande confirment, dans ce qu'elle a d'essentiel, l'hypothèse fondamentale de Liebig sur l'origine de la graisse animale.

SOURCES A CONSULTER.

1. *Persoz*. Expériences sur l'engraissement des oies. — *Comptes rendus de l'Académie des sciences*, t. XVIII, p. 245. 1844 ; t. XXI, p. 20, 1845. — *Ann. de chim. et phys.*, 3e série, t. XIV, p. 408.

2. *Boussingault*. Recherches expérimentales sur le développement de la graisse pendant l'alimentation des animaux. *Ann. de chim. et phys.*, t. XIV, p. 419.

3. *Lacaze-Duthiers et Riche*. Recherches sur l'alimentation des insectes gallicoles. *Comp. rend.*, t. XXXVI, p. 998, 1853.

CHAPITRE X.

CLAUDE BERNARD. — SES PREMIERS TRAVAUX.

112. — **Claude Bernard, caractères généraux de son œuvre.** — En 1860, deux faits sont donc solidement acquis :

1° Les végétaux contiennent de la graisse toute formée que les animaux s'assimilent;

2° Les matières ternaires hydrocarbonées, fécule ou sucre, sont transformées en graisse par les animaux. Ce dernier point deviendra de plus en plus évident avec les progrès de l'expérimentation qui conduiront en outre, à la démonstration certaine du rôle des matières azotées dans la formation de la graisse. Mais n'anticipons pas et continuons à suivre le développement de la science de la nutrition.

A la période de 1845 à 1850 se rattachent deux découvertes physiologiques de premier ordre, qui viennent jeter sur les phénomènes de la nutrition et en particulier sur l'assimilation de la graisse, sur la digestion des féculents et du sucre, un jour inattendu : la découverte du rôle du suc pancréatique et celle de la fonction glycogénique du foie. Ces découvertes, comme

toutes celles que nous aurons à enregistrer dans la suite
sont le résultat de l'alliance de la physiologie expérimentale avec la chimie analytique. Seules, la chimie et
l'anatomie sont impuissantes à éclairer les phénomènes
de la vie : l'expérimentation sur l'animal est indispensable, d'elle dépend tout progrès de nos connaissances
biologiques. Les services que Magendie a rendus en
créant l'enseignement de la physiologie expérimentale
dont notre pays peut à juste titre revendiquer avec orgueil la paternité, vont nous apparaître chaque jour plus
grands. Son illustre élève et successeur distance bientôt
le maître ; il fait découvertes sur découvertes ; ses travaux
et son enseignement impriment à la physiologie une direction nouvelle des plus fécondes. Avant d'aborder ses
recherches sur le rôle du suc pancréatique et sur la
fonction du foie, il convient de jeter un coup d'œil sur
les premiers travaux de Claude Bernard, qui intéressent de si près la théorie de la nutrition.

Claude Bernard est né le 12 juillet 1813, à Saint-
Julien, près Villefranche (Rhône). Il fit des études lit-
téraires complètes et vint à Paris à l'âge de dix-huit
ans. Le futur membre de l'Académie française avait
en poche une tragédie en vers, *Didon;* il en composa
une autre peu après, *Louis VI*(1) bientôt il abandonna la

---

(1) Ayant choisi, en 1875, pour sujet du cours que je professais à la
faculté des sciences de Nancy, l'exposé des lois fondamentales de la nutrition animale, j'avais demandé à mon cher et illustre maître, Cl. Bernard quelques détails sur les débuts de sa carrière. La réponse que je reçus de lui me semble devoir trouver place dans cet historique :

Paris, le 4 mars 1875.

Mon cher Grandeau,

Je suis bien en retard avec vous; mais ce n'est pas ma faute; les préoccupations de mes cours combinées avec la grippe ont absorbé tous mes instants.
Vous me demandez des renseignements sur mes débuts. Ce serait une

carrière poétique pour la médecine; le sort, en le désignant comme externe pour le service de Magendie, décida de sa carrière. A cette époque florissaient Roux, Chomel, Louis, Andral, etc. Reçu interne en 1839, Bernard devint préparateur de Magendie en 1841. Il soutint sa thèse de doctorat en médecine sur l'assimilation et la destruction du sucre dans l'économie en 1843, sa thèse de doctorat ès sciences en 1853. Nommé professeur de physiologie générale de la Faculté des sciences en 1854 (cette chaire fut créée pour lui), il succède la même année à Roux à l'Académie des sciences. De 1847 à 1854, il supplée Magendie au Collège de

grande affaire, mon cher Grandeau, si je devais vous dire par quel chemin je suis arrivé dans la carrière que j'ai parcourue. Mon existence, comme celle d'une foule d'autres jeunes gens livrés à eux-mêmes a eu ses temps fabuleux, semés de hasard et d'imprévu. Ce serait là une histoire interminable, que je n'entreprendrai pas de vous raconter; je répondrai seulement en deux mots aux questions que vous m'adressez. — Oui, il est vrai que je suis venu à Paris à dix-huit ans avec une tragédie dans ma poche : *Didon*. — J'en ai composé une autre à Paris : *Louis VI*.

Mon ardeur poétique s'est transformée en ardeur scientifique par une suite de hasards plus ou moins singuliers et j'ai étudié la médecine. Le *sort* en m'envoyant dans le service de Magendie m'a fait faire sa connaissance; puis je suis devenu successivement son interne, son préparateur, son suppléant et finalement son successeur.

Vous le voyez, il serait difficile de me trouver un goût ou une disposition innés pour la physiologie. Je ne savais même pas que cette science existât; j'avais une ardeur vague dans l'esprit qui me poussait à faire quelque chose, mais je ne crois pas aux prédispositions absolues.

Quand vous publierez vos travaux sur l'histoire de la nutrition, je vous prierai de me les envoyer. Ces questions m'intéressent beaucoup; je voudrais en reprendre quelques-unes dans mes cours du muséum d'histoire naturelle. A ce moment je me permettrai de vous écrire pour vous demander des renseignements sur certains points que je vous préciserai. En attendant veuillez, mon cher Grandeau, agréer l'expression de mes sentiments dévoués et affectionnés.

CLAUDE BERNARD.

P. S. Je ne peux pas mettre la main sur une notice de mes travaux. Si j'en retrouve une, je vous l'enverrai.

France. Titulaire de cette chaire en 1855, à la mort de son maître ; enfin, professeur au Muséum pendant quelques années. Entré à l'Académie française en 1868 (1).

Le génie de Claude Bernard a ouvert une ère nouvelle à la physiologie et à la philosophie naturelle. Ne reconnaissant d'autre point de départ que l'expérience, d'autre critérium que la raison, ennemi des théories préconçues ; n'acceptant les hypothèses que sous bénéfice d'inventaire, transitoirement, à la condition de les abandonner dès qu'un fait nouveau les démentirait, l'illustre professeur du Collège de France a imprimé à l'esprit scientifique contemporain une impulsion qui soustrait à jamais la physiologie au dogmatisme et à la scholastique, ennemis de tout progrès. Esprit libre dans la plus haute acception du terme, expérimentateur sans émule, chercheur infatigable de la vérité, d'une bienveillance et d'une aménité sans égales, Claude Bernard réunissait les qualités éminentes de l'homme, du savant, du professeur et de l'écrivain.

113. — Premières recherches de Cl. Bernard sur le sucre. — Le premier travail de Claude Bernard sur le sucre remonte à 1843. C'est sa thèse inaugurale du doctorat en médecine (7 décembre 1843). Il y expose le résultat d'expériences sur l'assimilation et la destruction du sucre dans l'organisme vivant. Il démontre, fait entièrement ignoré avant lui, que le sucre de canne ne peut être détruit directement dans le sang, c'est-à-dire assimilé. L'expérience consiste à injecter dans le sang ou sous la peau d'un lapin du sucre de canne dissous dans l'eau (même en quantité très faible). On retrouve le sucre dans l'urine avec tous ses caractères chimiques.

(1) Mort à Paris le 10 février 1878.

Dans cette thèse se trouve indiqué un procédé à la fois neuf, simple et décisif pour reconnaître si une substance est ou non un aliment. Ce procédé consiste à faire dissoudre dans le suc gastrique la substance à examiner, et à injecter la dissolution dans la veine jugulaire d'un chien. Ce chyle artificiel, contenant des quantités connues de substances étrangères, permet de suivre, dans le sang, les transformations de ces dernières. Si l'on a affaire à une matière assimilable, elle disparaît en entier dans le sang, on n'en retrouve pas traces dans les excrétions. Exemples : le sucre de canne, l'albumine, injectés seuls dans le sang, passent dans l'urine ; injectés après un contact plus ou moins long avec le suc gastrique, ils sont assimilés.

Quand on opère sur une matière non assimilable, non alimentaire, dissoute en proportion quelconque dans le suc gastrique et injectée dans le sang, elle passe toujours intacte dans l'urine. Exemples : prussiate de potasse, gélatine, etc. De là, la définition précise d'un aliment que j'ai indiquée précédemment :

« Le caractère d'une substance alimentaire est de disparaître dans le sang quand on l'injecte, préalablement dissoute dans le suc gastrique. »

114. — **Le Canadien de Beaumont.** — Quelques renseignements historiques sur l'extraction du suc gastrique ne seront pas ici sans utilité. En 1833 parut à Plattburgh (Amérique), un mémoire publié par le docteur William Beaumont, sur la description d'un cas pathologique très intéressant et sur les expériences faites sur le sujet qui le présentait. Un Canadien, âgé dix-huit ans, chasseur d'animaux pour la pelleterie, reçoit au flanc gauche une décharge de fusil. Les cavités de la poitrine et l'abdomen sont ouvertes, une portion du poumon déchirée, une partie des viscères

abdominaux s'échappe au dehors. L'estomac est largement perforé : Le docteur Beaumont le soigne, le
chasseur est robuste, et finalement il guérit; mais il
conserve une fistule au-dessous du rebord des fausses côtes; l'estomac adhère à la plaie; il y a une fenêtre. Beaumont le garde à son service et étudie sur lui les phénomènes de la digestion pendant sept ans (1826 à
1833). En 1850, cet homme vivait encore; il avait repris son ancien métier, et la fistule existait toujours.

Ces observations, dans le détail desquelles je ne sau-
rais entrer, furent le point de départ des fistules artificielles pratiquées chez les animaux. Blondlot, professeur à l'école secondaire de médecine de Nancy,
établit la première fistule artificielle sur le chien (1842).
L'année suivante, Claude Bernard perfectionna le procédé et reconnut l'identité, constatée par Beaumont et
ses successeurs, des propriétés chimiques et physiologiques du suc gastrique chez l'homme et les animaux.
L'opération de la fistule artificielle se fait sans danger
et sans suites graves chez le chien (Cl. Bernard,
Phys. expér., t. II, p. 386), Les services rendus à la
physiologie par les fistules artificielles sont considérables; elles ont permis de se procurer avec facilité le
suc gastrique et d'en étudier de plus près les propriétés
et la fonction.

115. — **Recherches de Cl. Bernard et Barreswil**. — En 1844, le 22 avril, Claude Bernard et Barreswil présentent à l'Académie des sciences un mémoire
intitulé : *Recherches physiologiques sur les substances
alimentaires.* Ils y relatent deux séries d'expériences
effectuées sur diverses substances. Dans la première
série, ils prennent trois chiens à jeun et vigoureux; ils
injectent par la veine jugulaire les liquides suivants :

Au 1er une solution aqueuse de 5 décigr. de sucre de canne.
Au 2e — — 5 décigr. d'albumine.
Au 3e — — 5 décigr. d'ichtiocolle (gélatine pure).

Aucun accident ne se manifeste à la suite des injections. Trois heures après on sonde les animaux, et l'on analyse les urines. Le sucre, l'albumine et la gélatine ont passé intacts dans les urines.

Dans d'autres expériences, on dissout dans le suc gastrique (15 grammes) récemment extrait de l'estomac d'un chien une égale quantité des mêmes substances : on laisse digérer le mélange au bain-marie à 38° ou 40° pendant six ou huit heures, puis on injecte le liquide à trois chiens à jeun. Il ne se produit également aucun accident. Trois heures après on sonde les chiens, et l'on examine les urines. On ne trouve pas traces de sucre ni d'albumine dans les urines, mais la gélatine a passé inaltérée. La conclusion de ces expériences est que l'action du suc gastrique est nécessaire à l'assimilation du sucre et de l'albumine.

Dans une deuxième série d'expériences, Cl. Bernard et Barreswil nourrissent trois chiens exclusivement :

Le premier avec du sucre;

Le deuxième avec de l'albumine;

Le troisième avec de la gélatine.

Les trois urines sont ensuite examinées comparativement. Il n'y a pas traces de sucre ni d'albumine dans l'urine, mais la gélatine y passe intacte.

Cl. Bernard et Barreswil répètent les expériences sur eux-mêmes. Ils prennent à jeun alternativement sucre, albumine et gélatine. Ils retrouvent la gélatine dans l'urine, mais jamais ni sucre ni albumine.

116. — **Action des pneumo-gastriques sur la**

sécrétion gastrique. — Le 27 mai de la même année, Cl. Bernard présente à l'Académie ses recherches expérimentales sur « l'influence des nerfs de la huitième paire sur les phénomènes chimiques de la digestion ». Sur un chien, il avait pratiqué une fistule à large ouverture permettant d'observer ce qui se passe dans l'estomac. Ses essais portèrent sur deux alimentations différentes données à l'animal pendant huit jours consécutifs. L'une, formée de viande crue, l'autre d'une soupe composée de pain, lait et sucre de canne. Il remarque que, au moment de l'arrivée des aliments dans l'estomac, il se produit un afflux sanguin, une sorte de turgescence de l'organe et une sécrétion abondante et presque instantanée de suc gastrique. La viande, au bout de trois à quatre heures, présente l'aspect d'une bouillie blanche, pâle et chymeuse : elle est acide. Dans le cas de l'alimentation par la soupe, il constate la coagulation immédiate du lait; après trois quarts d'heure, bouillie homogène, blanchâtre, à réaction très acide; il n'y a aucune trace de fermentation, et Cl. Bernard constate la présence de sucre, au commencement, au milieu et à la fin de la digestion. Après huit jours d'observation de ces régimes, Cl. Bernard se décide à faire la section des deux pneumo-gastriques. A cet effet, il prend un chien à fistule, à jeun depuis vingt-quatre heures, lui nettoie l'estomac à l'aide d'une éponge; l'estomac très sensible, devient turgescent, se contracte et sécrète abondamment du suc gastrique, sous l'influence de cette excitation mécanique. Il résèque les deux pneumo-gastriques dans la partie moyenne du cou. Il se produit instantanément un changement complet dans l'aspect de l'estomac. La membrane s'affaisse, pâlit et semble exsangue; la sensibilité, le mouvement et la sécrétion gastrique s'arrétent instantanément : il se produit néanmoins une sécrétion abondante d'un mucus neutre. L'état général de l'animal n'est point troublé; le chien, très vorace de son naturel, se jette avec avidité sur les aliments qu'on lui offre : on ingère alors par la fistule de la viande crue et de la soupe au lait, et l'on rebouche la fistule. Une heure après, le pain est ramolli, le lait non coagulé, mêlé à beaucoup de mucus filant; la masse alimentaire est neutre et la viande intacte. Deux heures après, la masse offre le même état, sauf le pain, qui est plus ramolli; la réaction est toujours neutre. Huit heures plus tard, on trouve une bouillie blanchâtre excessivement acide; il s'est produit une fermentation lactique du sucre; la viande est intacte sans la moindre altération; vingt-quatre heures après, la masse est dans le même état, il ne s'est rien produit de nouveau, et l'animal est sacrifié. Les conclusions de cette expérience si intéressante sont les suivantes : la section des pneumo-gastriques éteint le sentiment et le mouvement de l'estomac; elle arrête la sécrétion du suc gastrique : il s'établit des fermentations et des décompositions dans lesquelles l'acide lactique se forme. Sous l'influence des pneumo-gastriques, ces altérations n'arrivent pas : c'est ce que prouve rigoureusement la deuxième série d'expériences.

On sait qu'il existe dans les amandes amères deux matières extractives : l'émulsine et l'amygdaline qui, administrées isolément aux animaux, sont tout à fait inoffensives, mais qui deviennent un poison violent lorsqu'on les met en contact : il y a alors, dans ce cas, production d'acide cyanhydrique et d'essence d'amandes amères. Lorsque ces matières sont en présence du suc gastrique, les choses se passent différemment. Cl. Ber-

nard opère sur deux chiens adultes, à jeun et dans les
mêmes conditions : l'un a les pneumo-gastriques résé-
qués, et l'autre n'a pas subi de résection. On ingère
directement dans l'estomac des deux animaux la même
dose d'émulsine, puis une demi-heure après, on donne
à chacun une même dose d'amygdaline. Le chien réséqué
meurt un quart d'heure après, avec tous les symptômes de
l'empoisonnement par l'acide cyanhydrique ; le chien qui
n'a pas subi de résection n'éprouve pas d'accident et sur-
vit. Cl. Bernard explique ces faits en admettant que, en
présence du suc gastrique, l'émulsine a été modifiée ;
elle a perdu la propriété d'agir sur l'amygdaline, tandis que, dans le cas du chien réséqué, comme il n'y
avait plus de production de suc gastrique, la réaction
s'est produite et a donné naissance à de l'acide cyanhydrique qui a provoqué la mort. Les aliments sont
donc, dans l'estomac, presque exclusivement soumis à
l'action du suc gastrique : aucune décomposition spontanée ne peut alors se produire ; il y a, dans cet organe, modification radicale des propriétés des matières
ingérées. La section des pneumo-gastriques supprimant
la sécrétion du suc gastrique, modifie complètement les
phénomènes.

117. — **Action du suc gastrique sur les aliments.** — Dans un deuxième mémoire présenté le
9 décembre 1844 à l'Académie des sciences, Cl. Bernard
et Barreswil, avant d'étudier le mode d'action du suc
gastrique sur les principaux aliments simples, exami-
nent la constitution chimique du suc gastrique. Deux
opinions étaient en présence : l'une admettait que l'a-
cidité du suc était due à un acide libre, et principalement à l'acide chlorhydrique ; suivant l'autre, elle était
due à du biphosphate de chaux : cette dernière opinion
était celle émise par Blondlot. Cl. Bernard et Barreswil

concluent de leurs expériences que l'acidité est due à
l'acide lactique : ils n'ont jamais trouvé ni acide chlorhydrique ni acide acétique libres. L'acide chlorhydrique obtenu dans les distillations est dû à la réaction
de l'acide lactique, qui est fixe, sur les chlorures. Cela
n'implique nullement un rôle spécial à l'acide lactique
pendant la digestion ; tous les acides agissant dans la
digestion, l'équivalence des acides existe pour l'activité
du suc. Ce n'est pas également le biphosphate de chaux
qui rend le suc acide. Melsens combat l'opinion de
Blondlot : nous reviendrons plus tard sur la composition du suc gastrique et sur les résultats des expériences auxquelles a donné lieu l'étude de sa composition.

Dans un troisième mémoire (7 juillet 1845) Cl.
Bernard et Barreswil rappelant qu'ils ont avancé que
le suc gastrique contient : 1° de l'acide lactique libre,
2° une matière organique précipitée et détruite par la
chaleur entre 85 et 90 degrés centigrades, viennent
démontrer que c'est à cette matière organique que le
suc gastrique doit son activité, et qu'il la perd quand
on détruit cette substance. Un caractère remarquable
de cette matière, c'est de changer de propriété
suivant qu'elle est au sein d'un liquide acide ou alcalin. Quand le suc gastrique est acide, la matière
organique dissout très bien les substances azotées, telles que fibrine, gluten, albumine, etc., et ne dissout
pas l'amidon cuit. On savait cela depuis longtemps ;
mais Cl. Bernard et Barreswill viennent établir le
changement du rôle physiologique du suc gastrique
rendu alcalin par l'addition d'un peu de carbonate de
soude : à cet état alcalin, le suc gastrique digère alors
l'amidon, mais il n'agit plus sur les matières azotées,
la viande. Il a donc la propriété de la salive et du

fluide pancréatique (Cl. Bernard n'a pas encore découvert le rôle véritable de ce dernier), et il est intéressant de voir si l'inverse sera vrai. Or la salive et le suc pancréatique naturellement alcalins sont-ils acidulés, leur rôle est interverti : ils digèrent la viande et ne transforment plus l'amidon cuit. Le principe organique actif de la salive, du suc pancréatique, du suc gastrique dans la digestion agit donc différemment suivant que le milieu est acide ou alcalin : acides, ces trois liquides dissolvent la viande et pas l'amidon; alcalins, l'amidon est dissous et la viande demeure intacte.

118. — **La digestion chez les herbivores.** — Le 23 mars 1846, Cl. Bernard communiqua à l'Académie des sciences un mémoire très important qui a pour titre : *Sur les différences que présentent les phénomènes de la digestion et de la nutrition chez les animaux herbivores et carnivores.* Les expériences ont porté sur des chiens nourris exclusivement avec de la viande cuite ou crue : ils étaient sacrifiés pendant le travail de la digestion, les résultats obtenus furent constamment les mêmes :

1° Le chyme se présente sous forme de bouillie alimentaire, acide dans l'intestin grêle.

2° Le chyle est opaque, homogène et blanc laiteux.

3° Les urines claires ambrées, à réaction franchement acide.

Les expériences faites sur des lapins, nourris exclusivement de substances végétales consistant en herbes ou carottes, ont donné :

1° Le chyme alcalin dans l'intestin grêle.

2° Le chyle clair comme la lymphe, à peine opalescent.

3° Urines troubles, blanchâtres, à réaction très alcaline.

Ces différences ne proviennent pas d'une différence d'organisation dans les animaux, ce que Cl. Bernard a démontré de la façon la plus élégante et la plus nette par les expériences suivantes :

Deux chiens et deux lapins en digestion, présentant dans leur urine les caractères énoncés précédemment, sont soumis à une diète absolue pendant trente-six à trente-huit heures. Les urines de tous quatre sont alors claires, ambrées et à réaction acide. Cela prouve que les urines présentaient primitivement la même réaction et la même apparence chez les herbivores et chez les carnivores. Ces essais, répétés un grand nombre de fois, ont conduit aux mêmes résultats. Afin d'étudier l'influence des aliments sur les urines, Cl. Bernard intervertit l'alimentation des animaux. Les chiens sont nourris avec des pommes de terre cuites à l'eau et des carottes bouillies, et les lapins alimentés avec de la viande de bœuf cuite, qu'ils mangent avec appétit (de 100 à 120 gr. par jour). Il se produit dans les urines une inversion correspondant à celle introduite dans les aliments : l'urine des lapins est claire, ambrée et acide; celle des chiens devenue louche, blanchâtre et alcaline.

Les animaux, chiens et lapins, sont sacrifiés en pleine digestion. On trouve :

	CHEZ LE LAPIN.	CHEZ LE CHIEN.
Le chyme	acide (intestin grêle)	alcalin.
Le chyle	opalin et laiteux	clair, à peine opalescent dans le canal thoracique.

Les conclusions de ces expériences sont donc que les différences réelles dans l'appareil alimentaire des herbivores et des carnivores portent sur la partie mécanique de la fonction. Les herbivores sont plus aptes que les carnivores à diviser les aliments : les urines troubles et alcalines sont celles de l'alimentation avec des substances peu azotées. L'étroite relation qui lie le chyme et le chyle, le chyle et l'urine permet donc, d'après l'examen de l'urine, dont l'accès est très facile, de conclure les deux autres. Ce point est de la plus grande importance et mérite toute attention. Sur deux animaux à jeun, soit lapin, soit chien, mais dont l'urine est claire et acide, Cl. Bernard injecte :

1° Du sucre de canne; il n'y a pas de changement dans l'urine.

2° Du sucre de raisin; urine très promptement alcaline et louche.

Il interprète alors le phénomène de cette manière : la réaction alcaline de l'urine, signe de la digestion d'aliments non azotés, se manifeste après l'injection de sucre de raisin. C'est que ce dernier est un aliment assimilé et détruit dans le sang. Le sucre de canne, au contraire, ne devient un aliment qu'après avoir été transformé par le suc gastrique.

Deux lapins à jeun depuis trente-six heures ont les urines claires et acides; cela est dû à la diète prolongée; on leur donne un repas de carotte, et, au bout de deux heures et demie, les urines deviennent troubles et alcalines. Sur l'un des lapins, Cl. Bernard coupe la pneumo-gastrique, la digestion s'arrête en très peu de temps, l'urine redevient claire et acide comme lorsque l'animal était à la diète, chez l'autre l'urine reste louche et alcaline.

SOURCES A CONSULTER.

1. Cl. Bernard. Thèse inaugurale de doctorat en médecine, du 7 septembre 1843.

2. *Cl. Bernard et Barreswil.* Recherches physiologiques sur les substances alimentaires. *Comptes rend.*, t. XVIII, p. 783.

3. *Cl. Bernard.* De l'influence des nerfs de la huitième paire sur les phénomènes de la digestion. *Comptes rend.*, t. XVIII, p. 995.

4. *Cl. Bernard et Barreswil.* Sur les phénomènes chimiques de la digestion, 9 décembre 1844. *Comptes rend.*, t. XIX, p. 1284.

5. *Cl. Bernard et Barreswil,* 7 juillet 1845. *Comptes rend.*, t. XXI, p. 88.

6. *Cl. Bernard.* Des différences que présentent les phénomènes de la digestion et de la nutrition chez les animaux herbivores et carnivores. 23 mars 1846. *Comptes rend.*, t. XXII p. 534.

7. *Blondlot.* Traité analytique de la digestion. 1843, in-8°.

CHAPITRE XI.

SUC PANCRÉATIQUE. — ORIGINE DU SUCRE DANS L'ÉCONOMIE ANIMALE

119.—**Cl. Bernard; rôle du suc pancréatique.** — L'exposé des premiers travaux de Cl. Bernard sur la digestion a suffisamment établi l'ordre d'idées qui a constamment guidé l'illustre physiologiste. De 1843 à 1848, il a donné une définition expérimentale de l'aliment, montré l'influence décisive du système nerveux sur l'acte digestif, par la section des pneumogastriques, constaté l'identité de la fonction de la digestion chez le carnivore et chez l'herbivore, et établi le vrai caractère de la digestion des aliments azotés et celui des aliments hydrocarburés ou féculents. En 1848 et 1849, il découvre la cause fondamentale de la digestion des corps gras et l'origine du sucre animal. Dans ses recherches sur la digestion comparée chez les carnivores, et chez les herbivores en 1846, Cl. Bernard, en suivant la transformation des matières grasses dans les diverses parties du tube intestinal, avait constaté un fait important : la graisse, sortie de l'estomac d'un lapin, n'est modifiée qu'à une certaine distance du pylore et beaucoup plus bas dans l'intestin que cela n'a lieu chez le chien;

les vaisseaux chylifères blancs contenant de la graisse
ne sont très évidents chez le lapin qu'assez loin du
pylore, ils sont visibles chez le chien au commencement du duodénum. Il est, par ces observations, conduit à rechercher la cause du phénomène, et constate
que cette différence dans la chylification des corps gras
coïncide avec une différence dans le point de déverse-
ment du suc pancréatique dans l'intestin : ce suc se
déverse très près du pylore chez le chien. La condition et
le mode de digestion des corps gras sont découverts.
Le suc pancréatique est le produit d'une glande, le
pancréas, qui, présentant un seul conduit, comme chez
le lapin, ou deux conduits de volume inégal, chez
l'homme, le chien et le cheval, déverse le produit
pancréatique à des hauteurs variables dans l'intestin.
Cette glande était connue anatomiquement des anciens.
En 1642, Maurice Hoffmann avait découvert dans le
coq d'Inde le canal pancréatique; son hôte Wirsung
trouva le premier chez l'homme le canal qui porte son
nom; sa découverte lui valut la mort : il périt assas-
siné par des fanatiques religieux que sa découverte
avait exaspérés (22 août 1643). Jusqu'en 1794, de
nombreux travaux anatomiques sur le pancréas furent
entrepris; ils sont résumés dans un mémoire de Siebold
en 1797. Les physiologistes assimilaient le suc pancréatique à la salive. Tiedemann et Gmelin lui font
jouer un rôle dans l'assimilation des matières azotées,
mais personne avant Cl. Bernard n'entrevoit sa véritable fonction. Magendie avait déjà extrait le suc pancréatique sur l'animal vivant, mais il n'en avait obtenu que de très faibles quantités. Cl. Bernard imagine
un procédé opératoire qui permet de s'en procurer des
quantités plus considérables. Le suc pancréatique est
le résultat d'une sécrétion intermittente; il se produit

au moment où la digestion stomacale commence. Pendant l'abstinence, le pancréas est au repos, il est pâle et exsangue; pendant la digestion, il est rouge, turgescent et injecté : sa sécrétion offre donc une analogie parfaite avec celle du suc gastrique. Lorsque la sécrétion est normale, c'est-à-dire en l'absence des troubles dus à l'opération, le pancréas produit de 5 à 6 grammes de liquide seulement, par heure, chez un chien de forte taille; la sécrétion dure pendant toute la digestion et un peu après. Le suc pancréatique est formé de 99.1 pour 100 d'eau et 0.9 pour 100 de matière animale soluble dans l'alcool et dans l'eau, de mucus, de soude, de chlorure de potassium et de sodium, de phosphate tribasique de chaux; il est toujours alcalin, jamais neutre ni acide. Le 19 février 1849, Cl. Bernard communiqua sa découverte à l'Académie des sciences. Dans cette note : « Recherches sur les usages du suc pancréatique pendant la digestion », il établit le véritable rôle du suc pancréatique. Ce liquide est destiné, à l'exclusion de tout autre suc intestinal, à digérer les substances grasses neutres contenues dans les aliments, et à permettre leur absorption par les vaisseaux chylifères. Le mémoire établit que le suc pancréatique :

1° Est un liquide limpide, incolore, visqueux et gluant, sans odeur caractéristique, d'une saveur salée, constamment alcalin au papier de tournesol chez le chien, le cheval, le chat, le lapin et l'oiseau, se coagulant en masse par la chaleur, l'acide nitrique, l'acide chlorhydrique, l'acide sulfurique concentré, l'alcool et les sels métalliques.

2° Émulsionne complètement le beurre, l'huile, les graisses à la température de 38 ou 40 degrés, et produit un liquide crémeux. Il n'y a pas simplement émulsion, mais encore modification chimique. La réaction, qui est primitivement alcaline, passe promptement à une réaction acide. La graisse se dédouble en acide gras et en glycérine : dans le cas où l'on a affaire au beurre, il y a production d'acide butyrique, qui est très facilement reconnaissable à son odeur. Le suc pancréatique est le seul liquide de l'organisme qui jouisse de cette propriété. Cl. Bernard a essayé sur les matières grasses, l'action de la bile, de la salive, du suc gastrique, du sérum du sang, du fluide céphalo-rachidien : aucun de ces liquides n'a produit une action analogue à celle du suc pancréatique.

3° Les matières grasses neutres alimentaires ne sont absorbables par les vaisseaux chylifères qu'après émulsion et modification préalable par le suc pancréatique. C'est l'agent indispensable et unique du produit blanc homogène qui circule dans les vaisseaux lactés, et qu'on nomme chyle : les vaisseaux chylifères ne contiennent, en effet, de liquide laiteux qu'à la condition qu'ils aient absorbé des matières grasses dans l'intestin. Il est facile de démontrer le rôle modificateur du suc pancréatique sur la matière grasse. En effet, en liant sur les chiens les deux conduits pancréatiques, la graisse traverse l'appareil digestif sans avoir été modifiée, et le chyle est incolore et totalement dépourvu de matière grasse. Le même fait se démontre par une autre expérience effectuée sur le lapin, chez lequel le canal pancréatique qui est unique se trouve dans l'intestin à o^m,35 *au-dessous* du canal cholédoque. Chez le lapin dans les aliments duquel on a incorporé de la graisse, on trouve deux chyles : l'un transparent et dépourvu de substance grasse provenant des o^m,35 d'intestin situés avant l'abouchement du canal pancréatique, et le chyle blanc homogène, chargé de graisse provenant des portions d'intestin grêle placées au-dessous de l'ouverture du canal pancréatique. Cette expérience démontre donc que la bile ne joue aucun rôle dans la digestion de la graisse, et que le suc pancréatique la modifie seule et la rend absorbable dans l'intestin. Magendie avait vu qu'en liant le canal cholédoque sur des chiens, la graisse était néanmoins émulsionnée et absorbée par les chylifères. Brodie avait avancé le contraire en expérimentant sur des chats ; mais il avait ligaturé probablement le canal pancréatique et le canal cholédoque qui s'ouvrent presque au même point dans l'intestin.

4° Cl. Bernard établit ensuite que c'est la matière azotée du suc pancréatique qui agit pour digérer la graisse : cette matière azotée ne se comporte pas comme l'albumine : coagulée à une douce chaleur, desséchée, elle se redissout entièrement dans l'eau, et la solution jouit des propriétés du suc pancréatique.

5° Les maladies du pancréas amènent la suppression du suc pancréatique ou son altération ; dans ces deux cas, la digestion des matières grasses devient impossible, et ces dernières passent intactes dans les excréments.

120. — **La fonction glycogénique : — la découverte de Cl. Bernard.** — Arrivons maintenant à la glycogénie. Le 21 octobre 1848, Cl. Bernard communiqua à la société de biologie un mémoire concernant la présence du sucre dans l'économie. Avant d'aborder cette question, quelques mots seulement sur l'état de la question avant Cl. Bernard. Le sucre est très répandu dans la nature sous trois formes distinctes : sucre de canne, sucre de raisin ou de fruit, et sucre de lait. Les végétaux ne le trouvent pas dans le sol ; ils le fabriquent de toutes pièces ; il s'accumule dans la plante en vue de la formation du fruit, ainsi que le montre parfaitement la betterave, qui s'enrichit pendant la première année de sa végétation et

s'appauvrit totalement pendant la seconde année, c'est-à-dire pendant la formation et la maturation de la graine. On rencontre le sucre chez les animaux, mais vient-il exclusivement du dehors, c'est-à-dire des végétaux sucrés et amylacés, ou bien les animaux le forment-ils dans leurs organes ? Cette question importante avait été bien controversée, mais non élucidée : il était généralement admis, en 1848, que l'origine du sucre animal se trouvait uniquement dans les aliments, puisqu'on admettait à ce moment avec Dumas, Boussingault et Payen, que les animaux ne créent aucun principe immédiat, et qu'ils se bornent à détruire ceux qu'élaborent les plantes. Ainsi, au moment où Cl. Bernard publie ses expériences, on refuse de la façon la plus explicite à l'animal la faculté de former des principes immédiats, en lui accordant seulement celle de les détruire. Il appartenait à la physiologie expérimentale de résoudre cette question capitale. Cl. Bernard fit à cette occasion plusieurs séries d'expériences qui mirent en vive lumière la faculté qu'ont les animaux de fabriquer du sucre tout aussi bien que les végétaux, fait absolument nouveau.

Première série d'expériences.

121. — **Le sucre ne vient pas des aliments.** — *Première expérience.* — Un lapin vivant est nourri avec du son et des carottes : après son repas, on lui injecte dans l'estomac, à l'aide d'une sonde, 50 grammes d'amidon délayé dans l'eau bouillante, puis refroidi. Cinq heures après le lapin est sacrifié et le sang des cavités du cœur recueilli; on sépare le sérum qui est examiné : il renferme du sucre. Dans l'estomac et l'intestin on trouve aussi du sucre et beaucoup d'a-

midon non transformé. L'urine est trouble, alcaline et dépourvue de sucre.

Deuxième expérience. — A un chien adulte à jeun depuis vingt-quatre heures, on donne 300 grammes de colle d'amidon qu'il mange avec avidité. Cinq heures après, il est assommé, et le sang du cœur est recueilli. Le sérum est séparé; il contient du sucre. L'estomac renferme de l'amidon non transformé et pas de trace de sucre. L'intestin contient de l'amidon transformé, beaucoup de sucre; l'urine en est dépourvue.

Troisième expérience. — Une chienne adulte fait un repas copieux composé de tête de mouton et d'os de volaille. Sept heures après, elle est sacrifiée. Le sang du cœur contient du sucre, l'animal est en pleine digestion intestinale : la matière contenue dans l'estomac et dans l'intestin est absolument exempte de sucre; l'urine n'en contient pas.

Quatrième expérience. — Un chien adulte est laissé sans nourriture; après quarante-huit heures d'abstinence complète, il est tué : le sang du cœur contient du sucre; l'estomac et l'intestin grêle sont complètement vides; pas de sucre; il n'y en a pas également dans l'urine.

La conséquence évidente de ces expériences, c'est que le sucre ne vient pas des aliments.

Deuxième série d'expériences.

122. — **Le sucre vient du foie.** — Dans une deuxième série d'expériences, Cl. Bernard a pour but d'établir d'où vient le sucre des animaux à l'abstinence ou nourris de viande.

Première expérience. — Un chien adulte, bien portant, fait un repas copieux d'os et de viande cuite. Il est assommé sept heures après. A l'autopsie on trouve tous les caractères de la digestion intestinale franche. Cl. Bernard recueille :

1° Le sang de la veine-porte ;

2° Le chyle, par une section du canal thoracique ;

3°. Le sang du cœur ;

4° Le contenu de l'estomac et de l'intestin.

Il recherche le sucre dans ces différentes matières, et il arrive aux conclusions suivantes :

1° Pas de sucre dans les matières alimentaires.

2° Pas de sucre dans le chyle :

3° Beaucoup de sucre dans le sang de la veine-porte ;

4° Sucre dans le sang du cœur, mais en quantité moindre que dans celui de la veine-porte.

Deuxième expérience. — Un chien adulte, à jeun depuis trois jours est soumis à une abstinence totale, puis il est assommé, et à l'autopsie il présente tous les caractères de la période d'inanition : anémie et pâleur des organes digestifs ; flaccidité : les vaisseaux chylifères et le canal thoracique contiennent de la lymphe. On recueille :

1° Le sang du tronc de la veine-porte ;

2° Le sang du cœur ;

3° La lymphe du canal thoracique.

Le sang de la veine-porte contient beaucoup de sucre, le sang du cœur, beaucoup moins, et la lymphe n'en contient pas. Le sucre doit donc venir de quelque organe voisin de la veine-porte : du foie, de la rate ou du pancréas.

Troisième expérience. — Un chien en digestion de matières exemptes de sucre et d'amidon est tué par la section du bulbe rachidien : on ouvre l'animal, et on lie les rameaux veineux de l'intestin grêle, de la veine splénique, les rameaux du pancréas et du tronc de la veine-porte avant son entrée dans le foie. On trouve que :

1° Le sang des veines intestinales présente du sucre ;

2° Le sang du pancréas ne présente pas de sucre ;

3° Le sang de la rate ne présente pas de sucre ;

4° Le sang refluant du foie ne présente pas de sucre en abondance.

Le foie, la rate, le pancréas et les intestins sont alors examinés à part. On trouve beaucoup de sucre dans le foie et pas dans les autres organes. Cl. Bernard en conclut que *le sucre vient du foie.*

Quant à la présence du sucre dans la veine-porte, elle est accidentelle ; Cl. Bernard a démontré qu'elle est due à un reflux du sang venant du foie au moment de l'autopsie : la veine-porte ne présentant pas de valvule, une partie du sang du foie reflue vers la veine-porte et se mêle à celui que celle-ci contient ; on évite le reflux en effectuant une ligature, et, dans ce cas, il n'y a jamais de sucre dans le sang de la veine-porte.

Le sucre contenu dans le foie n'est pas du sucre de canne, mais du sucre de diabète. Reste une dernière question importante à résoudre. Le sucre se condense-t-il dans le foie ou bien s'y produit-il ? On connaît de nombreux exemples de condensations de poisons métalliques dans le foie. Cl. Bernard tente de résoudre la question de l'origine du sucre dans le foie par les expériences suivantes :

Première expérience. — Un chien adulte est soumis à l'abstinence pendant huit jours, après ce temps on l'alimente pendant onze jours avec de la viande, puis, le dix-neuvième jour, on le sacrifie en pleine digestion. L'abstinence avait pour but de faire disparaître, si possibilité il y a, le sucre que le sang aurait pu contenir. A l'autopsie, on trouve beaucoup de sucre dans le sang et beaucoup dans le foie. En dix-neuf jours le sucre du sang n'aurait donc pas été éliminé.

Deuxième expérience. — Un lapin adulte est en pleine digestion d'herbes et de carottes. On lui fait la section des pneumogastriques dans la région moyenne du cou. Dix-sept heures après l'animal est trouvé mort, mais encore chaud. A l'autopsie on ne trouve pas de sucre ni dans le foie ni dans le sang.

La formation du sucre dans le foie est donc manifestement sous l'influence du système nerveux : de plus l'élimination du sucre du foie se fait très rapidement, et le foie n'en contient pas, alors que les aliments en renferment. Cl. Bernard signale ensuite le sucre dans le foie des animaux au moment de leur naissance, veaux, etc., il se forme pendant la vie intra-utérine. Les conclusions de ce mémoire sont les suivantes :

1° A l'état physiologique, il existe constamment et normalement du sucre de diabète dans le sang du cœur, et dans le foie de l'homme et des animaux.

2° La formation de ce sucre a lieu dans le foie; elle est indépendante d'une alimentation sucrée et amylacée.

3° Cette formation du sucre dans le foie commence à s'opérer dans l'animal avant la naissance, par conséquent avant l'injection directe d'aliments.

4° Cette production de matière sucrée, qui serait une des fonctions du foie, paraît liée à l'intégrité des nerfs pneumo-gastriques.

La conséquence physiologique et philosophique capitale, qui découle de ces faits c'est que les animaux peuvent, comme les végétaux, créer et détruire du sucre.

Le 13 novembre 1848, Cl. Bernard et Barreswil présentent à l'Académie un échantillon d'alcool provenant de la fermentation du sucre de foie. Ils n'ont pas

pu faire cristalliser le sucre. Le sucre de foie ne se rencontre à l'état normal que dans l'organisme animal.

SOURCES A CONSULTER.

1. *Cl. Bernard*. Recherches sur les usages du suc pancréatique
dans la digestion. *Comptes rendus de l'Acad. des sciences*,
t. XXVIII, p. 249.

2. *Cl. Bernard*. Leçons de physiologie expérimentale, t. II,
p. 170 et suiv. 1856, Paris.

3. *Cl. Bernard*. De l'origine du sucre dans l'économie animale,
21 octobre 1848. Soc. de biologie. *Archives de médecine*,
t. XVIII, p. 303, 4ᵉ série.

4. *Cl. Bernard et Barreswil*. De la présence du sucre dans le
foie. *Comptes rendus de l'Acad.* Novembre 1848, t. XVII,
p. 514.

CHAPITRE XII.

GLYCOGÉNIE : THÈSE DE DOCTORAT DE CL. BERNARD.

123. — **La soutenance à la Sorbonne**. — Le 17 mars 1853 restera une date mémorable dans les fastes de la Sorbonne. Cl. Bernard soutenait sa thèse de doctorat devant un jury composé de : Milne-Edwards, président, Dumas et de Jussieu, assesseurs. Tout ce que Paris compte de physiologistes, de naturalistes et de médecins distingués se presse dans l'amphithéâtre de la faculté des sciences. Le candidat est un maître éminent, ses juges auront bientôt l'honneur de le voir siéger à leurs côtés à la faculté et à l'Académie. Cl. Bernard a choisi pour sujet de thèse la nouvelle fonction du foie découverte par lui en 1848, et qu'il étudiait depuis cinq ans dans le laboratoire du Collège de France. La deuxième thèse contient des propositions de la faculté, les unes empruntées aux propres travaux du candidat; les autres, sans doute, données, en grande partie, par J.-B. Dumas : elles sont toutes originales et prêtent à des développements critiques d'un ordre élevé.

Cl. Bernard rappelle d'abord l'opinion régnante sur

l'inaptitude des animaux à former du sucre : les plantes l'élaborent, et les animaux le détruisent. Les matières alimentaires, féculentes ou sucrées, sont l'origine du sucre des tissus des animaux. Cependant il existe une anomalie remarquable dans le diabète sucré, car la quantité de sucre produite est bien supérieure à celle qui vient des aliments, et les aliments féculents ou sucrés, lorsqu'ils sont complètement supprimés, ne font pas disparaître le diabète. Depuis 1843 (thèse de doctorat en médecine), Cl. Bernard s'occupe de la question. La production normale du sucre des aliments ne peut donner lieu à des expériences chez les animaux. C'est donc la destruction du sucre des aliments qu'il va étudier. — Son plan d'expérience peut se résumer ainsi : introduire du sucre dans la circulation d'un animal bien portant, le suivre dans le sang jusqu'à ce qu'il disparaisse en se transformant; déterminer l'organe ou le tissu où s'opère cette destruction, localiser, par là, l'organe ou l'agent assimilateur du sucre; cet agent ou organe connu, étudier comparativement les animaux carnivores et herbivores, supprimer chez eux l'agent ou l'organe, et arriver ainsi à créer le diabète artificiel. Tel est le programme que Cl. Bernard s'était tracé : il voulait arriver à établir s'il y a ou non production de sucre dans les animaux, sans l'intervention des aliments sucrés ou féculents; mais, d'après les résultats de ses premières expériences, il modifie son plan d'étude. Des chiens nourris avec des aliments féculents et sucrés, puis avec des aliments exempts de sucre et d'amidon, ont constamment montré du sucre dans le sang. Il importait donc de découvrir l'organe qui fournit le sucre. Par suite d'une série d'éliminations nécessaires, Cl. Bernard arrive bientôt à localiser la fonction dans le foie. En 1848, il publiait son premier travail; en 1850, l'Académie des sciences lui décernait le prix de physiologie expérimentale; il communiqua ses expériences et les répéta devant les savants étrangers. Van der Broek, en Hollande, Frerichs, Lehmann, Baumert, en Allemagne, Gibb et Mitchell, en Angleterre, les répètent et les confirment. L'origine localisée du sucre étant découverte, reste à étudier ce que devient cette substance.

124. — **Plan de la thèse de Cl. Bernard.** — Dès 1853, Cl. Bernard établit qu'on peut envisager la question sous trois faces, correspondant à trois ordres de démonstrations :

1° Démonstration expérimentale et histoire physiologique de la production du sucre chez l'homme et les animaux, considérée en elle-même et comme une fonction spéciale et normale du foie;

2° Démonstration du mécanisme par lequel la matière sucrée produite se détruit et disparaît, et ses usages dans l'organisme animal;

3° Démonstration directe de l'activité nerveuse sur cette production du sucre dans l'organisme.

La première face de la question l'occupe seule dans sa thèse. Il commence par indiquer les procédés employés pour la recherche du sucre et son dosage. Il établit :

1° Que la décoction du foie fermente au contact de la levure et fournit de l'alcool et de l'acide carbonique;

2° Que la décoction se colore en brun par les alcalis caustiques et réduit le tartrate cupro-potassique;

3° Que le sucre du foie dévie à droite la lumière polarisée.

En résumé, par tous ses caractères, le sucre du foie appartient au sucre de la deuxième espèce; il en diffère physiologiquement par la faculté de se détruire en fermentant dans le sang beaucoup plus vite que les sucres de glucose et d'amidon.

4° Il dose le sucre dans le foie, soit au moyen du polarimètre, soit par la liqueur de Barreswill ;

5° Il extrait le sucre du foie et obtient la combinaison cristalline de chlorure de sodium et de sucre bien connue.

Voilà le résumé de ses observations préliminaires.

Dans le chapitre 1er, il établit les divisions suivantes de son sujet :

1° Recherches du sucre dans le foie de l'homme. Il faut, pour retrouver du sucre dans le sang, que l'homme soit mort en bonne santé, d'une mort rapide et violente. Le sucre se détruit chez l'homme malade. Les foies des cadavres n'en renferment presque jamais. Cl. Bernard a constaté la présence du sucre dans les foies des suppliciés et sur le foie d'un homme tué d'un coup de fusil.

2° Recherche du sucre dans le foie d'autres mammifères. Il a opéré sur des quadrumanes, des carnassiers, rongeurs, ruminants et pachydermes.

3° Recherche du sucre dans le tissu du foie chez les oiseaux. Chez les rapaces, les passereaux, les gallinacés, les échassiers et les palmipèdes.

4° Recherche du sucre dans le foie des reptiles. Chez les chéloniens, les sauriens, les ophidiens et les batraciens.

5° Recherche du sucre dans le foie des poissons :

A. Poissons osseux : 1° acanthoptérygiens : perche ; 2° malacoptérygiens abdominaux : ablette, carpe; 3° malacoptérygiens subbranchiaux : morue, turbot; 4° malacoptérygiens apodes : anguille commune.

B. Poissons cartilagineux : 1° sturioniens : esturgeon ; 2° sélaciens : chien de mer, raie.

125. — **Conclusions.** — La matière sucrée est constante dans le foie, indépendamment de l'espèce, du sexe, de l'âge, de l'alimentation. Le foie est sucré chez

les herbivores, carnivores, omnivores, chez les oiseaux, mammifères, reptiles aériens, et chez les poissons. Chez tous ces animaux, la sécrétion biliaire coule pure dans l'intestin, tandis que la matière sucrée est emportée directement par le courant sanguin des veines hépatiques : c'est là la disposition caractéristique des vertébrés : chez les invertébrés, les choses se passent autrement, et le sucre est mêlé à la bile.

Cl. Bernard a trouvé les quantités de sucre suivantes dans le foie de l'homme et des vertébrés :

Animaux à sang chaud.	Sucre p. 100 de foie.
Homme	1.70
Id	2.14
Id	1.10
Singe	2.15
Chien	1.90
Id	1.65
Id	1.91
Chat	2.09
Id	2.60
Id	1.14
Id	1.60
Écureuil	3.66
Cobaye	1.70
Lapin	1.64
Id	2.66
Chèvre	3.89
Mouton	1.75
Id	2.15
Bœuf	3.25
Id	2.65
Cheval	4.08
Oiseaux : Chouette	1.06
Moineau	2.80
Canard	1.40

Animaux à sang froid.

Reptiles : Tortue.......................... 1.04
Poissons : Bar............................ 1.10
Id.   Barbeau........................ 1.80

Le sucre a été constaté, mais non dosé, dans les espèces animales suivantes :

Hérisson, taupe, chauve-souris, surmulot, cochon, effraie, hirondelle, alouette, pigeon, coq, dindon, perdrix, vanneau, bécassine, oie.

Lézard, orvet, couleuvre, vipère, grenouille, crapaud, salamandre, perche, gardon, ablette, carpe, chevenne, truite, morue, turbot, anguille, congre, esturgeon, grande roussette, raie.

Limaces, moule, écrevisses, langoustes, homard. Insectes.

Cette nomenclature suffit pour indiquer que le sucre est répandu dans tous les organismes animaux.

La moyenne générale du sucre, pour 100 grammes de foie, est de 1.97.

126. — **Quelle est l'origine du sucre normal?** — Dans le chapitre deuxième, Cl. Bernard se livre à la discussion expérimentale des trois hypothèses possibles sur l'origine du sucre dans le foie :

1° Vient-il nécessairement du dehors, c'est-à-dire des aliments ?

2° S'étant formé dans certains organes, se concentre-t-il dans le foie ?

3° Se produit-il dans le foie ?

Nous avons vu, par les expériences rapportées précédemment, que la dernière hypothèse est seule vérifiée expérimentalement.

Il suffit d'ajouter que Cl. Bernard a étendu les expériences faites sur les chiens en 1848, aux oiseaux, aux surmulots, etc., et que le résultat est resté le même.

Le sucre ne vient pas seulement des aliments; sa présence est indépendante de la nature de ces derniers.

Le sucre n'est-il pas accumulé dans le foie après avoir pris naissance dans d'autres parties du corps? La viande, par les modifications qu'elle subit au contact des fluides digestifs, peut-elle donner du sucre qui se condenserait dans le foie? Cette objection devenait sérieuse depuis qu'on savait que l'inosite, découverte par Scherer en 1850, corps dont la composition est identique à celle du sucre $C^{12}H^{12}O^{12}$, est un principe constant du tissu musculaire. Mais l'inosite est une matière particulière qui n'a de commun avec le sucre que sa composition élémentaire, car elle ne fermente pas au contact de la levure et ne brunit pas par la potasse : ce n'est donc pas du sucre. Or l'expérience montre qu'il ne se fait pas de sucre dans le tube digestif d'un chien nourri de viande, et l'on sait de plus qu'il y a deux sortes de sangs à considérer au point de vue du sucre : 1° le sang de la veine-porte, avant l'entrée du sang dans le foie; 2° le sang des veines hépatiques, recueilli après sa traversée dans le foie. Ces deux sangs présentent une différence remarquable et importante à constater. Il n'existe aucune trace de matière sucrée dans le sang, avant son entrée dans le foie, tandis qu'il y en a toujours de 1 à 2 pour 100 dans le sang frais, à sa sortie de cet organe.

Pour constater ce résultat capital, il importe de prendre quelques précautions expérimentales :

1° L'animal doit être alimenté sans sucre ni matière féculente au dernier repas.

2° Il faut opérer dans les trois premières heures qui suivent l'ingestion des aliments, car la matière sucrée se diffuse plus tard dans l'organisme.

3° Lier la veine-porte avant d'ouvrir largement l'abdomen afin d'éviter le reflux : en effet, il n'y a aucune valvule qui empêche le reflux du sang; il existe de larges communications entre la veine-porte dans le foie et les veines hépatiques, par des anastomoses allant de la veine-porte à la veine cave : elles ont été découvertes par Cl. Bernard en juin 1850. Ce point fondamental étant acquis, Cl. Bernard examine les sources possibles de sucre chez l'homme et les animaux, et il arrive à cette conclusion que le foie est une source unique de sucre pour les carnivores, pour l'homme, les autres omnivores et pour les herbivores. Il se demande alors ce que deviennent les principes saccharoïdes, sucre de canne, de raisin, lait, dextrine, amidon, fécule entrant dans l'alimentation. Sont-ils modifiés dans le canal intestinal ou complètement absorbés à l'état de sucre et portés dans la circulation, et quelle est, dans ce dernier cas, leur relation avec le sucre du foie? L'amidon et la fécule ne sauraient être absorbés directement; ils se retrouvent intacts dans les excréments quand, pour une raison quelconque, par suite d'un excès dans les aliments, par exemple, ils n'ont pas été préalablement transformés dans le canal intestinal en dextrine et en glucose solubles. Le sucre de canne, dans le cas d'absorption lente, peut être en partie transformé en glucose dans l'estomac ou l'intestin; par suite d'une absorption intestinale très hâtive, le sucre de canne passe dans le sang de la veine-porte sans aucun changement préalable.

A un cheval, après une abstinence de vingt-quatre heures, on fait boire un demi-seau d'eau dans lequel on avait dissous 1,000 gr. de sucre de canne, additionné d'un peu de son. Une heure après, on l'abat : l'abdomen est ouvert, la veine-porte liée, et l'on recueille au dessous de la ligature le sang venant des intestins : il contient du sucre de canne en quantité considérable et pas trace de glucose. Au delà du foie, le sang pris dans la veine hépatique et dans le cœur droit ne renferme que du glucose et plus trace de sucre de canne. Le sucre de canne est donc détruit dans le foie.

Le sucre de lait en dissolution se distingue par sa très grande difficulté à fermenter sous l'action de la levûre. Il peut y en avoir une partie d'absorbée dans le canal intestinal. Cl. Bernard a constaté qu'au contact du suc pancréatique le sucre de lait acquiert très rapidement la propriété de fermenter : on ne peut plus dès lors le distinguer du glucose. La dextrine, à raison de sa solubilité, doit pouvoir être absorbée directement. Le sang (Magendie) la transforme très rapidement en glucose : par suite, il n'y a pas possibilité de la distinguer de ce sucre. Les principes sucrés, absorbables dans l'intestin, peuvent donc finalement être de trois sortes : 1° sucre de canne; 2° sucre de lait; 3° glucose de fécule, de raisin ou de fruit. Maintenant quelles modifications ces sucres subissent-ils dans le foie? Cl. Bernard remarque d'abord qu'aucune de ces matières sucrées n'est identique, physiologiquement, avec le sucre du foie. Celui-ci est surtout caractérisé par sa fermentescibilité et sa destructibilité très grande dans le sang. Le sucre de diabétique lui est seul comparable sous ce rapport. Le sucre de canne est indestructible dans le sang; les sucres de lait et de fécule sont destructibles à divers degrés, mais bien moins que le sucre de foie. Les sucres de provenance alimentaire doivent passer dans le foie pour être assimilés : c'est une nécessité anatomique et physiologique. Cl. Bernard a démontré qu'à l'exclusion des vaisseaux chylifères, le sucre est uniquement absorbé par la veine-porte. Modifiées par le foie, ces matières sucrées, absorbées par l'intestin, s'ajoutent-elles simplement au sucre hépatique, de telle sorte que le foie ou le sang qui en sort contiendront d'autant plus de sucre qu'il y en aura eu davantage d'ingéré dans les voies digestives? Non, à l'état physiologique, les choses se passent différemment : c'est ce que montrent les expériences comparatives suivantes :

TERMES DE COMPARAISON :

		Pour 100 du foie.
1º Un chien nourri à la viande donne, en sucre......		1.90
2º Un chien nourri à la viande donne, en sucre....		1.70
1º Chien nourri à la viande et au pain donne, en sucre.		1.70
2º Chien nourri à la viande et au pain donne, en sucre.		1.30
3º Chien nourri à la viande et au pain donne, en sucre.		1.30
1º Chien nourri exclusivement avec fécule et sucre pendant trois jours...............................		1.88
2º Chien nourri exclusivement pendant trois jours avec fécule seule...............................		1.50

Tous ces animaux étaient sacrifiés à la même période de digestion.

127. — **Conclusions de la thèse de Cl. Bernard.** — Les féculents et le sucre ne modifient pas sensiblement le taux en sucre du foie. Que devient le sucre? se change-t-il en une autre substance, ou le foie diminue-t-il, par un mécanisme quelconque, la production au fur et à mesure, de sorte qu'il y ait équilibration respective? Il est extrêmement difficile de résoudre expérimentalement cette question, parce qu'on ignore la quantité de sucre passée dans le sang; il existe, en outre, de trop grandes variations dans l'absorption intestinale.

L'apport du sucre par les aliments ne peut pas faire apparaître le sucre dans le foie quand celui-ci a perdu la faculté d'en fabriquer. L'expérience faite sur la paralysie du foie produite par la section des nerfs vagues en

offre un exemple frappant. Chez les hommes dont le foie
est malade, bien qu'ils fassent usage de tisanes sucrées,
le sucre n'apparaît pas dans le foie. Que devient-il
alors? se transforme-t-il en acide lactique, etc.? Cl. Bernard ne résout pas cette question, mais il est porté à
croire que le sucre absorbé en nature, apporté dans le
foie par la veine-porte, se change en un autre produit.
Du reste, le liquide opalescent, lactescent, obtenu dans
ce cas par la décoction du foie, semble l'indiquer. Rappelant les expériences de Dumas et Milne-Edwards sur
la production de la cire chez les abeilles, Cl. Bernard admet
comme probable la formation dans le foie d'une matière spéciale. (Il isolera plus tard la matière glycogène.)

En résumé, le sucre ne varie pas en quantité dans
le foie avec les diverses alimentations : point de physiologie important à noter et la production du sucre est
liée à l'intégrité de la fonction du foie.

Dans le chapitre troisième, Cl. Bernard examine la
production du sucre dans le foie; il étudie les caractères
spéciaux de cette fonction nouvelle et les diverses périodes de son mécanisme.

Deux composés très différents sont sécrétés par le foie :
la bile et le sucre. Quels sont leurs rapports ? De quels
éléments du sang ces sécrétions prennent-elles naissance?
La fonction glycogénique est continue et non intermittente. Elle diminue pendant l'abstinence et éprouve une
recrudescence à chaque période digestive. Pendant l'abstinence, la diminution depuis la dernière alimentation
est continue, et si l'abstinence est assez prolongée, la
fonction glycogénique finit par disparaître. Cette diminution et cette disparition ne sont pas simplement
dues à ce que l'animal détruit progressivement la
matière sucrée formée pendant la dernière digestion,
car en quelques heures l'animal consomme tout le

sucre qu'il a dans le foie, mais elles tiennent à l'usure du sang par l'abstinence. Dans les premiers jours, la production du sucre est encore assez grande; ainsi, chez un chien à jeun depuis trente-six heures, on trouve encore 1,255 de sucre pour 100 de foie. Après quatre jours il n'y en a plus que 0,93 pour 100. Les jours suivants, la diminution est rapide, et cela arrive surtout quand l'animal a perdu les quatre dixièmes de son poids et donne les symptômes de l'inanition. Chez les animaux morts d'inanition, il n'y a plus trace de sucre. Chez le chien, la production du sucre s'arrête trois jours environ avant la mort. Le temps nécessaire pour que la production du sucre s'éteigne est variable avec les animaux. Les oiseaux occupent le premier rang. Après trente-six ou quarante-huit heures d'abstinence, la production est arrêtée; chez les mammifères (rats et lapins), la production cesse après quatre à huit jours d'abstinence; chez les chiens, chats, chevaux, après douze à vingt jours. Il est à remarquer que le mouvement active l'extinction et que le repos la retarde. Les reptiles et les poissons résistent bien mieux à la disparition du sucre. Les carpes, crapauds et couleuvres ont encore du sucre cinq à six semaines après leur dernier repas. La chaleur accélère la disparition du sucre, tandis que l'hibernation et le froid la retardent. D'après ces derniers faits, il semble donc exister une liaison apparente entre la disparition du sucre et l'activité de la respiration.

128. — **Variations normales du taux du sucre. — Digestion.** — La production de sucre est croissante avec la digestion. Le summum a lieu quatre à cinq heures après le début de la digestion intestinale. L'activité fonctionnelle augmente avec l'activité de la circulation du sang dans le tissu hépatique. La nature de l'alimentation n'influe pas sur la production,

mais bien sur la période de la digestion. Quand l'animal est à jeun, un certain nombre d'heures après
le repas, il y a équilibre entre la production et la destruction du sucre. On ne retrouve alors de sucre que du
foie aux poumons (veine cave), et pas trace dans le système artériel. Trois heures après le repas, il y a encore
équilibre au delà des poumons, malgré l'accumulation.

De la troisième à la sixième heure, il y a un excès de
sucre formé; on trouve du sucre partout, dans les artères, dans les veines et même dans la veine-porte. Puis
il y a rétablissement complet de l'équilibre.

Ce point est important à noter, car il explique les divergences de Schmidt et autres physiologistes, suivant
l'époque après le repas où l'on recherchait le sucre dans
le sang. Un fait non moins remarquable, signalé par
Cl. Bernard, c'est la présence, à toutes les époques de
la digestion, du sucre dans le fluide céphalo-rachidien :
ce sucre n'est pas détruit entre deux digestions, mais il
disparaît pendant l'abstinence.

Le sucre est toujours et uniquement formé dans le
foie. Dans l'état actuel de la science, des difficultés
presque insurmontables ont empêché et empêchent, dit
l'éminent physiologiste, d'établir le mécanisme de la
formation du sucre dans le foie. Cependant il essaye
d'établir expérimentalement quels sont les éléments du
sang qui donnent naissance à la formation du sucre
dans le foie. L'intégrité et la restauration du sang
paraissent indispensables à l'intégrité de la fonction
glycogénique. Le point de départ de ces expériences,
c'est que l'eau n'entretient pas seule la production
du sucre. Il a expérimenté également avec de l'eau
additionnée de principes azotés ou de principes non
azotés. Et, à cet effet, il a fait deux séries d'expériences
qui ont porté chacune sur quatre chiens.

La première série a compris :

1° Chien au régime de l'eau seule.
2° Chien au régime de l'eau gélatineuse.
3° Chien au régime de l'eau amidonnée.
4° Chien au régime de l'eau graisseuse.

La seconde série comprenait :

1° Chien à l'abstinence complète.
2° Chien nourri avec des substances gélatineuses.
3° Chien nourri avec des substances féculentes.
4° Chien nourri avec des substances grasses.

Les taux de sucre trouvés ont été les suivants :

	Abstinence.	Graisse.	Gélatine.	Fécule.
1re série	0.13	0.57	1.35	1.50
2° série	0.95	0.88	1.65	1.88

Les résultats sont étonnants, mais non en contra-
diction avec les précédents : on voit que la graisse ne
maintient pas la production normale du sucre, tandis que
la gélatine et la fécule la maintiennent à peu près. Les
matières azotées peuvent donc être des matières premières de la formation du sucre dans le foie. Lehmann
a constaté que le sang de la veine-porte perd de sa
fibrine en traversant le foie.

La production du sucre commence avec la vie intra-
utérine et ne finit qu'à la mort.

	Vie intra-utérine.	Sucre pour 100 de foie
Fœtus humain...........	Six mois et demi.	0.77
— veau	Sept à huit mois.	0.80
— chat...............	Terme.	1.27

Le sexe occasionne peu de variations. La gestation,
la lactation ne modifient pas la production. Dans

toutes les classes et espèces animales, le sucre augmente avec l'activité de la fonction respiratoire. Dans l'état de santé ou de maladie, à l'intégrité de la fonction correspond une production donnée de sucre. Les productions morbides localisées du foie ne détruisent pas la fonction glycogénique : les autres parties saines de l'organe produisent du sucre (hydatides, cancer). Les affections inflammatoires l'enrayent au maximum, et la fièvre la fait disparaître.

Dans le chapitre quatrième, Cl. Bernard étudie la production du sucre chez les invertébrés. Ceux-ci présentent de grandes différences anatomiques qui en rendent l'étude physiologique très difficile.

Les foies des invertébrés produisent du sucre comme ceux des vertébrés. Chez les limaces, le sucre est abondant et déversé directement dans le canal intestinal par le foie, contrairement à ce qui se passe chez les vertébrés. Chez les articulés, les cellules hépatiques de l'intestin tiennent lieu de foie et déversent le sucre directement.

Là s'arrêtent les découvertes consignées dans la thèse de Cl. Bernard. Plus tard, il isole du foie une substance particulière, la matière *glycogène,* sorte d'amidon animal qui se transforme en sucre dans le foie. Nous reviendrons sur la matière glycogène et sa fonction quand nous nous occuperons des sources de la chaleur animale.

SOURCE A CONSULTER.

Cl. Bernard. Recherches sur une nouvelle fonction du foie considéré comme organe producteur de la matière sucrée chez l'homme et les animaux. Thèse n° 167, de la faculté des sciences de Paris, soutenue le 17 mars 1853 par Cl. Bernard

CHAPITRE XIII.

RECHERCHES DE LAWES ET GILBERT.

Composition du corps des animaux de la ferme. — Leur teneur en substance sèche, matières azotées, graisse, eau et substances minérales.

129. — **Rothamsted.** — *Sir J. Lawes et le Dr Gilbert.* — On ne peut s'occuper de l'historique de la science de l'alimentation du bétail sans faire une large part à l'étude des expériences de Rothamsted qui ont marqué, avec les travaux de Boussingault précédemment rappelés, le point de départ des applications de la chimie et de la physiologie à l'étude expérimentale de la nutrition des animaux de la ferme.

Les recherches de Lawes et Gilbert n'ont guère reçu, en France, d'autre publicité que celle que je leur ai donnée dans mon enseignement à la faculté des sciences de Nancy, de 1868 à 1875. J'ai donc jugé utile de leur consacrer un chapitre dans le premier volume de cet ouvrage, spécialement destiné à faire connaître, avant l'exposé de nos connaissances actuelles, par un résumé précis, mais aussi complet que possible, les phases par lesquelles a passé l'étude de la nutrition des animaux.

Le laboratoire et les champs d'expériences de Ro-

thamsted sont célèbres dans le monde entier. Je me
bornerai donc à rappeler, à grands traits, l'origine de cette
institution, avant d'aborder l'étude des recherches
que sir J. Bennet Lawes et son collaborateur éminent,
le Dr Gilbert, y ont poursuivies, depuis 1848, sur l'alimentation du bétail.

Le manoir de Rothamsted est situé sur la paroisse de
Harpenden, dans le Hertfordshire, à 45 kilomètres de
Londres, et à 7 kilomètres environ de la ville de Saint-
Albans. Il appartient depuis 1623 à la famille de sir J.
Lawes, qui le reçut en héritage de son père en 1822.
Sir J.-B. Lawes y est né en 1814. Après avoir fréquenté
le collège d'Éton, puis celui de Bragenote (université
d'Oxford), il termina ses études à Londres et prit possession de la terre paternelle en 1834. Il fit, en 1837, ses
premières expériences (cultures en pots) sur l'influence
des divers engrais sur la végétation.

Les essais poursuivis en 1838 et 1839 démontrèrent,
pour la première fois scientifiquement, l'efficacité des
phosphates traités par l'acide sulfurique (superphosphates). Le succès obtenu conduisit sir J. Lawes à répéter
ses expériences en plein champ en 1840 et 1841. En 1842,
sir Lawes prit un brevet pour le traitement des phosphates
minéraux par l'acide sulfurique : ainsi naquit l'industrie des superphosphates dont tout le monde connaît le
gigantesque développement. M. Lawes fut assisté dans
cette période de début par un jeune chimiste, M. Dob-
son.

Dans l'été de 1843, le Dr J.-H. Gilbert devint le chimiste de Rothamsted. Né à Hull en 1817, M. Gilbert,
fils du révérend Gilbert, professeur d'humanités à Ro-
therham, vit ses études interrompues par la perte d'un
œil, causée par une arme à feu. Guéri, il continua à
étudier à l'université de Glascow, puis au collège de

l'université de Londres où professait Graham. Il fut ensuite l'élève de Liebig à Giessen, puis le préparateur de A.-T. Thompson. Depuis 1843, il a dirigé le laboratoire de Rothamsted et dès lors n'a pas cessé un seul jour sa collaboration avec sir J. Lawes.

Le nombre des mémoires et brochures agronomiques publiés par ces savants s'élève à près de cent : sur ce nombre une trentaine sont relatifs aux expériences sur l'alimentation du bétail (1).

130. — **Programme des recherches de Rothamsted.** — Le 17 juin 1858, Sir. Lawes a lu devant la Société Royale de Londres, en son nom et en celui de J.-H. Gilbert, son collaborateur, un mémoire résumant les recherches entreprises par eux, comme nous venons de le dire, en 1848, et poursuivies, dix ans durant, sur la composition des plus importants des animaux élevés et abattus en vue de la consommation de l'homme. (Veau, bœuf, mouton, porc.) Ce mémoire capital résume dix années de laborieuses et difficiles recherches dont il faut tout d'abord indiquer l'objet précis et l'ordre. Je pense ne pouvoir mieux faire, pour cela, que de donner *in extenso* la traduction de la table des matières de ce mémoire.

---

(1) Grâce à M. A. Ronna, les résultats des expériences agricoles poursuivis depuis un demi-siècle dans les champs de Rothamsted ont été mis à la disposition des agronomes français. Le savant ingénieur, en se faisant l'interprète des éminents expérimentateurs anglais, a transformé en mesures françaises les tableaux numériques, au nombre de près de cent, qui résument les essais de cultures continués, trente années durant (de 1847 à 1877), sur le domaine de Rothamsted. M. A. Ronna a rendu ainsi facile à saisir l'ensemble et les détails de ces remarquables études sur les céréales, les racines, les prairies, etc. Il est à souhaiter que l'œuvre si utile 'de M. A. Ronna soit continuée pour la période qui s'est écoulée depuis la publication de son intéressant ouvrage. (Rothamsted, *Trente années d'expériences agricoles*, gr. in-8°. Librairie agricole de la Maison rustique. Paris, 1877.)

3. Rapport entre la graisse formée dans l'engraissement, la graisse existant toute formée dans le fourrage et les autres principes constitutifs de l'alimentation.

Section IX. — Poids moyen absolu et taux centésimal moyen du corps entier, des différents organes et de toutes les autres parties des différents animaux dans des conditions diverses d'alimentation et de croissance.

Section X. — Résumé et conclusions. — Rapport entre les principes non azotés et azotés dans l'alimentation animale et dans le pain.

Plus un appendice contenant 64 tableaux de résultats d'analyse et d'expériences.

En 1883, Sir J.-B. Lawes et M. H. Gilbert ont publié, également dans les *Philosophical transactions of the royal Society*, un mémoire complémentaire du premier. Ce travail est relatif à la composition des cendres des animaux de la ferme (animal entier et différentes parties de l'animal), et comprend vingt et une pages de texte et six tableaux numériques contenant les résultats analytiques (1).

131. — **Objet de ces recherches.** — MM. Lawes et Gilbert commencent en rendant hommage aux fondateurs de la chimie agricole. Les travaux de Boussingault, Liebig et Mulder, disent-ils, ont imprimé aux applications de la chimie et de la physiologie, à l'étude de la nutrition animale une impulsion considérable : de leurs recherches date une ère nouvelle pour cette branche importante de l'agriculture.

Aujourd'hui le cultivateur a besoin de posséder des données lui permettant d'établir : 1° la proportion

(1) Supplement to former paper, entitled « Experimental inquiry into the composition of some of the animals fed and slaughtered as human food. » Composition of the ash of the entire animals, and of the certain separated parts. *Ph. trans. of th. R. Soc.*, part III. 1883.

probable des aliments consommés et de chacun de leurs
constituants principaux, fixée par l'animal sous forme de
viande; — 2° sur quelle quantité de fumier l'exploi-
tant peut compter, d'après l'alimentation donnée au bétail; — 3° quelle est, dans l'engraissement, la perte de
matière nutritive, rapportée au poids d'aliments consommés.

Se plaçant spécialement au point de vue agricole,
Lawes et Gilbert ont eu pour but, dans la première
partie de leur travail (détermination de la composition
de l'animal), d'établir les faits et rapports suivants :

1° La quantité totale d'aliments consommés et de
chacun de leurs principes constituants *en rapport avec
un poids vif donné de l'animal, dans un temps donné.*

2° Le rapport entre l'accroissement en *poids vif* de
l'animal et le poids d'aliments ou celui de leurs principes
consommés par lui.

3° Le développement comparatif des divers organes
ou parties de l'animal soumis à l'engraissement; la composition immédiate de ces divers organes; enfin la
composition probable des produits résultant de l'accroissement en poids vif du bétail, durant l'engraissement.

4° La composition des excréments solides et liquides,
c'est-à-dire de la base du fumier, en rapport avec l'aliment consommé.

5° La perte en principes constituants des aliments par
la respiration et par la perspiration cutanée, correspondant à l'entretien pur et simple du poids vif de l'animal,
considéré comme machine à engrais.

132. — **Plan général**. — Le plan général d'expériences adopté par Lawes et Gilbert peut se résumer
en ceci : Plusieurs centaines d'animaux : bœufs, moutons et porcs, ont été nourris pendant de longues semaines consécutives avec des quantités déterminées de

fourrages de composition connue. Les poids des animaux ont été pris au commencement et à la fin des
expériences. Les données relatives à la fixation du
poids total d'aliments et de chacun de leurs constituants, ont été recueillies de manière à pouvoir établir
*le rapport du poids d'aliments consommés, en un temps
donné,* à l'accroissement du poids vif.

Pour établir les rapports et l'aptitude *au développement* des différentes parties et organes des animaux,
les poids de ces parties et organes ont été déterminés
directement sur quelques centaines d'animaux.

Pour fixer la composition finale et, pour ainsi dire,
la composition immédiate des bœufs, moutons et porcs,
et réunir des données suffisantes pour évaluer la composition probable de leur accroissement, Lawes et
Gilbert n'ont pas pu opérer sur le nombre considérable
d'animaux soumis aux diverses alimentations.

Ils ont choisi un petit nombre d'animaux types, dans
différentes conditions bien déterminées et les ont soumis à l'analyse. C'est ainsi que 10 animaux ont été
complètement analysés, savoir :

1. *Veau gras,* race Durham, âgé de 9 à 10 semaines;
pris à la mère nourrie dans le pâturage; abattu le 12
septembre 1849.

2. *Bœuf demi-gras,* race d'Aberdeen, âgé de 4 ans,
mis à la ration d'engraissement (a plus vite cru qu'engraissé); tué le 14 novembre 1849.

5. *Bœuf gras* (pas extra-gras, plus de chair que de
graisse formée), race d'Aberdeen, 4 ans; à la ration d'engraissement; tué le 30 octobre 1849.

4. *Agneau gras,* Hampshire Down : un an; tué le
28 février 1850.

5. *Mouton maigre.* Hampshire Down : un an; tué
le 28 février 1850. (Le terme *maigre* indique l'animal

qui n'a pas encore été soumis à la ration d'engraissement.)

6. *Vieux mouton demi-gras*. Hampshire Down Ewe :
3 ans et 3 mois; tué le 3 mai 1849.

7. *Mouton gras*. Hampshire Down : 1 an et 3 mois;
tué le 7 mai 1849.

8. *Mouton très gras,* Hampshire Down : 1 an et 9
mois, tué le 18 décembre 1848.

9. *Porc maigre,* tué le 12 mai 1850.

10. *Porc gras,* de la même portée que le précédent,
engraissé pendant dix semaines; tué le 18 juillet 1850.

Tels sont les types choisis avec grand soin pour l'a-
nalyse complète des animaux. Ils représentent tous les
cas importants qui peuvent se présenter pour l'éleveur,
le producteur et le consommateur.

133. — **Méthodes expérimentales, analy-
ses, etc.** — Lawes et Gilbert, en abordant l'immense
travail qui nous occupe, ont suivi, pour la détermination du poids absolu et du poids proportionnel (composition centésimale) des organes et diverses parties des
nombreux animaux, ainsi que pour l'analyse complète
des dix types choisis par eux, l'ordre indiqué dans le
paragraphe 130. Nous allons entrer en quelques détails sur les divisions de ce travail :

*Détermination du poids frais du corps entier, des organes
internes et diverses autres parties isolées des veaux, des
bœufs, agneaux, moutons et porcs.*

Après un jeûne de 18 à 20 heures, on pèse l'animal,
immédiatement avant de l'abattre. C'est ce poids que les
auteurs désignent sous le nom de *poids à jeun* ou *poids
vif à jeun.*

C'est en les rapportant à ce *poids vif à jeun* que les

proportions centésimales des organes, parties isolées, et tout autre élément des animaux ont été calculées.

L'abattage de l'animal étant fait, le sang qui s'écoule a été entièrement recueilli et les diverses parties du corps ont été séparées, avec tous les soins désirables, par un boucher expert, conformément, pour la division, aux habitudes de la boucherie anglaise.

Immédiatement après le débit, le poids de chacun des organes a été noté, afin de réduire, autant que possible, la perte par évaporation.

Les poids ainsi obtenus directement constituent les *poids* absolus à *l'état frais*. Lorsqu'ils sont rapportés au *poids vif à jeun*, pris pour 100, on les nomme *teneur centésimale*.

Dans les tableaux, pour en simplifier l'étude, les différentes parties des animaux ont été classées, suivant la coutume de la boucherie anglaise, en *carcass* et *offal*.

Je vais indiquer le sens à donner aux termes *quartiers* et *issues* par lesquels je les ai traduits :

Pour les *veaux, bœufs, agneaux, moutons* :

Les *issues* (*offal*) comprennent la tête, les pieds, la peau, la totalité des organes et parties intérieures, à l'exception des reins (rognons) et de la graisse qui les entoure.

Les *quartiers* (*carcass*) comprennent la totalité du squelette (tête et pied exclus) et tous les muscles, vaisseaux, membranes et graisse qui y adhèrent, ainsi que les reins avec leur graisse.

Chez *le porc*, les *issues* ne comprennent ni la tête, ni les pieds, ni la peau, ni les reins et leur graisse, ces organes étant pesés avec les quartiers. Les *issues* se composent exclusivement de divers organes et parties internes du corps, à l'exclusion des reins.

Cette division est arbitraire ; mais elle facilite les

applications économiques et pratiques qu'on peut faire des nombres obtenus dans les pesées.

— Le *poids frais* (absolu ou centésimal) a été déterminé sur :

18 veaux, génisses et bouvillons.
249 moutons.
59 porcs.

Au total, sur 326 animaux de la ferme.

Le mémoire contient des tableaux récapitulatifs que je reproduis plus loin. L'appendice renferme toutes les données numériques individuelles auxquelles les tableaux récapitulatifs dispenseront de recourir, à moins qu'on ne veuille faire l'étude approfondie d'un point spécial.

Sir J. Lawes et Gilbert n'ont pas publié, sur l'alimentation des animaux de la ferme et sur les rapports du croît avec le fourrage consommé, moins de dix-neuf mémoires, parus de 1849 à 1883.

Pour simplifier l'examen critique de ces immenses recherches, nous les diviserons en deux groupes : — Mémoires 1 à 10 (1849 à 1860). — Mémoires 11 à 19 (1860 à 1883).

La première série (I à XII du tome II, 2ᵉ partie des Mémoires de Rothamsted) peut se résumer dans l'analyse détaillée des deux grands mémoires intitulés : *Experimental Inquiry* et *On the composition of animals*.

Les 1ᵉʳ, 2ᵉ, 3ᵉ et 7ᵉ mémoires, par ordre chronologique, sont consacrés à l'engraissement du mouton de races diverses (Hampshire, Sussex, Downs, Costwolds (1849-1852).

Les 4ᵉ et 6ᵉ traitent de la composition du fourrage, dans ses rapports avec la respiration et l'engraissement (1852) et l'équivalence de l'amidon et du sucre des fourrages au point de vue alimentaire.

Le 5° est relatif à l'engraissement du porc.

Le 11° a pour objet les aliments du bétail fournis par les déchets industriels.

Les mémoires 10° et 12° offrent un résumé synthétique de toute la première période des travaux de Rothamsted. Toutes les données numériques des expériences sont publiées dans les premiers mémoires; les deux derniers ne renferment que des récapitulations que j'ai presque entièrement reproduites dans les tableaux qu'on trouvera plus loin.

Je viens d'indiquer ce qu'il faut entendre par *issues* et *quartiers*, comment on a procédé pour préparer les diverses parties des animaux et en prendre le poids. J'arrive à la description des méthodes analytiques appliquées à la détermination de la composition immédiate des animaux.

134. — **Dosage de l'eau et de la substance sèche brute dans les animaux analysés.** — On a opéré, dans tous les cas, sur la *moitié* des *quartiers*, et sur la *totalité* de chacun des organes isolés, dont l'ensemble forme ce que j'ai appelé les *issues*.

La moitié des quartiers a été divisée en :

a) Chair et graisse,
b) Os,
c) Rognons (reins) et leur graisse.

Après avoir été convenablement découpées isolément, ces diverses parties des quartiers et chacun des organes internes constituant les issues, ont été placés dans un vaste bain-marie et disposés de telle façon que la graisse se séparant par fusion pouvait être recueillie, pour chaque partie ou organe, et être pesée séparément dans des vases préparés pour cet usage.

Après avoir été maintenues à 100° pendant plusieurs ours, les parties qui, dans ces conditions, retiennent toujours une proportion considérable de graisse, ont été enfermées soigneusement dans des toiles à claire-voie (étrindelles) et soumises à l'expression, sous une presse à vis. La graisse ainsi retirée a été ajoutée à celle qu'on avait obtenue directement par fusion.

Après exposition, pendant un certain temps, à la température de l'eau bouillante, la graisse était pesée; la toile et la presse étant pesées avant et après l'opération, on connaissait la quantité de graisse retenue par l'appareil et on en ajoutait le poids au poids précédent trouvé. C'est ce poids final qui représente la graisse inscrite dans les tableaux, sous la rubrique : *obtenue par fusion et expression.*

La *substance sèche brute* restant retient encore, en général, des quantités notables de graisse. Mais, à part les os qui avaient d'ailleurs été broyés auparavant, toutes les autres substances sèches étaient dans un état tel, qu'à l'aide d'un moulin en acier, on pouvait les réduire en une poudre qui, bien que grossière, se prête à tous les traitements ultérieurs qu'on aura à lui faire subir pour l'analyser.

Cette poudre est ce que nous appellerons *substance sèche brute* (graisse de fusion et pression exclues).

135. — **Traitement de la substance sèche brute.** — Des quantités de substance sèche brute de chacune des parties isolées, convenablement prélevées et pesées avec soin ont été employées comme suit :

a) Pour la détermination des cendres de chacune des parties.

b) Pour constituer, par leur mélange proportionnel, un échantillon moyen des *quartiers*, destiné à l'analyse.

c) Pour constituer un échantillon moyen des issues.

d Pour constituer un échantillon moyen de l'animal entier, c'est-à-dire formé des parties des quartiers et des issues, à l'exclusion de la graisse de fusion et d'expression.

Le reste de la substance sèche a été conservé à cet
état.

**136. — Détermination de la matière minérale
ou cendres.** — Des poids proportionnels de chacune
des substances sèches isolées ont été pesés à part et
incinérés dans une nacelle en platine de 25 centimè-
tres de long sur 13 de large, placée dans un moufle
en fer chauffé au coke. Les poids des cendres ont
été déterminés à part pour chaque échantillon ; on a
ensuite fait, par parties proportionnelles de chacune
des cendres, les mélanges suivants :

a) Cendres de toutes les parties des quartiers.
b) Cendres de toutes les parties des issues.
c) Cendres de tout l'animal (*animal entier*).

Le reste a été conservé isolément.

137. — Détermination de la graisse totale. —
La graisse qui n'a pas été isolée par fusion et par expression, restant, par conséquent, dans les échantillons obtenus par le mélange proportionnel des différentes parties de la substance sèche, a été dosée à part.

Dans ce but, on a opéré son extraction avec l'éther ;
4 à 5 grammes de substance sèche brute sont pesés
dans une large capsule à fond plat et l'eau hygroscopique est déterminée par fusion au bain-marie à 100°
— La substance, ainsi desséchée à nouveau, est trans-
portée dans un petit flacon, et la capsule lavée à l'éther ;
on ajoute de l'éther ; on fait digérer et l'on filtre. On
lave le filtre à l'éther ; on évapore, par distillation, dans
un flacon taré qu'on peut peser directement après
avoir chassé tout l'éther.

Le filtre contenant la matière insoluble dans l'éther
est séché et pesé à nouveau, à titre de vérification.

L'eau hygroscopique, la graisse et la matière insolu-

ble dans l'éther sont alors rapportées, par le calcul, au poids de la substance sèche primitivement employée.
Il a toujours été fait deux dosages pour chaque essai.

138. — **Dosage de l'azote.** — Ce dosage a été fait par la chaux sodée et la pesée du chlorure double de platine et d'ammonium obtenu.

On a déterminé l'azote, par cette méthode, dans les échantillons suivants :

> *a*) Mélange des quartiers (*os exclus*).
> *b*) Mélange des os des quartiers.
> *c*) Mélange des issues (os compris, s'il s'en trouve quelques-uns).
> *d*) Poil et laine.
> *e*) Mélange de toutes les parties de l'animal (*laine et poil exclus*).

Les plus grands soins ont été apportés dans les mélanges, les prises d'échantillons et l'analyse.

On a fait deux dosages d'azote dans chaque cas.

Lawes et Gilbert se sont servis pour tous leurs calculs du multiplicateur 6,3 qui correspond à une teneur de 15,88 pour % d'azote. On admet généralement aujourd'hui le coefficient 6,25, mais les résultats généraux obtenus par Lawes et Gilbert ne se trouvent pas modifiés par cette légère différence.

139. — **Principes constituants des cendres.** — Les substances déterminées ont été les suivantes :

1° Taux de cendres pures.
2° Acide phosphorique.
3° — sulfurique.
4° — carbonique.
5° Potasse.
6° Soude.
7° Chaux.
8° Magnésie.
9° Peroxyde de fer.
10° Chlore.
11° Silice.

Les résultats de ces analyses sont résumés dans les deux derniers tableaux. (Tableaux XXV et XXVI).

Examinons maintenant les principaux résultats de ces longues et minutieuses déterminations.

140. — **Proportion et développement relatif des différents organes.** — Avant d'étudier la composition chimique du corps des animaux, il est utile d'examiner le rapport de chacun des organes avec le corps entier, suivant les différentes espèces, et l'aptitude au développement de chacune de ces parties, dans le croît et dans l'engraissement des animaux.

Ce point de vue pratique importe beaucoup, en ce qu'il fixe la qualité et la valeur de la chair obtenue par les éleveurs. 2 veaux, 2 génisses, 14 bouvillons, 1 agneau, 249 moutons et 59 porcs ont servi à établir les chiffres *moyens* des tableaux I, II et III (voir page 236 et suivantes). Quelques rapprochements suffiront pour mettre en relief les différences considérables que présentent, sous ce rapport, les moutons, les bœufs et les porcs.

L'estomac et son contenu correspondent à......	11.5 % du poids du corps.	Bœuf.
	7.5 —	Mouton.
	1.25 —	Porc.
L'intestin et son contenu présentent les rapports inverses.	6.25 —	Porc.
	3.5 —	Mouton.
	2.75 —	Bœuf.

Ces différences sont remarquables; elles s'expliquent facilement par : 1° la difficile digestibilité de la cellulose, entrant pour la plus grande part dans l'alimentation du bœuf (la digestion stomacale prédomine sur la digestion intestinale); 2° la grande quantité de fécule qui forme la base de l'alimentation du porc, beaucoup moins volumineuse que celle des ruminants.

Les aliments du porc sont principalement digérés dans l'intestin, au sortir de l'estomac, après un court séjour dans cet organe.

141. — **Rapports de l'appareil digestif.** — Pris dans leur ensemble, les appareils digestifs, chez ces trois espèces animales, offrent les rapports suivants :

Estomac.......... ⎧ 14 % du poids vif entier du bœuf.
Gros intestin....... ⎨ 11   —   mouton.
Intestin grêle....... ⎩ 7.5   —   porc.

Ces grandes variations entre les diverses espèces animales, dans les proportions des réceptacles où s'effectuent les premières modifications des aliments, disparaissent presque complètement dans les organes et dans les liquides où s'opère l'élaboration ultime, *l'assimilation* et l'utilisation des principes nutritifs.

Les taux % du cœur, aorte, poumons, trachée, vésicule biliaire, pancréas, rate, sang, se rapprochent en effet chez les trois espèces animales :

Ils présentent les rapports suivants :

7 % du poids vif..................... Bœuf.
7.25   —   .... Mouton.
6.56   —   .... Porc.

Si l'on ne tient pas compte du sang, dont le poids est de 0,33 % moindre chez le porc que chez les autres animaux (moutons et bœufs), l'analogie devient plus sensible encore.

Enfin, la graisse diffusée, celle ⎫ 4.05 % du poids vif du bœuf.
qui est disséminée dans les ⎬ 7.75   —   mouton.
organes eux-mêmes, s'élève ⎭ 1.05   —   porc.
en moyenne à :

Les organes digestifs du porc, moins volumineux que

TABLEAU I.

Proportion centésimale des différents organes et par-

ties des veaux, génisses et bouvillons (poids vif à jeun).

INDICATION DES PARTIES.	MOYENNE DE TOUS LES		ANIMAUX ABATTUS.		ANIMAUX CHOISIS POUR DES ANALYSES ULTÉRIEURES.		
	2 veaux gras.	2 génisses grasses.	14 bouvillons.	Moyenne des 18 génisses et bouvillons.	Veau gras.	Bœuf demi-gras.	Bœuf gras.
Estomac	1 57	3 75	3 09	3 17	1 09	2 60	2 56
Contenu de l'estomac	1 89	8 40	8 33	8 34	2 18	7 14	5 44
Graisse de l'épiploon	1 03	2 69	1 93	2 02	0 96	1 35	2 10
Intestin grêle et contenu	2 13	1 80	1 57	1 60	2 39		1 03
Gros intestin et contenu	1 30	1 44	1 21	1 24	1 12	2 14	0 44
Graisse de l'intestin	1 13	3 02	2 12	2 24	1 62	1 60	2 60
Cœur et aorte	0 60	0 48	0 50	0 50	0 57	0 47	0 52
Graisse du cœur	0 32	0 31	0 32	0 31	0 16	0 20	0 44
Poumons et trachée	0 08	0 22	0 82	0 81	1 30	0 63	0 63
Sang	1 32	0 75	4 07	4 01	5 24	4 41	3 72
Foie	4 68	3 60	1 28	1 31	1 63	1 27	1 24
Vésicule biliaire et contenu	1 67	1 52	0 09	0 09	comptée avec la vessie.	0 08	Vésicule 0 06
Pancréas	0 05	0 08	0 09	0 09		0 08	0 07
Thymus		0 09	0 06	0 06	0 70	0 06	0 03
Glande de la bouche	0 67	0 07	0 03	0 03		0 03	0 03
Rate		0 05	0 17	0 18	0 29	0 17	0 16
Vessie	0 32	0 13	0 05	0 05	0 17	0 03	
Pénis	0 15	0 06	0 04			0 03	0 12
Cerveau			0 07	0 06		0 07	0 06
Langue	5 45	2 51	2 71	2 69	4 43	0 61	0 54
Tête						2 56	2 82
Cuir	6 94	7 74	7 46	7 49	6 87	6 50	5 65
Pieds et sabots	2 18	1 72	1 78	1 77	1 69	1 64	1 59
Queue	0 13	0 09	0 09	0 10	0 13	0 14	0 10
Diaphragme	0 44	0 33	0 39	0 41	0 43	0 40	0 53
Débris divers		0 49	0 27	0 30		0 12	
Total des issues	33 54	41 25	38 54	38 85	32 97	34 39	32 84
Quartiers	63 13	55 38	59 84	59 31	62 05	64 75	66 20
Perte par évaporation, erreurs dans les pesées, etc.	3 33	3 17	1 62	1 84	4 98	0 86	0 96
	100 00	100 00	100 00	100 00	100 00	100 00	100 00

DIVERSES PARTIES DES ISSUES.

TABLEAU II.

Proportion centésimale des différents organes et parties du mouton (poids vif à jeun).

INDICATION DES PARTIES	MOYENNE DE TOUS LES SÉRIES GRADUÉES		
	5 moutons de race diffé. très maigre comme point de comparaison	100 moutons de race divers. moyenne ment gras âge 15 mois	45 moutons race divers. natellement gras âge 21 mois
Estomac	2 94	2 49	2 14
Contenu de l'estomac	6 16	4 49	3 62
Graisse de l'épiploon	2 92	4 13	4 99
Intestin grêle et contenu	2 32	1 92	1 19
Gros intestin et contenu	2 93	1 89	1 59
Graisse de l'intestin	1 28	1 70	2 10
Cœur et aorte	0 48	0 40	0 36
Graisse du cœur	0 32	0 20	0 35
Poumons et trachée	1 17	1 04	0 83
Sang	4 81	4 14	3 73
Foie	1 61	1 75	1 33
Vésicule biliaire et contenu	0 07	0 06	0 06
Pancréas	0 13	0 15	0 10
Thymus	»	»	»
Glandes de la bouche	0 06	»	»
Rate	0 17	0 17	0 14
Vessie	0 05	0 03	0 03
Tête	3 64	3 00	2 53
Peau	14 09	12 83	10 46
Laine	»	»	»
Pieds	»	»	»
Diaphragme	0 30	»	0 12
Débris divers	0 10	0 13	0 11
Total des issues	45 55	40 52	35 78
Quartiers	53 42	58 97	64 05
Perte par évap., erreurs dans les pesées, etc.	1 03	0 51	0 17
	100 00	100 00	100 00

	ANIMAUX ABATTUS			ANIMAUX CHOISIS POUR DES ANALYSES ULTÉRIEURES				
	DIVERS		Moyenne de 149 moutons de races âge choisi Uons d'engraissement divers.	Agneau gras	Mouton maigre	Moutons demi-gras	Mouton gras	Mouton très gras
	14 moutons Hampshire Down moyenne alimentation variée, âge 13 à 16 m.	31 moutons mens et alimentation diverses d'mouton, phis qu moy. âge 15 mois						
Estomac	2 72	2 17	2 45	1 822	3 316	2 719	2 489	1 642
Contenu de l'estomac	6 83	3 85	4 98	6 079	4 961	7 222	3 908	4 156
Graisse de l'épiploon	4 67	5 18	4 63	3 820	3 246	2 945	5 161	6 733
Intestin grêle et contenu	1 63	1 33	1 61	1 735	2 094	2 625	1 035	
Gros intestin et contenu	2 93	1 75	1 92	1 793	1 874	2 408		1 262
Graisse de l'intestin	2 33	2 55	3 04	1 984	1 626	2 231	2 896	2 921
Cœur et aorte	0 51	0 41	0 43	0 400	0 531	0 440	0 448	0 322
Graisse du cœur	0 42	0 42	0 32	0 341	0 250	0 476	0 393	0 235
Poumons et trachée	1 06	0 92	0 99	1 244	1 466	1 035	0 811	0 743
Sang	3 92	3 84	3 97	3 426	5 199	3 879	3 578	4 059
Foie	1 44	1 37	1 32	1 392	1 697	1 624	1 514	1 040
Vésicule biliaire et contenu	0 07	0 05	0 06	0 030	0 064	0 051	0 049	
Pancréas	0 13	0 12	0 14	0 070				
Thymus	»	»	»	0 185	0 070 / 0 064	0 155	0 167	0 141
Glandes de la bouche	0 16	0 17	0 16	0 193	0 160	0 172	0 162	0 153
Rate	»	0 03	0 03	»	0 064	0 064	0 041	»
Vessie								
Tête	3 27	2 74	2 93	3 117	3 668	3 974	3 047	2 389
Peau	11 30	11 01	11 73	5 865	5 672	6 686	5 535	10 099
Laine				3 680	7 382	6 341	6 383	10 099
Pieds				0 940	1 069	»	»	»
Diaphragme	»	»	0 14	0 355	0 218	0 511	0 305	»
Débris divers	»	»	0 12					
Total des issues	42 84	37 98	40 17	39 770	44 341	44 493	41 828	36 911
Quartiers	56 85	61 91	59 74	59 830	53 329	53 546	57 459	63 069
Perte par évap., etc.	0 31	0 11	0 09	0 400	2 330	1 961	0 713	0 020
	100 00	100 00	100 00	100 000	100 000	100 000	100 000	100 000

TABLEAU III.

Proportion centésimale moyenne des différents organes et parties du porc. (Poids vif à jeun.)

INDICATION DES PARTIES	ENGRAISSEMENT MODÉRÉ — à porcs (Aliment: Sans addition de fèves, farine de lentilles, farine de noix)	19 porcs (Fèves avec addition de farine de lentilles, maïs ou son)	13 porcs (Aliment: Farine du maïs avec addition de fèves, farine de lentilles, son ou mélange du son)	L'AIDE DE DIFFÉRENTES ALIMENTATIONS, MOYENNE DE TOUS LES ANIMAUX ABATTUS — 13 porcs (fèves ou fécule ou tous doux avec addition de son et farine de lentilles)	6 porcs (Harcos salés avec maïs ou farine ou son et reste)	5 porcs (Porc maigre en début; à la fin)	3 porcs (Porc demi-gras au début; engraissé demi-gras à la fin)	3 porcs (Porc demi-gras au début; engraissé moyennement avec le même régime)	Moyenne de 30 porcs	ANIMAUX CHOISIS — Porc maigre	Porc gras
Estomac											
Contenu de l'estomac	1 66	1 27	1 18	1 16	1 17	1 81	0 99	1 28		1 28	0 66
Graisse de l'épiploon	0 52	0 49	0 57	0 59	0 51	0 47	0 52	0 54		0 37	0 30
Intestin grêle et contenu	3 05	2 19	1 69	2 15	1 66	3 98	2 36	2 20		3 85	2 05
Gros intestin et contenu	4 91	4 16	3 28	5 05	2 76	4 34	3 38	4 04		0 27	3 74
Graisse de l'intestin	0 91	1 35	1 37	0 63	1 03	0 67	0 87	1 06		1 45	2 21
Cœur et aorte	0 29	0 27	0 27	0 31	0 23	0 28	0 29	0 39		0 32	0 30
Poumon et trachée	0 88	0 73	0 68	0 79	0 57	0 85	1 06	0 76		1 44	0 94
Sang	3 97	4 08	3 43	3 59	3 11	3 04	5 37	3 63		7 51	3 69
Foie	1 55	1 71	1 43	1 70	1 26	1 87	1 56	1 57		2 66	1 65
Vésicule biliaire et contenu	0 07	0 05	0 05	0 08	0 06	0 05	0 09	0 06		0 08	0 07
Pancréas	0 18	0 22	0 20	0 18	0 19	0 17	0 18	0 19		0 27	0 22
Rate	0 16	0 15	0 13	0 14	0 12	0 17	0 15	0 14		0 18	0 17
Vessie	0 07	0 09	0 07	0 08	0 06	0 06	0 10	0 08		0 15	0 08
Pénis	0 23	0 22	0 21	0 20	0 21	0 18	0 24	0 21		»	»
Langue	0 54	0 46	0 45	0 53	0 43	0 49	0 51	0 48		0 56	0 43
Pieds	0 09	0 09	0 08	0 08	0 07	»	»	0 08		»	»
Débris divers	0 18	0 32	0 29	0 12	0 21	0 35	0 40	0 26		0 44	»
Total des issues	19 26	17 85	15 38	17 38	13 67	18 78	16 07	16 87		27 31	16 91
Quartiers	80 22	82 07	84 18	81 44	85 98	79 26	83 39	82 57		75 74	82 79
Perte par évaporation, erreurs dans les pesées	0 52	0 08	0 44	1 18	0 33	1 96	0 54	0 56		3 05	0 30
	100 00	100 00	100 10	100 00	100 00	100 00	100 00	100 00		100 00	100 00

(Colonne de gauche : DIVERSES PARTIES DES ISSUES)

ceux du bœuf et du mouton, sont aussi moins chargés de graisse que ceux de cet animal.

Le taux élevé de la graisse chez le mouton s'explique par le grand nombre d'animaux qui ont servi à établir les moyennes et par leur état d'embonpoint plus marqué que celui des bœufs.

142. — **Développement relatif des différents organes de l'animal pendant l'engraissement.** — Voici, touchant les accroissements survenus pendant le passage de l'animal de l'état maigre à l'état gras et durant le croît, les résultats généraux des nombreuses pesées effectuées par Lawes et Gilbert (tabl. I, II et III).

1° Les *issues* augmentent en *poids réel*, absolu, mais leurs taux centésimaux diminuent très notablement depuis le commencement jusqu'à la fin de l'engraissement. Les *quartiers*, au contraire, augmentent à la fois en *poids* réel et centésimalement, par rapport à tout le corps.

Quelques exemples vont montrer ce qu'il faut entendre par là. Nous les prendrons dans les moutons, à raison du grand nombre d'animaux sur lesquels ont porté les déterminations numériques.

Le poids réel moyen, par tête, des estomacs et intestins et de leur contenu, varie de 6 kil. 234 (mouton maigre) à 7 kil. 141 (sur 100 moutons gras) et à 7 kil. 37 sur 45 moutons très gras.

De même : sang, aorte, cœur, poumons, trachée, foie, vésicule, pancréas, rate, pris ensemble, donnent les chiffres suivants :

	kil.
Moutons maigres	3.532
— gras	5.327
— très gras	5.566

Le taux d'accroissement, pour ces diverses parties, augmente donc beaucoup plus rapidement que pour l'estomac et les intestins.

Les poids *centésimaux* de ces organes, par rapport au corps entier (poids vif), diminuent (1), quoique dans une proportion moindre que ceux des estomacs et intestins, *avec l'accroissement en poids et en graisse des animaux*, comme le montrent les chiffres suivants :

Cœur et autres parties, moutons maigres.. 8.44 % poids du corps.

—	—	gras..... 7.71	—
—	—	très gras. 6.55	—

La graisse disséminée (celle-ci seule) dans les organes internes *augmente,* absolument et centésimalement parlant, avec l'accroissement de l'animal, ainsi qu'en témoignent les nombres qui la concernent :

	Poids absolu	Taux centésimal
		de graisse.
Moutons maigres................	1.927	4.52 %
— gras....................	3.967	6.03 —
— très gras...............	6.774	7.44 —

En ce qui regarde les rapports des *issues* totales aux *quartiers* totaux, Lawes et Gilbert donnent les chiffres suivants :

Accroissement en poids absolu, par tête :

	Issues.	Quartiers.
	kil.	kil.
Moutons maigres...............	19.383	22.557
— gras....................	29.637	38.880
— très gras...............	31.171	55.769

(1) Ou, pour mieux dire, ne s'accroissent pas proportionnellement.

Il résulte de là, que, bien que la somme des organes internes et des autres parties qui constituent les issues s'accroisse considérablement durant l'engraissement des animaux, les quartiers, c'est-à-dire les muscles, les membranes, les vaisseaux, les os et la graisse s'accroissent beaucoup plus rapidement.

Bref, le résultat général du croît et de l'engraissement est que les animaux augmentent de poids et engraissent par une *diminution finale* dans le taux pour cent des issues et par un *accroissement final* dans le taux % des quartiers, rapportés au poids total de l'animal.

En effet, le taux % total des issues et des quartiers est, en nombres ronds.

	Issues.	Quartiers.
Moutons maigres	45.5	53.4 %
— gras	40.5	58.9 —
— très gras	35.8	64.0 — (1)

143. — Taux centésimaux d'accroissement.

— L'importance pratique de ces faits sera mieux encore mise en évidence de la façon suivante.

Il résulte des données précédentes que l'accroissement, pour passer de l'état maigre à l'état gras, est de 68.8 % des quartiers marchands, et de 79.8 % pour passer de l'état gras à l'état très gras. On peut admettre que 65 à 70 % de croît total, dans une assez longue période, correspond à de la *viande marchande* (os compris) pour le bœuf et le mouton. Dans les deux ou trois mois que dure l'engraissement (alimentation riche et abondante), ce chiffre n'atteint pas moins de 90 % chez le porc.

(1) On remarquera que la somme des deux chiffres ne donne pas exactement 100, mais 98.9, 99.4, 99.8. La différence, très petite d'ailleurs, correspond aux pertes par évaporation, erreurs dans les pesées... etc.

La moyenne centésimale de graisse disséminée (épiploon, intestin et cœur) dans le mouton gras tel qu'il est produit pour la boucherie, s'élève à 6.03 % seulement, tandis que l'augmentation centésimale poids vif (passage du mouton maigre au gras) serait de 8.91 %.

En même temps, tandis que l'augmentation moyenne % de la graisse disséminée dans le mouton, passant du gras au très gras, serait de 7.44 %, l'accroissement en poids vif, dans la même période, atteindrait 12.17 %.

D'un autre côté, le taux pour cent du reste des issues (graisse disséminée déduite) était de 41.03 dans l'animal maigre; il n'est plus que de 34.45 dans l'animal gras. Mais le taux centésimal de toutes les issues dans l'accroissement s'élève à 21.96 seulement (passage du maigre au gras).

Enfin, le taux centésimal de toutes les issues est de 28.34 %. pour l'animal très gras, tandis que le taux % de l'accroissement de poids vif (en passant du gras au très gras, n'est que de 8.97.

De tout ce qui précède, il résulte que, dans l'engraissement des animaux, l'appareil qui reçoit les aliments, les transmet, les élabore, ne s'accroît pas aussi rapidement que les parties constituantes des quartiers (chair, os, etc.), dont l'augmentation en poids est le but qu'on se propose dans l'engraissement.

Lorsque nous examinerons la composition chimique du croît, nous verrons laquelle des deux, *chair* ou *graisse*, s'accroît le plus rapidement. De la discussion précédente, il faut conclure que, pour les parties internes, les issues au moins, c'est la *graisse* qui augmente le plus rapidement.

144. — **Influence de la nature du fourrage.** — Les constatations précédentes relatives au développement des différents organes résultent des déterminations faites

sur un grand nombre de moutons, d'âge et de maturité différents, sans qu'il ait été tenu compte de la nature du fourrage consommé.

Le tableau III met en évidence l'influence de la nature du fourrage sur le développement de l'animal et sur la quantité de chair formée, dans des temps différents. Les chiffres de ce tableau se rapportent au porc.

Le résultat capital de cette partie des expériences de Rothamsted peut s'exprimer comme suit :

Quand le rapport des substances non azotées aux substances azotées, dans le fourrage, est comparativement élevé, $\dfrac{\text{Mat. Azot}}{\text{Mat. non Az.}} = \dfrac{1}{4}$, la proportion, le *taux centésimal* des quartiers, rapporté au poids vif, est également élevé. En même temps, les quartiers sont plus riches en *graisse* et moins riches en *maigre* (chair), que sous l'influence d'une alimentation moins azotée. Il est hors de doute que les animaux qui fournissent une plus forte proportion de *quartiers*, et dont les quartiers consistent principalement en substances grasses, sont les meilleurs pour le consommateur, et conséquemment les plus avantageux pour le producteur.

Lawes et Gilbert insistent, à plusieurs reprises, sur ce fait qu'en tenant compte seulement du prix des fourrages et de la valeur du fumier (*engrais* obtenu), il est encore de l'intérêt des cultivateurs d'employer très largement les aliments riches en matières azotées.

D'autre part, ils montrent que lorsque le rapport entre les substances azotées et les substances non azotées, dans le fourrage, excède une certaine proportion, le rapport dans l'accroissement en poids vif obtenu, pour une quantité donnée d'aliments, est ou *moindre* ou de très peu *supérieur*.

On a constaté qu'avec un excès de principes azotés

dans le fourrage, la proportion des quartiers a été moindre et que la teneur en graisse, qui fait la valeur de la chair, était moindre également.

En somme, dans les dernières semaines de la période d'engraissement du porc, la proportion des substances azotées à celle des substances non azotées de l'aliment ne doit excéder que d'une faible quantité celle que nous offre la constitution immédiate des grains des céréales $\frac{1}{5}$ ou $\frac{1}{6}$ (environ).

145. — **Conclusions générales.** — Les conclusions générales de cette première série de recherches se résument dans les propositions suivantes dont l'importance ne saurait échapper à l'attention des éleveurs :

1° *Proportionnellement à leur poids*, les bœufs ont des estomacs et des intestins beaucoup plus considérables que les moutons, animaux chez lesquels ces organes sont plus développés que chez le porc.

Chez les bœufs, moutons et porcs, les autres organes internes présentent des poids sensiblement égaux (cœur et aorte, poumons et trachée, foie, vésicule et bile, pancréas, rate, pris ensemble). Ces trois espèces possèdent des quantités proportionnelles, sensiblement égales, de sang. Le porc présente cependant un léger minimum.

2° *Proportionnellement à leur poids*, les moutons produisent plus rapidement de la graisse (disséminée) que les bœufs, et les porcs beaucoup plus que les deux autres espèces.

3° Pendant le développement et l'engraissement des bœufs, moutons et porcs, les organes internes augmentent en *poids absolu*, mais ils diminuent proportionnellement au poids vif de l'animal (centésimalement parlant).

4° La graisse disséminée dans les organes internes

augmente, durant le développement et l'engraissement, *absolument* et *proportionnellement* parlant.

5° Durant le croît et dans l'engraissement des bœufs,
moutons et porcs, le poids total absolu des issues
augmente, mais leur taux centésimal, rapporté au poids
vif, diminue. Les quartiers augmentent à la fois en
poids absolu et en taux centésimal du corps.

6° Les bœufs, bien nourris, modérément engraissés,
peuvent gagner, durant l'engraissement, 58 à 60 % de
poids vif, en quartiers; les bœufs extrêmement gras peuvent gagner 65 à 70 %.

Les moutons, moyennement engraissés, gagnent 58 %,
en quartiers (poids vif); les très gras, 64 % et plus.

Les porcs, moyennement gras, tués comme porcs
frais augmentent (tête et pieds compris) de 80 à 82 %
(quartiers) de leur poids vif initial.

Les porcs extra-gras (pour salaison) augmentent
beaucoup plus encore.

Chez ces trois espèces, la race, l'âge et l'état général
des animaux influent manifestement sur l'engraissement.

7° De l'accroissement total des six derniers mois
d'une large alimentation (animaux modérément gras),
âgés de 15 à 18 mois, les bœufs présentent 65 à 70 %
de parties marchandes (comestibles).

Chez les moutons (15 mois à 2 ans) de 75 à 80 % du
croît des 6 derniers mois sont comestibles. Chez les
porcs, 90 % (têtes et pieds inclus) du croît des 2 ou 3
derniers mois sont comestibles.

8° Quand le rapport nutritif $\dfrac{M. Az}{M. n. Az}$ est supérieur à

$\dfrac{1}{5}$ dans les aliments, qu'il égale $\dfrac{1}{4}$ par exemple, la proportion de l'accroissement des bœufs, moutons et porcs,
pour un poids donné de substance sèche dans le fourrage,

n'augmente pas proportionnellement à l'augmentation de la substance azotée ; la proportion de quartiers rapportée au poids vif est même un peu inférieure, les quartiers eux-mêmes contenant plus d'os et de chair et moins de graisse que dans le cas de la ration dont le rapport nutritif est $\frac{1}{5}$.

Nous allons aborder maintenant l'examen de la composition chimique des bœufs, moutons et porcs dans les diverses conditions d'accroissement et d'engraissement (1).

146. — **Répartition de la matière minérale.** — Commençons par étudier la répartition des matières minérales : 1° dans les quartiers ; 2° dans les issues ; 3° dans l'animal entier, le tableau IV nous en donne le moyen :

(1) Section III à section VI. Philos. trans., p. 502 à 527. — Section III, on the compos., p. 25, n° XII du tome II des *Mémoires de Rothamsted.* — Section III, p. 502.

TABLEAU IV.

TABLEAU RÉCAPITULATIF de la teneur centési-
1° Quartiers. — 2° Issues (non compris estomacs et
(y compris esto-

male, en matière minérale, de dix animaux.
intestins). — 3° Animal entier; poids vif à jeun
macs et intestins).

NOM DE L'ANIMAL.	QUARTIERS POUR CENT DE			ISSUES FRAÎCHES POUR CENT DE			
	Chair et membranes, etc.	Os.	Quartiers entiers.	Chair et membranes etc.	Os.	Poil ou laine.	Issues totales.
Veau gras.	0 775	3 707	4 482	0 739	2 662	0 014	3 415
Bœuf demi-gras. . . .	0 804	4 700	5 564	0 734	3 281	0 036	4 051
Bœuf gras.	0 607	3 953	4 560	0 614	2 766	0 025	3 401
Agneau gras.	0 477	3 155	3 632	0 738	1 466	0 244	2 448
Mouton maigre. . . .	1 254	3 106	4 360	0 639	1 157	0 401	2 187
Vieux mouton demi-gras.	0 633	3 501	4 134	0 547	1 647	0 522	2 716
Mouton gras.	0 476	2 973	3 449	0 585	1 183	0 556	2 324
Mouton extra-gras. . .	0 325	2 447	2 772	0 524	1 175	1 942	3 641
Porc maigre.	0 646	1 926	2 572	0 678	2 373	0 022	3 073
Porc gras.	0 278	1 120	1 398	0 080	2 265	0 025	2 970
Moyenne générale. . . .	0 627	3 065	3 692	0 647	1 998	0 378	3 023
Moyennes des 8 animaux. Exclus moutons et porcs maigres	0 547	3 202	3 749	0 645	2 056	0 420	3 121
Moyenne des 6 animaux. Exclus les animaux maigres et demi-gras . . .	0 490	2 892	3 382	0 647	1 919	0 467	3 033

POIDS VIF À JEUN DE L'ANIMAL ENTIER POUR CENT DE :								RÉCAPITULATION FINALE POUR CENT DE L'ANIMAL ENTIER :		
Quartiers.		Issues fraîches.			Total des parties molles.	Total des os.		du quartier.	d'issues.	du tout l'animal.
Chair et membranes.	Os.	Chair et membranes.	Os.	Poil ou laine.						
0 481	2 301	0 221	0 793	0 004	0 706	3 094		2 782	1 018	3 800
0 521	3 082	0 193	0 859	0 009	0 723	3 941		3 603	1 061	4 664
0 402	2 617	0 163	0 735	0 005	0 570	3 350		3 019	0 901	3 920
0 285	1 888	0 230	0 457	0 076	0 591	2 345		2 173	0 763	2 936
0 668	1 657	0 242	0 443	0 154	1 064	2 100		2 325	0 839	3 164
0 339	1 875	0 193	0 582	0 184	0 716	2 457		2 214	0 959	3 173
0 273	1 709	0 209	0 493	0 197	0 679	2 132		1 982	0 899	2 811
0 205	1 543	0 166	0 373	0 616	0 987	1 916		1 748	1 155	2 903
0 429	1 279	0 212	0 742	0 007	0 648	2 031		1 708	0 961	2 669
0 211	0 831	0 135	0 447	0 005	0 351	1 298		1 062	0 587	1 649
0 382	1 880	0 196	0 585	0 126	0 704	2 465		2 262	0 907	3 169
0 340	1 983	0 189	0 583	0 737	0 663	2 567		2 323	0 909	3 232
0 310	1 818	0 187	0 538	0 151	0 647	2 356		2 128	0 876	3 003

147. — **Cendres des quartiers.** — Le taux maximum des matières minérales se rencontre dans les os, qui sont de beaucoup plus riches en cendres que les parties molles des quartiers; ces dernières renferment 1/5 à 1/7 seulement du poids des cendres qui entrent dans la constitution de la trame osseuse.

L'influence de la maturité ou de l'engraissement se fait sentir très nettement sur le taux des cendres. Les parties molles des animaux gras sont moins riches en cendres que celles des animaux maigres.

Dans les bœufs, moutons et porcs maigres, le taux des cendres s'élève dans les parties molles souvent à plus du tiers du taux % des cendres des os.

D'autre part, dans les animaux gras, le taux des cendres des parties molles n'atteint pas 1/7 chez les bœufs et les moutons, et 1/4 chez le porc, du taux des cendres des os.

D'après cela, il semble certain que les principes minéraux sont associés, dans les tissus, aux *principes azotés* des parties molles. Lawes et Gilbert, sans résoudre la question de l'état chimique de cette association, regardent comme probable que les acides sulfurique et phosphorique sont des produits d'incinération. Il y a lieu, en effet, de penser que c'est à l'état de soufre et de phosphore que les corps simples sont engagés dans les combinaisons azotées.

Les incinérations ont été faites à basse température, pour éviter les pertes; le taux des cendres peut dépendre en effet beaucoup de la marche de l'incinération. — On admet généralement que le taux (total) des matières minérales contenues dans les produits végétaux et animaux est représenté par la quantité de cendres laissées par la combustion de ces substances. Il ne faut pas attribuer à cette assertion une rigueur qu'elle ne comporte pas.

148. — **Cendres des issues.** — Les auteurs ont fait trois parts de ces matières :

1° Matières minérales des parties molles (moins poil ou laine).
2°　　　—　　　des os.
3°　　　—　　　de la laine et du poil.

Il y a quelques incertitudes sur les chiffres de cette dernière catégorie ; elles tiennent à la difficulté de débarrasser la laine et le poil des substances étrangères, riches en cendres.

Dans les *issues*, comme dans les *quartiers,* les cendres présentent un maximum très notable dans les os.

Le taux % total de cendres des issues est presque aussi considérable que le taux % des quartiers.

Le sang est assez riche en substances minérales. On en peut tirer la même conséquence que plus haut, à savoir : qu'il existe une relation entre le taux des cendres et celui de la substance azotée.

149. — **Cendres de l'animal entier.** — Dans la troisième partie du tableau, les quantités de cendres sont rapportées à 100 du poids de l'animal entier, tant pour les quartiers que pour les issues, au lieu d'être rapportées à 100 de quartiers et à 100 d'issues, comme dans les deux premières parties du tableau. Cette disposition des résultats moyens obtenus met en évidence ce fait important que le taux des cendres de toutes les parties molles du corps est bien inférieur à un demi pour cent du poids vif à jeun de l'animal entier.

D'autre part il résulte de ces analyses que, pour les os, le taux des matières minérales est toujours supérieur à 1 %, souvent à 2, et dans certains cas à 3 et 4 du poids vif entier de l'animal.

Les os du porc contiennent environ 2 % de matières minérales.
—   mouton   —   2 à 2 1/2   —
—   bœuf et veau —   3 à 4 %   —

Les rapprochements des analyses permettent encore de faire, entre autres, une remarque intéressante :

Dans le porc gras, le taux des cendres des parties molles ou comestibles de l'animal s'élève seulement à 0.211 % du poids vif de l'animal entier; dans les trois moutons gras, de 0.205 à 0.339 %; et dans les mêmes parties du bœuf gras à 0.402 %, tandis que le poids des cendres rapporté au poids vif total s'élève, pour les os, de :

3.035 % (bœuf gras) à....... 3.94 % bœuf maigre.
1.916 — (mouton gras) à.... 2.10 — mouton maigre.
1.298 — (porc gras) à....... 2.21 — porc maigre.

150. — **Récapitulation**. — La quatrième partie du tableau met en évidence la décroissance du taux % de la matière minérale dans *l'animal entier*, si l'on compare l'animal maigre à l'animal gras. Cette décroissance est visible, non seulement pour le corps pris dans son ensemble, mais encore, isolément, pour les quartiers et les issues.

L'exception apparente pour le mouton gras s'explique par l'adhérence à la laine d'une grande quantité de matières étrangères, qui n'a pu être enlevée par le lavage.

En résumé on arrive aux résultats généraux suivants :

TAUX POUR CENT DES CENDRES DE L'ANIMAL ENTIER.

Bœuf gras........	3.092	Bœuf maigre, 1/2 gras.	4.664
Mouton gras	2.811	Mouton maigre........	3.164
Porc gras.........	1.649	Porc maigre..........	2.669

Conclusion : dans l'engraissement, la substance minérale, considérée comme un tout, ne s'accumule ni dans les parties molles ni dans les os; elle n'a, dans l'accroissement, aucune part comparable à celle des autres principes immédiats des animaux.

Voyons maintenant quels principes s'accumulent durant l'engraissement.

151. — **Graisse.** — Le tableau V (voir page 256) donne la répartition de la graisse dans les diverses parties isolées et dans le corps entier des dix animaux analysés.

J'ai dit qu'une grande partie de la graisse avait été extraite par fusion et expression. Le reste a été obtenu par dissolution dans l'éther.

Les déterminations par *fusion* et *expression* ont été faites sur les organes suivants :

    a) Reins et graisse enveloppante,
    b) Autres parties des quartiers (os inclus),
    c) Tête et diverses parties attenantes des issues,
    d) Cœur et son enveloppe graisseuse,
    e) Epiploon,
    f) Graisse intestinale; mésentère.

La détermination par l'éther a été faite sur les matières sèches, résidu de la fusion et de l'expression et classées dans l'ordre suivant :

    a) Total des quartiers (os inclus),
    b) Tête et total des issues (os inclus),
    c) Poil et laine.

TABLEAU V.

TABLEAU RÉCAPITULATIF de la graisse totale de dix animaux. Extraite par fusion, expression et traitement par l'éther : 1° Dans les quartiers. — 2° Dans les issues (non compris estomacs et intestins). 3° Dans l'animal entier ; poids vif à jeun (y compris estomacs et intestins).

(Le taux pour cent de la graisse de l'animal entier est donné, 1° par l'addition des matières grasses qu'on en a séparé, — 2° par la détermination directe faite par l'éther, sur un mélange à parties proportionnelles de substance sèche de toutes les parties de l'animal, laine exceptée, et compte tenu de la quantité de graisse de la laine).

NOM DE L'ANIMAL.	POUR CENT de quartiers.	POUR CENT des issues déduction faite de l'estomac et de l'intestin.	POUR CENT DU POIDS DE L'ANIMAL VIF A JEUN.		TOUT L'ANIMAL.	
			Quartiers.	Issues.	Addition.	détermination par l'éther.
Veau gras	16 6	14 6	10 3	4 34	14 06	14 8
Bœuf demi-gras	22 6	15 7	14 6	4 12	18 07	19 1
Bœuf gras	34 8	26 3	23 1	6 96	30 »	30 1
Agneau gras	36 9	20 1	22 1	6 28	28 3	28 5
Mouton maigre	23 3	16 1	12 7	6 18	18 9	18 7
Vieux mouton demi-gras	31 3	18 5	16 7	6 52	23 2	23 5
Mouton gras	45 4	26 4	26 1	9 43	35 5	35 6
Mouton extra-gras	55 1	34 7	34 7	10 94	45 5	45 8
Porc maigre	28 1	15	18 7	4 68	23 3	23 3
Porc gras	49 6	22 8	37 6	4 50	42 1	42 2
Moyenne générale	33 4	21 »	21 7	6 40	28 »	28 2
Moyenne des 8 animaux, exclus moutons et porcs maigres	36 5	22 3	23 2	6 64	29 8	29 9
Moyenne des 6 animaux, exclus les animaux maigres et demi-gras	39 7	24 1	25 6	7 08	32 7	32 8

Les dosages par l'éther ont donc porté sur un mélange représentant la moyenne du corps (quartiers et issues) après dosage, par expression et fusion, d'une partie de la graisse.

Le tableau V, donne la récapitulation.

Le tableau VI, indique les résultats des dosages par l'éther (voir page 258).

152. — **Teneur des rognons en graisse.** — Il m'est impossible de reproduire tous les tableaux des Mémoires de Lawes et Gilbert, mais je crois nécessaire d'indiquer les taux de graisse contenue dans les rognons (reins) pour chacun des animaux analysés.

	Graisse des reins % des quartiers.	Graisse totale des quartiers (Extrait du tableau V)
Veau gras......................	2.57	16.6
Bœuf 1/2 gras...................	3.07	22.6
— gras......................	5.44	34.8
Agneau gras....................	6.21	36.9
Mouton maigre.................	1.69	23.8
Vieux mouton 1/2 gras...........	3.69	31.3
Mouton gras...................	8.38	45.4
Porc maigre....................	1.67	28.1
Porc gras.....................	4.32	49.6

Un fait saillant découle de ces analyses, à savoir que les dépôts graisseux des reins augmentent considérablement durant l'engraissement.

L'importance pratique de ce renseignement est grande et justifie le procédé des bouchers qui apprécient le degré d'engraissement par l'état gras des reins.

153. — **Remarques sur la répartition de la graisse.** — Il faut insister sur les rapprochements auxquels donnent lieu ces chiffres, sans oublier que cette graisse est indépendante de celle extraite par l'éther.

ALIMENTATION.   17

TABLEAU VI.

*Détermination directe de la graisse (par extraction par l'é-
ther dans la substance sèche brute) de certains groupes de
parties et du corps entier de dix animaux.*

INDICATION DES ANIMAUX	TAUX CENTÉSIMAL DE LA GRAISSE RESTANT DANS LA SUBSTANCE SÈCHE BRUTE				
	1ᵉʳ dosage.	2ᵉ dosage.	3ᵉ dosage.	4ᵉ dosage.	Moyennes.
I. ENSEMBLE DES QUARTIERS (os compris).					
Veau gras.	15 98	15 84	»	»	15 91
Bœuf demi-gras.	24 67	23 94	»	»	24 30
Bœuf gras.	19 99	19 85	»	»	19 92
Agneau gras.	25 61	25 93	»	»	25 77
Mouton maigre.	19 34	19 43	»	»	19 39
Vieux mouton demi-gras.	27 43	27 74	»	»	27 59
Mouton gras.	17 64	17 67	»	»	17 66
Mouton extra-gras.	31 34	31 16	»	»	31 25
Porc maigre.	18 98	19 19	»	»	19 09
Porc gras.	18 70	19 16	»	»	18 93
Porc maigre (tête et pieds, moins la langue et le cerveau).	18 02	18 17	»	»	18 09
Porc gras (tête et pieds, moins la langue et le cerveau).	21 72	21 65	»	»	21 68
II. ENSEMBLE DES ISSUES (os inclus).					
Veau gras.	16 52	16 31	»	»	16 42
Bœuf demi-gras.	13 54	13 51	14 22	13 33	13 66
Bœuf demi-gras (sans os).	15 78	15 31	»	»	15 55
Bœuf demi-gras (avec os des issues seulement).	9 16	8 52	»	»	8 84
Bœuf gras.	17 24	16 19	17 27	»	16 90
Agneau gras.	23 89	23 80	»	»	23 85

TABLEAU VI (suite).

INDICATION DES ANIMAUX	TAUX CENTÉSIMAL DE LA GRAISSE RESTANT DANS LA SUBSTANCE SÈCHE BRUTE				
	1er dosage.	2e dosage.	3e dosage.	4e dosage.	Moyennes.
II. ENSEMBLE DES ISSUES (os inclus). (Suite.)					
Mouton maigre.	22 38	22 15	»	»	22 27
Vieux mouton demi-gras.	18 40	18 27	»	»	18 34
Mouton gras.	20 93	21 05	»	»	20 91
Mouton extra-gras. . . . . . . : .	22 90	22 62	»	»	22 76
Porc maigre.	15 47	15 35	»	»	15 41
Porc gras.	13 41	13 49	»	»	13 45
III. LAINE.					
Agneau gras.	8 69	9 28	»	»	8 99
Mouton maigre.	11 18	8 98	11 38	12 75	11 07
Vieux mouton demi-gras.	8 95	8 85	»	»	8 90
Mouton gras.	14 40	12 69	14 81	»	13 97
Mouton extra-gras.	11 85	9 70	10 38	9 84	10 44
IV. ANIMAL ENTIER (à l'exclusion de la laine).					
Veau gras.	17 10	16 52	»	»	16 81
Bœuf demi-gras.	22 74	22 79	»	»	22 77
Bœuf gras.	19 10	19 10	»	»	19 10
Agneau gras.	25 70	25 83	»	»	25 77
Mouton maigre.	19 35	19 38	»	»	19 37
Mouton demi-gras.	26 17	26 48	»	»	26 33
Mouton gras.	19 42	19 35	»	»	19 39
Mouton extra-gras.	29 42	29 46	»	»	29 44
Porc maigre.	18 18	18 08	»	»	18 13
Porc gras.	19 08	18 49	»	»	18 78

La colonne 1 du tableau V assigne les taux suivants de graisse totale aux quartiers des divers animaux de boucherie :

Quartier du bœuf 1/2 gras....... 22.6
Mouton maigre................... 23.8
Porc maigre..................... 28.1
Veau gras....................... 16.6 seulement.

Ce qui concorde avec le fait bien connu que la chair du veau est, de toutes les viandes consommées, la moins grasse.

Les quartiers de viande de la meilleure qualité sont ceux du bœuf gras, chez l'animal moyennement engraissé; ils contiennent 34.8 % de graisse pure.

La chair d'agneau contient........... 36.9 —   —
   —   du mouton contient.......... 45.4 —   —
   —   —   très gras.......... 55.1 —   —
   —   du porc moyennement gras.. 49.6 —   —

D'après cela, la viande de meilleure qualité, que l'on considère généralement comme un aliment très azoté, renferme, en graisse, de 1/3 à moitié et plus de son poids (quartier frais.)

Nous reviendrons sur ce point, quand nous examinerons la composition de l'animal entier.

Faisons remarquer seulement, en passant, que ces taux de graisse sont plus élevés encore dans la viande livrée par la boucherie, à raison des conditions différentes des pesées. Lawes et Gilbert, en effet, ont fait les pesées immédiatement après le dépeçage, c'est-à-dire avant toute évaporation. Or, la perte à l'étal, qui porte sur l'eau, peut atteindre 3 ou 4 % et dépasse souvent ce chiffre.

Le classement des diverses parties des issues, sous le rapport de la détermination de la graisse, présente beaucoup de difficulté; et la comparaison détaillée des divers organes est presque impossible. Mais comme une très faible partie de la graisse des issues est livrée à l'alimentation de l'homme, cette lacune a peu d'importance.

Il y a cependant quelques points dignes d'être notés, comme précisant l'accumulation de graisse à l'intérieur des animaux, durant leur accroissement.

Le taux % de la graisse de l'épiploon obtenue par fusion et expression est, en pour cent des issues :

```
Chez le bœuf demi-gras de.................   4.63 %
      —        médiocrement gras de.........   7.93 —
Chez le mouton maigre de..................   5.14 —
      —        très gras de.................  19.05 —
```

La graisse mésentérique ou des intestins n'est pas consommée comme aliment, mais employée comme suif. Sa proportion, qui sert de caractère aux bouchers pour apprécier l'état de l'animal, augmente dans l'engraissement ; mais les espèces qui ont le plus de tendance à l'engraissement des quartiers (parties externes) sont celles qui présentent le moins d'aptitude à l'engraissement des organes internes.

Pour s'en convaincre, il suffit des quelques rapprochements suivants :

	Graisse intestinale % des issues totales.
Bœuf 1/2 gras............................	4.66
— gras............................	8.79
Mouton maigre............................	3.08
— 1/2 gras............................	5.69
— gras............................	6.57
— très gras............................	7.41
Porc maigre............................	2.12
— gras............................	8.35

Il y a lieu ici de tenir compte des différences profondes qui existent entre le porc et les ruminants; de plus, il convient de rappeler que près de 1 % des issues du mouton consiste en matière grasse associée à la laine.

De toute la graisse extraite par fusion, pression et éther, les *issues* totales ne renferment que moitié aux deux tiers du taux pour cent de la graisse de tous les quartiers. (Pour 100 dans les quartiers, il y en a 50 à 66 dans les issues.)

Dans les issues, le taux de la graisse (cas des animaux gras, — à l'exclusion du veau et de l'agneau, *non à maturité*) est égal à 25 % du poids total des issues. *Dans le bœuf gras, le mouton gras, porc gras, elle* atteint plus du tiers.

Nous reviendrons plus loin sur les proportions probables de graisse qui, respectivement (dans les quartiers et les issues) sont, en moyenne, consommées par l'homme, et sur les rapports existant entre cette graisse et la substance azotée.

154. — **Teneur en graisse des issues et des quartiers.** — Voyons maintenant, en supposant le poids vif de l'animal égal à 100, quels sont les taux de graisse dans les issues totales et dans l'ensemble des quartiers.

Le taux pour cent, ainsi calculé, donne des nombres qui présentent entre eux les mêmes rapports que ceux qu'on obtient en comparant les taux de graisse des *issues* à ceux des *quartiers*, pour le même animal.

Voici quelques indications sur les chiffres des colonnes 3 et 4 du tableau V, page 256 :

En prenant la moyenne des dix animaux, on trouve que plus des 3/4 de la graisse totale appartient aux quartiers, c'est-à-dire aux parties qui ont la plus grande valeur comestible. La proportion de graisse totale, dans

les issues et dans les quartiers respectivement, semble
généralement d'autant plus grande que l'animal est plus
mûr.

La proportion relative de graisse (issues et quartiers) est sensiblement la même dans le bœuf demi-gras
et dans le bœuf gras.

Dans le mouton gras, la proportion de la graisse totale
des quartiers est beaucoup plus grande que dans le
mouton maigre.

Chez ce dernier, on trouve deux fois plus de graisse
dans les quartiers que dans les issues.

Dans les trois animaux gras : agneau demi-gras,
gras, très gras, elle atteint le triple du chiffre des issues
(quartiers comparés aux issues).

Dans le porc maigre, les quartiers contiennent _quatre_
fois plus de graisse que les issues ; dans le porc gras, il y
en a 8 à 9 fois plus dans les quartiers que dans les
issues.

La conclusion générale de ces faits semble être que,
en moyenne, les 3/4 ou plus de la graisse totale des animaux abattus pour la boucherie, dans de bonnes conditions , appartiennent aux _quartiers_, c'est-à-dire aux
parties qui, sous une forme ou sous une autre, sont employées entièrement à l'alimentation humaine.

Nous avons vu précédemment que le taux pour cent
de graisse des quartiers de l'animal gras, s'élève au
tiers, à moitié et quelquefois à plus , du poids total des
quartiers.

Examinons maintenant dans quelle proportion la
graisse pure, ou à peu près pure, entre dans la composition de _tout l'animal_.

Dans les cinquième et sixième colonnes du tableau V
sont indiqués, d'une part, les chiffres trouvés directement par fusion et expression ; de l'autre, les chiffres

fournis par le dosage direct par l'éther. La comparaison de ces chiffres, obtenus par deux méthodes différentes, montre que les écarts dans les deux cas né dépassent pas 1/4 à 1 % (maximum) : c'est une concordance remarquable, de nature à donner toute confiance dans les résultats obtenus.

155. — **Classification des animaux d'après leur teneur en graisse.** — D'après leur teneur totale en graisse, les animaux se rangent dans l'ordre suivant :

Mouton extra gras..............	45.7 %	du poids vif.
Porc gras	42.0	—
Mouton gras...................	35.5	—
Bœuf gras.....................	30.0	—
Agneau gras...................	28.3	—
Vieux mouton gras.............	23.2	—
Bœuf 1/2 gras.................	18.07	—
Mouton maigre.................	18.9	—
Porc maigre	23.3	—
Veau gras.....................	14.06	—

. De la combinaison et du rapprochement de ces chiffres, on peut conclure que le bœuf gras de bonne qualité est formé, en moyenne, pour le 1/3 environ de son poids vif total, de substance grasse.

Le mouton gras, d'un peu plus du tiers;

Le porc modérément gras, de plus des 2/5 ;

Le porc à lard en renferme 50 % *environ* de son poids.

156. — **L'azote du corps des animaux de la ferme.** — Nous venons de voir dans quelle proportion considérable la matière grasse figure dans le corps des animaux les plus importants, comme aliments de l'homme. Ce qui précède établit notamment (colonnes 1 et 6, tabl. V) que la proportion de graisse est plus considérable dans *les quartiers*, c'est-à-dire dans les parties

alimentaires par excellence, que dans le poids total de l'animal pris pour terme de comparaison.

Quartiers, 34.4 % contre 28. 2 % du corps entier.

Le point important à étudier maintenant est relatif à la détermination du taux pour cent de l'azote du corps entier ou de certaines parties, et au calcul du poids total de la protéine et des autres composés azotés du corps, classe de principes dont la prédominance relative est généralement considérée comme le caractère essentiel de l'aliment animal.

L'azote a été dosé dans des mélanges d'échantillons de la matière sèche soigneusement prélevés et débarrassés, par fusion et expression, de leur graisse. — Ces échantillons ont consisté dans les quatre catégories suivantes :

a) Ensemble de tous les quartiers.
b) — des os des quartiers.
c) — des issues, parties molles et os (laine et poil non compris).
d) — des quartiers et des issues (laine et poil exclus).

L'azote a également été dosé séparément dans la laine et dans le poil.

Dans le cas du porc, il y a une exception consistant en ce que, outre le mélange des *quartiers* (parties molles et os) et des *issues* (ou os), on a fait un mélange spécial de la tête et des pieds, parties molles et os ensemble, pour y doser l'azote.

Les dosages d'azote dans les matières que nous venons d'indiquer sont inscrits dans le tableau VII.

TABLEAU VII.

Détermination directe de l'azote dans la substance sèche brute de certains groupes de parties et du corps entier de dix animaux.

INDICATION DES ANIMAUX	TAUX CENTÉSIMAL D'AZOTE DANS LA SUBSTANCE SÈCHE.				
	1er dosage.	2e dosage.	3e dosage.	4e dosage.	Moyennes.
I. QUARTIERS ENTIERS (OS NON COMPRIS).					
Veau gras	12 49	12 44	»	»	12 47
Bœuf demi-gras	10 90	10 86	»	»	10 88
Bœuf gras.	12 20	12 05	»	»	12 13
Bœuf gras (avec os).	9 62	9 9	»	»	9 60
Agneau gras	10 63	10 72	»	»	10 68
Mouton maigre.	13 04	13 09	»	»	13 07
Vieux mouton demi-gras.	10 33	10 43	»	»	10 38
Mouton gras	12 65	12 73	»	»	12 69
Mouton extra-gras	9 55	9 45	»	»	9 50
Porc maigre (os compris).	11 38	11 26	»	»	11 32
Porc gras (os compris).	11 81	11 55	11 58	»	11 64
Porc maigre (tête et pieds, moins la langue et le cerveau).	8 70	8 88	»	»	8 79
Porc gras (tête et pieds, moins la langue et le cerveau).	8 68	8 66	»	»	8 67
II. OS DES QUARTIERS.					
Veau gras	5 94	6 06	»	»	6 00
Bœuf demi-gras.	4 88	4 90	»	»	4 89
Bœuf gras	4 95	5 02	»	»	4 99
Agneau gras.	5 17	5 02	»	»	5 10
Mouton maigre.	5 08	5 09	»	»	5 09
Vieux mouton demi-gras.	4 62	4 65	»	»	4 64
Mouton gras	4 92	4 94	»	»	4 93
Mouton extra-gras	4 97	4 93	»	»	4 95

TABLEAU VII (*suite*).

INDICATION DES ANIMAUX.	TAUX CENTÉSIMAL D'AZOTE DANS LA SUBSTANCE SÈCHE.				
	1ᵉʳ dosage.	2ᵉ dosage.	3ᵉ dosage.	4ᵉ dosage.	Moyennes.
III. ISSUES TOTALES (Y COMPRIS LES OS).					
Veau gras.	11 35	11 30	11 43	»	11 36
Bœuf demi-gras	11 95	11 71	11 95	»	11 87
Bœuf gras.	11 25	11 29	11 29	»	11 28
Agneau gras	10 21	9 89	9 97	»	10 02
Mouton maigre.	10 51	10 60	10 43	»	10 51
Mouton demi-gras	10 52	10 35	10 51	»	10 46
Mouton gras	10 61	10 60	10 28	»	10 50
Mouton extra-gras.	10 58	10 33	10 29	»	10 40
Porc maigre (sans os).	12 96	12 82	»	»	12 89
Porc gras (sans os).	13 10	13 23	»	»	13 17
IV. POIL OU LAINE.					
Veau gras.	16 46	16 60	»	»	16 53
Bœuf demi-gras	16 74	16 90	»	»	16 82
Bœuf gras.	16 16	16 82	16 57	»	16 52
Agneau gras	14 80	14 97	»	»	14 89
Mouton maigre.	14 30	13 86	15 20	14 03	14 35
Vieux mouton demi-gras.	16 52	14 38	14 70	»	15 20
Mouton gras	14 49	13 56	12 60	13 08	13 43
Mouton extra-gras	12 49	11 83	12 08	12 54	12 24
V. ANIMAL ENTIER (LAINE ET POIL EXCLUS).					
Veau gras.	10 79	10 70	»	»	10 75
Bœuf demi-gras.	10 04	10 06	»	»	10 05
Bœuf gras	10 15	10 13	»	»	10 14
Agneau gras	9 24	9 22	»	»	9 23
Mouton maigre.	10 33	10 02	10 34	»	10 23
Vieux mouton demi-gras. . . . {	9 33 / 8 85	9 23 / 9 23	» / 9 50	»	9 28 / 9 20
Mouton gras . . . . {	9 92 / 10 69	10 05 / 10 24	» / 10 76	»	9 99 / 10 56
Mouton extra-gras . . . . . . {	8 71 / 9 10	8 72 / 9 13	» / 9 21	»	8 72 / 9 15
Porc maigre	11 10	11 16	»	»	11 13
Porc gras.	11 52	11 77	11 57	»	11 62

TABLEAU VIII.

TENEUR CENTÉSIMALE MOYENNE

1° *Quartiers.* — 2° *Issues (non compris estomac et intestins).*

NOM DE L'ANIMAL.	TENEUR CENTÉSIMALE DES QUARTIERS			TENEUR CENTÉSIMALE DES ISSUES FRAÎCHES			
	Parties charnues et membraneuses.	Os.	Quartiers entiers.	Poil ou laine.	Tête et pieds.	Autres parties des issues.	Des issues totales.
Veau gras	2 121	0 487	2 608	0 142	2 670		2 812
Bœuf demi-gras	2 331	0 462	2 793	0 242	3 194		3 436
Bœuf gras	1 919	0 432	2 351	0 216	2 656		2 872
Agneau gras	1 371	0 341	1 712	1 099	1 923		3 022
Mouton maigre	1 896	0 454	2 350	1 193	1 727		2 920
Vieux mouton 1/2 gras. .	1 925	0 364	2 289	1 344	1 584		2 928
Mouton gras	1 467	0 324	1 791	1 129	1 480		2 609
Mouton extra-gras . . .	1 136	0 261	1 397	1 220	1 554		2 744
Porc maigre (1). . . .	2 319		2 319	»	0 757	1 415	2 172
Porc gras	1 712		1 712	»	0 800	1 513	2 313
Moyenne générale . .	2 132		2 132	0 659	2 127		2 786
Moyenne des 8 animaux (exclus, mouton et porc maigres). . . .	2 082		2 082	0 674	2 172		2 846
Moyenne des 6 animaux (exclus, les animaux maigres et demi-gras).	1 928		1 928	0 634	2 099		2 734

(1) Pour la comparaison avec les autres animaux, l'azote de la tête et des pieds

EN AZOTE DE DIX ANIMAUX :

— 3° *Animal entier : poids vif à jeun, y compris estomacs et intestins.*

TENEUR CENTÉSIMALE DE L'ANIMAL ENTIER POIDS VIF ET A JEUN.							
QUARTIERS.			ISSUES.				De tout l'animal.
Parties charnues et membraneuses.	Os.	Quartiers totaux.	Laine ou poil.	Tête et pieds non compris la langue et le cerveau.	De toutes les autres parties.	De toutes les issues.	
1 316	0 302	1 618	0 042	0 796		0 838	2 456
1 509	0 299	1 808	0 063	0 837		0 900	2 708
1 271	0 286	1 557	0 057	0 704		0 761	2 318
0 820	0 204	1 024	0 343	0 600		0 943	1 967
1 012	0 242	1 254	0 457	0 662		1 119	2 373
1 031	0 195	1 226	0 475	0 559		1 034	2 260
0 843	0 186	1 029	0 403	0 528		0 931	1 960
0 716	0 164	0 880	0 387	0 493		0 880	1 760
1 541		1 541	»	0 237	0 442	0 679	2 220
1 300		1 300	»	0 158	0 299	0 457	1 757
1 324		1 324	0 023	0 631		0 854	2 178
1 305		1 305	0 221	0 622		0 843	2 148
1 225		1 225	0 205	0 596		0 802	2 036

du porc est compté avec les issues; dans la pratique de la boucherie, ces parties vont généralement avec les quartiers.

Les moyennes calculées sont données en détail dans le tableau VIII; le sommaire, dans le tableau IX, p. 274. Examinons-les successivement.

Les chiffres qu'ils renferment rendent facile la comparaison du taux pour cent relatif de l'azote dans les diverses parties de chaque animal, avec les résultats *calculés* par différentes méthodes. — Ils permettent, en outre, de comparer le taux pour cent d'azote d'un animal à l'autre.

Les rapprochements, entre les teneurs en principes azotés, seront plus instructifs quand, dans les dix animaux analysés et dans leurs différentes parties, nous aurons comparé les teneurs en matière minérale, substance sèche, matière grasse et eau.

Nous avons vu qu'il y a 4 à 5 fois plus de matières minérales, dans les os pris dans leur ensemble, que dans les parties molles totales des quartiers.

Un regard jeté sur le tableau VIII montre que, d'autre part, le quantum de l'azote est 4 à 5 fois plus élevé dans les parties molles des quartiers que dans les os et dans les parties dures.

Il en résulte que toutes les fois qu'on n'a pas recours aux os comme aliment, un cinquième à un sixième seulement de la substance azotée totale des quartiers est perdue pour l'alimentation humaine.

Si l'on compare d'abord le taux pour cent de l'azote dans les quartiers du même animal à différentes périodes d'accroissement, on voit qu'il décroît considérablement avec les progrès que l'animal fait vers l'engraissement.

On verra plus loin que l'engraissement et la maturation sont accompagnés d'une diminution considérable dans le taux pour cent de l'eau du corps.

La matière sèche qui s'accumule consiste donc en une proportion de substance grasse plus grande que celles des produits azotés. Il semble cependant probable que plus la production de matière azotée est considérable, plus grande est également la quantité d'eau nécessaire à leur hydratation.

Arrivons aux chiffres du tableau VIII relatifs aux quartiers, qui mettent en relief la décroissance de la proportion centésimale d'azote, avec l'engraissement.

BŒUF.

Les quartiers du bœuf 1/2 gras renferment. 2.793 % d'azote.
Ceux du bœuf moyennement gras........... 2.351   —

    Différence, en moins, 1/6e........... 0.442   —

MOUTON.

	P. 100 d'azote.		
Mouton maigre : quartiers	2.350	2.350	2.350
— demi-gras..................	2.289		
Différence...........	0.061		
— gras. id.............	1.791		
Différence.............	0.559		
— très gras......................			1.397
Du maigre au très gras, près de 50 % de différence.....			0.953

PORC.

Maigre................ 1.319 Az. ⎫
Gras................. 1.712 — ⎬ dif. 0.607, soit plus de 1/3.
                      ⎭

VEAU.

Le minimum de graisse se rencontre chez cet animal, qui renferme plus d'azote qu'aucun animal, excepté le bœuf 1/2 gras, soit.. 2.608

Examinons maintenant l'azote des issues totales. — Au premier coup d'œil, on voit qu'à part chez le porc maigre, elles sont plus riches en azote que l'ensemble des quartiers; mais chez l'agneau et chez les quatre moutons, plus d'un tiers de l'azote des issues se trouve dans la laine.

Déduction faite de cette dernière, le taux d'azote des issues est inférieur à celui des quartiers correspondants.

La moitié de droite du tableau VIII indique les quantités d'azote de chacune des parties des animaux, rapportées au taux % de leur poids vif total, dans les *quartiers* et dans les *issues* considérés séparément.

J'appellerai tout spécialement l'attention sur le tableau IX récapitulatif de l'azote de l'animal entier.

Les colonnes 3 et 4 donnent respectivement les taux % d'azote, dans les quartiers et dans les issues.

Les trois dernières colonnes sont particulièrement intéressantes. Elles indiquent la teneur totale centésimale, en azote, de l'animal entier, *déterminée par trois méthodes différentes.*

En raison de l'importance de ces données, il est utile d'indiquer comment Lawes et Gilbert les ont obtenues.

Colonne I. *Par addition.*

L'azote (voir tabl. VII, p. 258) a été dosé *isolément* sur cinq catégories de parties animales :

1° Ensemble de tous les quartiers (os exclus).
2° Mélange des os des quartiers.
3° Issues, parties molles et os (s'il s'en trouve quelques-uns).
4° Laine et poil.
5° Mélange de toutes les parties de l'animal (laine et poil non compris).

En ajoutant les taux d'azote constatés dans ces cinq séries de dosage, on a obtenu les résultats indiqués sous le titre *azote par addition.* (Tableau IX, p. 274.)

Colonne II. *Par détermination directe.*

Elle donne le chiffre obtenu en ajoutant, au résultat du dosage direct sur le mélange proportionnel des quartiers et des issues de l'animal entier, moins la laine et le poil, le taux d'azote trouvé pour la laine ou le poil analysés à part.

Colonne III. *Par déduction ou calcul.*

On a diminué le poids de la substance sèche brute de celui de la graisse, enlevée par fusion, par expression, et par l'éther (graisse totale); on a déduit ensuite le poids des cendres. Le reste (eau, graisse et matière minérale déduites), consiste en principes azotés de diverse nature. Nous avons, en vain, disent Lawes et Gilbert, pour évaluer l'azote sur une base certaine, cherché des données positives résultant d'analyses immédiates des différentes parties du corps. En l'absence de chiffres indiquant les proportions relatives d'albumine, de fibrine, de gélatine, de chondrine, etc., dans le corps des animaux, ces savants ont admis, un peu arbitrairement, ils le constatent eux-mêmes, le chiffre de 6,3 comme celui, en nombre rond, qui se rapprochait le plus de l'exactitude, et l'ont pris comme diviseur de la substance sèche trouvée pour la réduire en azote.

Ce nombre 6,3 suppose un taux % moyen de 15,873 % d'azote, dans le mélange des composés azotés :

$$15.873 : 100 :: 1 : x \qquad x = \frac{100}{15.873} = 6.3.$$

Il est un peu plus élevé que la teneur de l'albumine et de la fibrine, mais considérablement plus bas que celle de la gélatine.

Ce chiffre représente une moyenne aussi exacte que possible et suffisante, en tout cas, pour le but que se proposaient Lawes et Gilbert.

ALIMENTATION.   18

TABLEAU IX.

TABLEAU RÉCAPITULATIF DE LA TENEUR

1° *Quartiers.* — 2° *Issues (non compris estomacs et intes-*
estomacs.

La teneur centésimale moyenne en azote de tout l'animal est donnée : 1° par
mélange de toutes les parties en quantités proportionnelles, laine exceptée, la to-
par 6.3 (corresp. à 15.873 d'azote dans la substance azotée), le poids de la substance

NATURE DE L'ANIMAL.	Pour cent de quartiers frais.	Pour cent d'issues fraîches.
Veau gras.	2 608	2 812
Bœuf demi-gras.	2 793	3 436
Bœuf gras.	2 351	2 875
Agneau gras	1 712	3 022
Mouton maigre.	2 350	2 920
Vieux mouton demi-gras.	2 289	2 928
Mouton gras	1 791	2 609
Mouton extra-gras	1 397	2 774
Porc maigre.	2 319	3 172
Porc gras..	1 712	2 313.
Moyenne générale.	2 132	2 786
Moyenne des 8 animaux, exclus moutons et porcs maigres.	2 082	2 845
Moyenne des 6 animaux, exclus les animaux maigres et demi-gras	1 928	2 733

CENTÉSIMALE EN AZOTE DE DIX ANIMAUX :

tins). — 3° *Animal entier; poids vif à jeun (y compris*
et intestins).

addition des taux de chacune des parties; 2° par détermination directe dans un
neur de la laine en azote ayant été ajoutée par un calcul : 3° par le calcul en divisant
sèche de l'animal, déduction faite de la graisse et de la matière minérale.

		POUR CENT DE L'ANIMAL ENTIER; POIDS VIF A JEUN		
			DE TOUT LE CORPS	
de quartier.	d'issues.	1 par addition.	2 par détermination directe.	3 par déduction 6,3 Az. = 15,873 subs. azotée.
1 618	0 838	2 456	2 471	2 421
1 808	0 900	2 708	2 781	2 635
1 557	0 761	2 318	2 333	2 304
1 034	0 943	1 967	1 974	1 949
1 254	1 119	2 373	2 380	2 353
1 226	1 054	2 260	2 267 / 2 282	2 226
1 029	0 931	1 960	1 947 / 2 035	1 941
0 880	0 880	1 760	1 814 / 1 747	1 736
1 541	0 679	2 220	2 196	2 180
1 300	0 457	1 757	1 773	1 725
1 324	0 854	2 178	2 194	2 147
1 805	0 834	2 148	2 170	2 117
1 235	0 802	2 036	2 052	2 018

Boussingault avait pris 15 % = coeff. 6.666, dans ses déterminations de la composition de la matière azotée des végétaux. Plus tard, il a adopté le nombre 16 = 6,25.

S'il y a lieu de supposer que les déterminations expérimentales sont plus près de la vérité que les *calculs*, il faut admettre que les substances azotées du corps, prises dans leur ensemble, présentent un taux plus élevé que 15,873 %, (correspondant à 6,3). Mais comme *partout*, la différence dans le taux % d'azote, obtenu par les différentes méthodes, s'accuse invariablement dans la deuxième décimale seulement; que, de plus, elle est un peu inférieure, dans tous les cas, pour la méthode par *calcul* seule, il y a lieu d'être très satisfait de cette concordance.

Il serait facile d'indiquer diverses sources possibles d'inexactitudes dans ce mode de calcul consistant à fixer le taux de l'azote. Par exemple : Dans quelles limites les matières minérales déterminées par incinération et déduites par le calcul, contiennent-elles du soufre et du phosphore oxydés, provenant des substances azotées elles-mêmes? Quelles sont les proportions relatives des différents composés azotés dans le mélange qui les comprend toutes? Et ainsi de suite. Ces causes d'erreurs sont, au cas particulier, absolument indéterminées, mais sans importance. Il y a lieu, au contraire, de s'étonner d'un accord aussi parfait entre des chiffres obtenus par trois méthodes différentes et d'une application entourée de difficultés considérables.

Le choix des prises d'essai a été fait avec le plus grand soin. Les dosages d'azote (tabl. VII, p. 266), faits en double ou en triple, sont très concordants.

Les résultats généraux concordent dans la limite de 0,01 à 0,03, soit à 1 ou 3 dix millièmes près.

Ces chiffres peuvent donc être considérés comme *tout à*

fait suffisants, sous le rapport de l'exactitude. Ils fournissent, en tout cas, des indications du plus haut intérêt sur les rapports de l'azote contenu dans les différentes parties des divers animaux, à des états et à des régimes variés.

Les animaux de l'espèce bovine dont nous consommons la viande, contiennent dans l'ensemble de leur corps :

Bœuf 1/2 gras .... 2.75 % d'azote.
—. moyennement gras.................. 2.33 — —
Veau gras, plus riche en azote que bœuf gras. 2.50 .— —

Le corps entier de l'agneau contient moins de 2 % d'azote. On constate chez les autres animaux :

Mouton maigre renferme moins de.......... 2.40 % d'azote.
— 1/2 gras........................... 2.25 — —
— modérément gras,... pas tout à fait 2.00 — —
— très gras................................. 1.75 — —
Porc maigre................................. 2.20 — —
— modérément gras.................... 1.75 — —

Le fait frappant est la faiblesse du taux d'azote du corps des animaux qui nous fournissent la viande ; il a une grande importance et un grand intérêt.

D'un côté, comme nous le mettrons plus loin en lumière, la proportion de l'azote consommé dans le fourrage d'engraissement, et restant fixé dans l'animal, puis envoyé au marché à l'état de viande, est extrêmement faible.

De l'autre, une quantité considérable de l'azote réellement assimilé par l'animal n'est pas propre à l'alimentation humaine. En effet, de l'azote assimilé, une forte proportion est à l'état de gélatine, de chondrine, etc., matières dont le rôle nutritif est encore un point imparfaitement résolu.

Avant d'abandonner l'examen des colonnes des tableaux qui représentent le taux centésimal d'azote des diverses parties des différents animaux, il nous reste encore à faire une réflexion.

Nous avons constaté que les issues *totales* des animaux sont plus riches en azote, centésimalement parlant, que les *quartiers* totaux. Mais on a vu aussi que la proportion réelle, rapportée au corps entier, de l'azote fixé dans les quartiers, constitue toujours environ les 3/5 de l'azote total. Un cinquième environ appartient aux os. Il résulte de là, qu'en nombre rond, la *moitié* environ de l'azote total est associée aux parties molles comestibles des quartiers.

Nous reviendrons plus loin sur ces rapprochements.

157. — **Récapitulation de la composition de dix animaux abattus.** — (Voir tableau X, page 280.)

Nous avons considéré isolément les taux pour cent de *matière minérale*, de *graisse* et *d'azote*. Examinons maintenant l'ensemble de la composition qu'on peut déduire du rapprochement de tous ces nombres.

Le tableau X indique, d'un coup d'œil, les taux % dans les *quartiers*, les *issues*, et dans l'animal entier, des composés suivants.

1° Matière minérale (cendres).

2° Substance sèche azotée totale (par soustraction des autres principes du poids du corps entier).

3° Graisse totale (par fusion, expression et éther).

4° Substance sèche totale (somme des cendres, substance azotée, graisse).

5° Eau (complément de la substance sèche pour obtenir 100).

De plus, *pour l'animal entier*, le taux % des cendres de l'estomac et de l'intestin.

158. — **Quartiers.** 1re *division du tableau X.*

1. *Cendres et substances azotées.*

Cette partie du tableau met en évidence l'existence :
1° D'une relation entre l'accroissement de la *substance minérale* et *de l'azote.*
2° D'une relation entre la décroissance de la *substance minérale* et *de l'azote.*
3° D'un rapport des cendres à la substance protéique, rapport qui oscille autour d'une partie de matière minérale, pour quatre parties de matière azotée.

2. *Graisse et substances azotées.*

Dans tous les cas, celui du veau excepté, où il y a égalité, le taux de la *matière grasse* l'emporte de beaucoup sur celui de la *substance azotée sèche.*

ANIMAUX MAIGRES OU 1/2 GRAS.

Mouton maigre, une fois 1/2 plus de graisse que de subst. azotée.
Bœuf 1/2 gras, un quart plus de graisse que de substance azotée.
Porc maigre, deux fois plus   —   —
Mouton 1/2 gras, deux fois plus   —   —

ANIMAUX GRAS.

Bœuf gras, deux fois 1/2 plus   —   —
Mouton gras, quatre fois plus   —   —
  — très gras, six fois plus   —   —
Porc moyen gras, cinq fois plus   —   —

De l'ensemble de ces résultats, on peut inférer vraisemblablement que dans les quartiers de bœuf réputés de bonne qualité, il y a rarement moins de *deux fois* et

TABLEAU X.

TABLEAU RÉCAPITULATIF de la composition de dix animaux, ... tance azotée sèche, graisse,
1° Quartiers. — 2° Issues (non compris estomacs (y compris estomacs

indiquant la teneur centésimale en matière minérale, subs- substance sèche totale et eau.
et intestins). — 3° Animal entier; poids vif à jeun, et intestins).

NATURE DE L'ANIMAL.	POUR CENT DANS LES QUARTIERS					POUR CENT DANS LES ISSUES (estomacs et intestins compris).					POUR CENT DANS L'ANIMAL ENTIER (poids vif à jeun).					
	Matière minérale.	Substance azotée sèche.	Graisse.	Substance sèche totale.	Eau.	Matière minérale.	Substance azotée sèche.	Graisse.	Substance sèche totale.	Eau.	Matière minérale.	Substance azotée sèche.	Graisse.	Substance sèche totale.	Contenu de l'estomac et de l'intestin à l'état humide.	Eau.
Veau gras	4 48	16 6	16 6	37 7	62 3	3 41	17 1	14 6	35 1	64 9	3 80	15 2	14 8	33 8	3 17	63 0
Bœuf demi-gras	5 56	17 8	22 6	46 »	54 »	4 05	20 6	15 7	40 4	59 6	4 66	16 6	19 1	40 3	8 19	51 5
Bœuf gras	4 56	13 »	34 8	54 9	45 6	3 40	17 3	26 3	47 2	52 8	3 92	14 5	30 1	48 5	5 98	45 5
Agneau gras	3 63	10 9	36 9	51 4	48 6	2 45	18 9	20 1	41 5	58 5	2 94	12 3	28 5	43 7	8 54	47 8
Mouton maigre	4 36	14 5	23 8	42 7	57 3	2 19	18 0	16 1	36 3	63 7	3 16	14 8	18 7	36 7	6 00	57 3
Vieux mouton demi-gras	4 13	14 9	31 3	50 3	49 7	2 72	17 7	18 5	38 9	61 1	3 17	14 »	23 5	40 7	9 05	50 2
Mouton gras	3 45	11 5	45 4	60 3	39 7	2 32	16 1	26 4	44 8	55 2	2 81	12 2	35 6	50 6	6 02	43 4
Mouton extra-gras	2 77	9 1	55 1	67 »	33 »	3 64	16 8	34 5	54 9	45 1	2 90	10 9	43 8	59 6	5 18	35 2
Porc maigre	2 57	14 »	28 1	44 7	55 3	3 07	14 »	15 0	32 1	67 9	2 67	13 7	23 3	39 7	5 22	55 1
Porc gras	1 40	10 5	49 5	61 4	38 6	2 97	14 8	22 8	40 6	59 4	1 65	10 9	42 2	54 7	3 97	41 3
Moyenne générale	3 69	13 5	34 4	51 6	48 4	3 02	17 2	21 0	41 2	58 8	3 17	13 5	28 2	44 9	6 13	49 0
Moyenne des 8 animaux (exclus moutons et porcs maigres)	3 75	13 3	36 5	53 6	46 4	3 12	17 4	22 4	42 9	57 1	3 23	13 3	29 9	46 4	6 26	47 3
Moyenne des 6 animaux (exclus les animaux maigres et demi-gras)	3 38	12 3	39 7	55 4	44 6	3 03	16 9	24 1	44 0	56 0	3 00	12 7	32 8	48 5	5 48	46 0

fréquemment près de *trois fois* autant de graisse que de substances azotées.

Chez le mouton de trois à quatre fois autant.

Chez le porc, quatre fois et plus.

Quelle quantité *de la graisse totale* des animaux de boucherie est utilisée dans l'alimentation humaine? Cette intéressante question de statistique a été, de la part de Lawes et Gilbert, l'objet d'une enquête spéciale. En voici les résultats généraux. (*Lettre de M. John Elwart*, p. 521 du mémoire original).

Bœuf. — M. Elwart admet que toute la graisse des quartiers et 20 % de la graisse des issues sont utilisés comme aliment; le reste va aux fonderies.

Mouton. — Toute la graisse des quartiers est consommée; il n'entre pas de graisse des issues dans l'alimentation.

Agneau et *veau*. — Toute la graisse est utilisée.

Porc. — Graisse des quartiers : celle des issues est consommée à part : pâtisserie, cuisine; une partie sert aux pharmaciens, pour les pommades, etc... La plus grande partie de la *graisse d'ours*, vendue en Angleterre par les droguistes, est de la graisse de porc.

Les autres renseignements recueillis par Lawes et Gilbert concordent avec les précédents. En résumé, la proportion de graisse consommée, par rapport à la proportion de substance azotée ingérée, est, en *moyenne*, plus considérable dans la pratique que ne l'indiquent les rapports de la graisse totale à la substance azotée totale *dans les quartiers*, parce qu'une partie de la graisse des issues sert à l'alimentation.

159. — **Variations de l'eau.** — La dernière colonne du tableau X nous montre que tandis que le taux % de substance minérale et celui des matières azotées *décroît* avec la maturation et l'engraissement, celui de la *graisse*

croît; mais cette augmentation dans le taux % est supérieure au décroissement de la matière azotée et de la matière minérale. Cela veut dire qu'il y a, dans l'engraissement, accroissement *définitif* de *substance sèche* composée surtout de graisse, et, par conséquent, une diminution dans le taux % de *l'eau,* dans le passage de l'état maigre à l'état gras.

L'examen de la dernière colonne du tableau X met ces différences en relief de la manière la plus nette. On voit de plus, en comparant les colonnes 5, 10 et 16 du tableau X que les *os,* comme les parties molles, sont plus riches en substance sèche, chez les animaux maigres que chez les animaux gras.

Conclusion générale : il y a pendant l'engraissement, dans le taux % de la substance sèche, une augmentation notable et variable avec les espèces animales.

160. — **Issues.** — (2° division du tableau X.) — Dans les issues, la tendance à la diminution entre les taux de matières minérales et de substance azotée n'est pas si manifeste ni si régulière que pour les quartiers (ne pas oublier que les matières minérales adhérentes à la laine jouent un rôle perturbateur).

La plus grande partie des issues n'étant pas comestible, les rapports sont d'ailleurs moins importants à noter.

Il y a exception pour le *porc,* dont presque tout le corps est consommé : il en résulte que c'est cet animal qui fournit le plus de substance azotée à l'homme; les issues équivalent, et au delà, aux os non consommés.

L'eau est plus abondante dans les issues que dans les quartiers.

161. — **Animal entier.** — (Variations de la matière minérale, de la matière azotée et de la graisse.)

Récapitulons rapidement les faits importants de cette

belle série d'analyses relatives à la composition des animaux :

1° *Substance sèche totale* (contenus de l'estomac et de l'intestin non compris).

ANIMAUX GRAS.

			Environ.
Le corps entier du veau gras en renferme			34.0 %
—	bœuf gras —	....	48.5 —
—	agneau gras —	....	44.0 —
—	mouton gras —	....	50.0 —
—	— très gras renferme......		60.0 —
—	porc modérément gras renferme.		55.0 —

ANIMAUX MAIGRES.

		Environ.
Bœuf 1/2 gras en renferme..................		40.25 %
Mouton maigre —	....	36.75 —
Porc maigre —	....	39.75 —

2° *Composés azotés secs* (corps entier comprenant, chair, laine, poil, os, organes internes).

	Environ. —
Veau gras....................................	15.5 %
Bœuf gras....................................	14.5 —
Agneau gras	12.5 —
Mouton gras	12.5 —
— très gras	11.0 —
Porc modérément gras........................	11.0 —

Les animaux maigres contiennent 2 à 3 %, en plus, de substance azotée sèche que les animaux gras correspondants.

3° *Graisse sèche (débarrassée de l'eau).*

	Environ du poids entier.
Veau gras	14.5 %
Bœuf gras	30.0 —
Agneau gras	28.5 —
Mouton gras	35.5 —
— très gras	45.5 —
Porcs modérément gras	42.0 —

4° *Matières minérales.* — *A l'état maigre*, le corps entier du veau contient probablement 3,5 à 4 %, celui du bœuf 4,5 à 5 %; celui du mouton, 3 à 3,5 %, et celui du porc, 2 à 3 %, de matières minérales.

5° *A l'état gras, les taux de matières minérales sont de :*

Veau et bœuf	3.12 à 4.00 %
Agneau et mouton	2.05 à 2.75 —
Porc	1.25 à 1.75 —

6° La matière minérale du corps entier des animaux peut être considérée comme renfermant, en moyenne, environ 40 % d'acide phosphorique et 6 % de potasse (1).

7° La composition moyenne des dix animaux analysés, animaux dans de bonnes conditions pour la boucherie, peut être considérée comme étant la suivante :

Matières minérales	3 %	
— azotées	13 —	49 % substance
Graisse	33 —	sèche.
Eau	51	
Total	100	

8° *Graisse.* — Dans les animaux réputés maigres (non engraissés), le corps entier des bœufs, moutons,

(1) Voir plus loin (tableau XXV et XXVI), la composition des cendres des dix animaux analysés.

porcs, contient *toujours* plus de graisse que de substance azotée sèche.

9° Le corps entier des animaux modérément gras contient :

Bœuf	Plus de 2 fois plus de graisse que de subst. az.	—
Agneau gras	— 2 fois	—
Mouton très gras......	— 4 fois	—
Porc modérément gras.	— 4 fois	—

10° La proportion de matière minérale dans le corps des bœufs, moutons et porcs, *augmente* et *diminue* parallèlement avec le taux des substances azotées.

11° *Substance sèche totale.* — Les quartiers du bœuf modérément gras et autres animaux contiennent :

	Substance sèche *g.*
Bœuf modérément gras......................	50 à 65
Mouton modérément gras....................	55 à 60
— très gras......................	65
Porc modérément gras......................	60 à 65
(Porc très gras............................	plus encore)
Agneau....................................	50
Veau......................................	35 à 40

12° *Rapport de la graisse à la matière azotée.* — Les quartiers du bœuf modérément gras renferment 2 fois à 2 fois 1/2 plus de graisse que de substance azotée sèche. Ceux des autres animaux :

Mouton modérément gras.........	3 à 4 fois.
— très gras..................	5 à 6 —
Porcs (tués pour porc frais)......	4 —
— gras, beaucoup plus de 4 pour	1 de matière azotée.

Les rapports nutritifs peuvent alors se représenter de la manière suivante pour les trois premiers animaux.

$$\frac{\text{M. Az.}}{\text{M. n. Az.}} = \frac{1}{3 \text{ à } 4} = \frac{1}{5 \text{ à } 6} - \frac{1}{4}.$$

Le mot *engraissement* est donc très bien choisi et très juste : c'est la graisse qui forme surtout l'accroissement.

Le résultat final de l'engraissement est donc : augmentation de substance sèche et de *graisse,* diminution *relative* du taux de substance azotée.

C'est ce qui nous reste à préciser en étudiant la composition chimique du croît durant l'engraissement.

CHAPITRE XIV.

RECHERCHES DE LAWES ET GILBERT (*Suite*).

Évaluation de la composition de l'accroissement en poids des animaux de la ferme, durant l'engraissement.

162. — Utilisation des aliments par l'animal.
Les immenses recherches de Lawes et Gilbert ont été faites à deux points de vue également importants : la question de l'alimentation humaine et la théorie de l'alimentation et de l'engraissement.

Nous avons examiné dans le chapitre précédent :

1° Les recherches de Lawes et Gilbert relatives à la détermination du poids moyen effectif et du taux centésimal des organes et des diverses parties des animaux.

2° Les méthodes analytiques appliquées à l'examen chimique des animaux.

3° La composition chimique : azote, matières minérales, graisse, substance sèche de dix animaux types.

Nous arrivons à l'application de ces données à l'engraissement. L'examen des dernières parties des travaux de Lawes et Gilbert n'est pas moins intéressant que celui des précédentes.

Le problème dont Lawes et Gilbert ont cherché la solution expérimentale peut s'énoncer ainsi :

1º Déterminer la composition, en principes azotés, gras et minéraux, de l'accroissement en poids des animaux dans l'engraissement.

2º Déterminer la relation existant entre les principes fixés, pour constituer l'augmentation de poids dans l'engraissement et les principes consommés dans le fourrage.

La solution importe directement, on le voit, à la pratique de l'élevage et de l'engraissement.

Une vue d'ensemble résumant cette partie des travaux de Lawes et Gilbert doit trouver place ici.

Les tableaux XI et XII renferment les principaux résultats des recherches consignées dans six mémoires publiés, de 1849 à 1855, dans le Journal de la Société roy. d'agriculture d'Angleterre, sur les questions suivantes :

Quantités de principes azotés, non azotés, et de substance sèche totale consommées :

1º Pour un poids vif donné d'animal en un temps donné :

2º Pour produire 100 kilogrammes d'accroissement en poids vif.

Afin d'obtenir les données suffisantes pour résoudre ces deux questions, Lawes et Gilbert ont soumis plusieurs centaines d'animaux, bœufs, moutons et porcs, pendant des semaines ou des mois consécutifs à une alimentation dont le *poids* et la *composition générale* étaient connus. Les animaux ont été pesés au commencement et à la fin de chaque période d'expérience.

Les détails relatifs à chaque essai se trouvent dans les Mémoires dont je donne la nomenclature à la fin de ce chapitre.

Le tableau XI présente une récapitulation des expériences relatives aux moutons.

Le tableau XII, le résumé de celles relatives aux porcs.

La durée de chaque expérience a varié de 8 à 26 semaines.

TABLEAU XI.

Quantité de substance azotée, non azotée,
1° par 100 kil. de poids vif et par semaine.

MOUTON

N°s DES PARCS	NATURE DU FOURRAGE DONNÉ	
	EN QUANTITÉ LIMITÉE.	AD LIBITUM.
Série I. 5 moutons dans chaque parc		
1	Tourteaux....................	
2	Avoine......................	Turneps
3	Trèfle sec..................	de Suède.
4	Paille d'avoine.............	
	Moyennes...	
Série II. 5 moutons dans chaque parc		
1	Tourteaux....................	
2	Lin.........................	Foin
3	Orge........................	de trèfle.
4	Malt........................	
	Moyennes...	
Série III. 5 moutons dans chaque parc		
1	Turneps de Norfolk, récoltés sur engrais exclusivement minéraux.	
2	Turneps de Norfolk, récoltés sur engrais minéraux et sels ammoniacaux.	
3	Turneps de Norfolk, récoltés sur engrais minéraux et tourteaux de navette.	
4	Turneps de Norfolk, récoltés sur engrais minéraux, sels ammoniacaux et tourteaux.	
	Moyennes...	
Série IV. 5 moutons dans chaque parc		
1	Orge concassée.	
2	Malt concassé et débris de malt.	
3	Orge concassée et trempée.	Mangold
4	Malt et déchets trempés.	(betteraves).
5	Malt et déchets de malt (en quantité exagérée).	
	Moyennes...	
Série V. Différentes		
40 Costwold (20 semaines)............		
40 Leicester (20 semaines)...........		
40 Cros-bred Wether (20 semaines)....	Tourteaux	Turneps
40 Cros-bred Ewes (20 semaines)......	et trèfle.	de Suède.
40 Haut down (26 semaines)..........		
40 Sussex down (26 semaines)........		
	Moyennes...	

et substance sèche totale, consommées :
— 2° pour produire un accroissement en poids vif de 100 kil.

MOUTON

Substances consommées par 100 kil. de poids vif par semaine.			Substances consommées pour produire 100 kil. d'accroissement en poids vif.			Substance azotée du fourrage est à substance non azotée. :: 1 :
Azotée.	Non azotée.	sèche totale compris matières minérales.	Azotée.	Non azotée.	sèche totale compris matières minérales.	
PENDANT 14 SEMAINES.						
2 53	9 80	13 05	170	657	976	3 86
1 69	11 39	13 66	103	691	883	6 70
1 86	13 98	15 75	103	744	903	7 23
1 13	10 14	11 90	103	925	1083	8 96
1 79	11 05	13 59	120	754	931	6 28
PENDANT 19 SEMAINES.						
3 77	12 96	18 18	521	1103	1548	3 44
3 21	12 69	17 19	289	1144	1550	3 96
2 56	13 85	17 64	235	1269	1619	5 40
2 56	14 01	17 82	266	1456	1854	5 48
3 02	13 37	17 71	278	1243	1643	4 47
PENDANT 10 SEMAINES, TOUT LE FOURRAGE AD LIBITUM.						
1 20	10 20	12 22	191	1628	1950	8 52
1 52	9 24	11 59	153	930	1170	6 08
1 69	8 80	11 43	324	1682	2186	5 19
2 14	7 60	10 68				3 55
1 64	8 96	11 48	223	1413	1769	5 46
PENDANT 10 SEMAINES.						
1 71	10 59	13 11	118	732	905	6 20
1 65	10 08	13 06	111	677	840	6 10
2 09	12 61	15 73	121	750	909	6 04
1 77	10 70	13 31	136	822	1022	6 04
1 90	11 03	14 42	127	776	961	6 11
1 82	11 12	13 81	123	748	927	6 08
PARCS DE MOUTONS.						
3 52	12 40	17 07	166	583	802	3 51
3 37	11 16	15 68	187	619	870	3 31
3 55	11 69	16 43	186	616	866	3 31
3 48	11 51	16 31	185	610	858	3 30
3 36	11 07	15 63	187	613	866	3 28
3 37	10 99	15 55	190	620	877	3 26
3 44	11 47	16 00	184	610	856	3 33

TABLEAU XII.

Quantités de substance azotée, non.
1° *par* 100 *kil. de poids vif et par semaine,*

PORC

N° DES PARCS.	NATURE DU FOURRAGE DONNÉ :	
	EN QUANTITÉ LIMITÉE.	AD LIBITUM.
	Série I. — 3 PORCS DANS CHAQUE PARC	
1	Rien.	
2	Farine de maïs.	
3	Sons.	Farine de fèves et de lentilles.
4	Maïs et sons.	
5	Rien.	
6	Farine de fèves et lentilles.	
7	Sons.	Farine de maïs.
8	Fèves, lentilles et sons.	
9	Fèves et lentilles (farine).	
10	Maïs (farine).	
11	Farine de maïs.	Sons.
12	Lentilles et fèves.	
	Farine de fèves, lentilles, maïs et son (ad libitum de chacun).	
	Moyennes.	
	Série II. — 3 PORCS DANS CHAQUE PARC	
1	Rien.	
2	1306 grammes farine d'orge.	
3	453 — sons.	Farine de fèves et de lentilles.
4	1306 — farine d'orge.	
5	453 — sons.	
6	680 grammes fèves; 680 grammes lentilles.	
7	453 — sons.	Farine d'orge.
8	680 — fèves; 680 grammes lentilles.	
9	453 — sons.	
9	Mélange de 1 partie de sons, 2 parties de farine d'orge et 3 parties de farine de fèves et lentilles, le tout ad libitum.	
10	Même régime, mais en quantité double que le parc 9.	
11	Mélange de 1 partie de sons, 2 parties de farine de fèves et de lentilles, 3 parties de farine d'orge, le tout ad libitum.	
12	Même régime que parc 11, doublé.	
	Moyennes.	
	Série III. — 4 PORCS DANS CHAQUE PARC	
1	Morue sèche.	Sons et farine de maïs à parties égales.
2		Farine de maïs.
3	Morue sèche, sons et farines de maïs, parties égales, ad libitum.	
4	Morue sèche.	Mélange de 2 parties farine d'orge, et 1 partie farine de sons.
5		Farine d'orge.
	Moyennes.	
	Série IV. — 3 PORCS DANS CHAQUE PARC	
1	Lentilles et sons.	
2		Sucre.
3		Fécule.
4	Lentilles, sons, sucre et fécule, de chacun ad libitum.	Sucre et fécule.
	Moyennes.	

azotée et substance sèche totale, consommées :
2° *pour produire un accroissement en poids vif de* 100 *kil.*

PORC

Substances consommées par 100 kil. de poids vif par semaine.				Substances consommées pour produire 100 kil. d'accroissement en poids vif.			Substance azotée du emmagasinement au animaux non azotée (1) :
Azoté.	Non azotée.	Sèche totale, compris matières minérales.		Azoté.	Non azotée.	Sèche totale y compris matières minérales.	
PENDANT 8 SEMAINES.							
8 84	17 6	28 0		138	275	437	1 99
8 13	19 8	29 3		114	278	412	2 43
7 71	17 8	27 1		161	372	566	2 31
6 87	20 0	28 2		121	351	496	2 01
4 91	19 3	23 3		57	378	452	6 61
4 55	21 1	26 3		73	337	420	4 65
3 95	22 5	27 1		58	332	401	5 62
3 50	22 1	28 3		73	309	396	4 26
3 19	13 7	20 1		198	523	779	2 64
3 90	18 7	23 7		130	620	785	4 77
4 96	17 0	23 4		114	391	540	3 43
6 12	20 1	27 2		107	350	474	3 28
5 69	19 1	25 9		112	376	511	3 36
PENDANT 8 SEMAINES.							
6 69	14 5	22 2		146	317	484	2 17
8 29	13 6	23 1		137	374	533	2 72
8 73	20 0	30 2		151	346	525	2 39
6 80	20 6	28 6		123	378	525	3 04
3 91	23 6	28 3		64	385	461	6 02
5 17	20 0	26 0		91	352	459	3 87
4 66	23 2	28 2		66	378	460	5 71
4 64	17 2	22 7		100	372	491	3 71
6 65	20 6	28 4		117	362	501	
7 03	21 9	30 3		110	342	473	3 10
5 86	21 4	28 4		88	300	435	
6 02	23 1	29 4		87	391	435	3 66
6 15	20 6	27 9		107	354	480	3 32
PENDANT 8 SEMAINES.							
5 30	16 6	23 7		104	326	454	3 13
4 36	16 6	22 1		75	287	382	3 80
5 71	19 5	27 0		108	368	511	3 41
5 95	21 0	28 9		98	346	476	3 53
5 76	23 7	33 0		80	357	458	4 47
5 42	19 9	27 0		93	337	458	3 62
PENDANT 10 SEMAINES.							
4 80	19 0	25 8		81	330	427	4 07
4 90	20 0	23 7		81	330	423	4 07
4 85	22 9	28 6		74	331	439	4 71
5 70	22 4	29 0		82	320	417	3 90
5 09	21 3	27 3		79	332	427	418

163. — **Remarques générales sur cette série de recherches.** — La substance organique du fourrage a été divisée en deux catégories seulement : 1° substance azotée (en bloc); 2° substance non azotée, division manifestement imparfaite, ainsi que l'observent Lawes et Gilbert (1), en constatant la difficulté de tenir compte de la diversité des éléments non azotés digestibles (fécule, sucre, graisse) et de l'élément non digestible cellulose brute.

La classe désignée sous la rubrique « *matière azotée* », calculée d'après la teneur en azote, renferme nécessairement aussi des substances très diverses, suivant la nature du fourrage. Les produits récoltés à maturité sont en moyenne plus riches que les substances récoltées avant maturité...

Dans les végétaux eux-mêmes, une partie des principes azotés existe à un état non assimilable, opinion déjà émise par Lawes et Gilbert, alors qu'on ne connaissait pas encore les principes amidés des fourrages.

De même, dans les récoltes mûres, les principes azotés existent à des états divers de digestibilité ou d'assimilabilité. D'autre part, les matières dites *non azotées* renferment, en proportion variable, du ligneux, de la cellulose brute, de la fécule, du sucre, de la gomme (de composition chimique très analogue), divers composés appartenant au groupe pectique et de la matière grasse.

On sait que des expériences postérieures à 1860 ont démontré qu'une partie considérable de la cellulose des matières alimentaires est digestible et, en tant que telle, doit être rangée à côté du sucre et de la fécule.

(1) L'analyse des fourrages était très peu avancée à l'époque des recherches magistrales de Lawes et Gilbert; de plus, on regardait la cellulose brute de la paille, du foin et des graines comme non digestible. Nous verrons plus loin les progrès accomplis dans les connaissances des matières alimentaires et les conséquences qui en découlent pour la fixation des rations des animaux de la ferme.

Il faut se souvenir cependant qu'une forte proportion du ligneux, contenu dans ce que Lawes et Gilbert désignent sous le nom de matières non azotées, traverse le corps de l'animal sans être en aucune façon digérée.

De plus, autant qu'on en peut juger, les composés analogues à la pectine sont, à *poids égal*, de moindre valeur au point de vue de l'engraissement que la fécule et le sucre.

Pratiquement, comme nous le verrons plus loin, Lawes et Gilbert ont été conduits à admettre qu'un poids de matière grasse donné, dans le fourrage, peut être considéré comme équivalent à 2 fois 1/2 le même poids de sucre ou de fécule.

Dans les tableaux XI et XII, ces diverses matières sont confondues sous un titre unique : *matières non azotées*. Il n'est donc tenu compte que de deux groupes d'aliments : azotés, non azotés. Dans le mémoire *spécial* (1852) sur l'engraissement du porc, la graisse a été calculée à part.

Après ces observations préliminaires, arrivons au rapide examen des conclusions générales à tirer de ces belles séries d'expériences.

164. — **Conclusions générales.** — Dans tous les cas comparables, les totaux des colonnes de matière non azotée et de substance sèche totale présentent des écarts moins considérables que ceux de la colonne : « *matière azotée.* » Cela est vrai pour les deux séries d'observations par 100 kil. poids vif par semaine : par 100 kil. d'accroissement en poids vif. Les écarts, par rapport à la régularité générale des trois colonnes, sont cependant beaucoup moindres encore que les chiffres ne l'indiquent, si l'on fait le départ, comme il est juste, entre la quantité des principes non azotés du fourrage qui ne fait que traverser le corps de l'animal sans éprouver de

changement, et celle qui est réellement digestible et utilisée (assimilée) par l'animal.

Il faut remarquer en outre que, tout en tenant compte de cette différence dans la digestibilité, les quantités d'aliments doivent couvrir toutes les erreurs ou variations (différences dans les conditions extérieures, différences spéciales, individuelles des animaux, différences dans les quantités assimilées d'après la combinaison des fourrages), et toutes autres conditions qui peuvent difficilement se chiffrer, comme cela arrive souvent dans l'expérimentation sur les êtres vivants.

D'autre part, tandis que les matières non azotées présentent, dans les quantités de principes *utilisables*, une assez grande uniformité, en général le taux des principes azotés, dans les mêmes circonstances, varie dans la proportion de 1 à 2 et à 3. Excepté un petit nombre de cas, ces écarts ne peuvent être attribués qu'à des différences dans la nature des substances azotées sous le rapport de leur digestibilité et de leur assimilabilité (composés amidés dont nous parlerons plus tard).

Le porc exige une *masse* beaucoup moindre, dans sa ration, que le bœuf et le mouton.

Tandis que la ration d'engraissement de ces derniers est principalement composée d'herbe, de foin, ou de paille et de racines, additionnés d'une quantité relativement minime de tourteaux, celle du porc comprend une bien plus forte proportion de grains, et sa substance sèche renferme, à poids égal, beaucoup plus d'aliments digestibles et assimilables (fécule, sucre, et composés azotés assimilables), et beaucoup moins de ligneux que celle des ruminants.

Malgré la richesse plus grande de ses aliments, le porc à l'engrais consomme encore une plus forte quantité de substance sèche, par rapport à son propre poids, que le mouton. En même temps, son accroissement en poids vif, relativement à la teneur en substance sèche de son fourrage, est plus considérable que celui des ruminants.

165. — **Moutons.** — Pratiquement, on peut admettre que le mouton, nourri libéralement avec un bon fourrage composé d'une quantité modérée de tourteau ou de grain, d'un peu de foin ou paille hachée, de racines ou autre fourrage succulent s'accroît, au cours d'une assez longue période de temps, d'une *partie* en *poids vif* pour 8 à 10 *parties* de substance sèche du fourrage mixte consommé.

Les quantités nécessaires de substance sèche du fourrage varient, dans certaines limites, avec la nature et la qualité des aliments et avec d'autres circonstances.

Mais on peut admettre comme un résultat moyen très approché de la vérité que 9 parties de substance sèche du fourrage correspondent à 1 partie d'accroissement en poids vif, quand le fourrage est bon et l'animal bien soigné.

166. — **Porcs.** — Largement nourri, le porc croît d'une partie en poids, pour 4 à 5 de substance sèche du fourrage consommé. Lawes et Gilbert admettent les proportions suivantes de substance sèche dans les divers aliments. En moyenne (1) :

Tourteaux et graines étrangères 85 pour cent de leur poids, rarement plus.
Foin, graines indigènes 85 pour cent, rarement moins.
Turneps ordinaires 8,33 pour cent de leur poids.
Turneps de Suède 11 pour cent de leur poids.
Betteraves fourragères (Mangolds) 12,5 pour cent de leur poids.
Pommes de terre 25 pour cent de leur poids.

(1) Je donnerai dans la deuxième partie de cet ouvrage des tables détaillées de la composition des fourrages, imparfaitement connue à l'époque des recherches de Lawes et Gilbert.

Chez le bœuf et le mouton à l'engrais, un fourrage de bonne qualité donne le maximum d'accroissement, pour un taux donné de substance sèche, lorsque le rapport des *substances azotées* aux substances *non azotées* s'élève, dans cette dernière, à 1/5 ou 1/6. — Ce dernier rapport est sensiblement celui qu'affectent ces deux classes de principes dans les graines des céréales. Mais dans ces dernières, la proportion de ligneux est bien moindre que dans le fourrage mixte consommé par les bœufs et les moutons.

Quand les porcs sont exclusivement alimentés de grains, le rapport $\frac{1}{5}$ ou $\frac{1}{6}$ semble être suffisant pour obtenir le maximum d'accroissement, par rapport à la substance sèche du fourrage consommé.

Mais, eu égard à la moindre teneur des aliments du porc en substance ligneuse indigestible, il en résulte que le maximum d'accroissement peut être obtenu, chez le porc, avec un taux moins élevé de substance azotée, par rapport aux principes *non azotés* digestibles, que chez les ruminants.

Les proportions ci-dessus sont celles qui, généralement, donnent pour les animaux indiqués le *maximum* d'accroissement durant la dernière période d'engraissement.

L'accroissement consiste (avec le rapport nutritif 1/5) principalement en graisse. Dans les premières périodes de la croissance et de l'engraissement, une proportion un peu plus élevée d'éléments azotés est désirable, sinon essentielle, pour assurer le meilleur développement de l'animal.

Il faut remarquer qu'en tenant compte du prix comparatif des substances riches en azote et de celui des aliments moins azotés, ainsi que de la plus grande valeur du fumier produit lors de l'alimentation fortement azotée, il est toujours plus profitable au fermier de re-

courir à une alimentation plus riche en azote (même à
la fin de l'engraissement), que ne l'exige le maximum
d'accroissement en poids vif. Il résulte clairement des
recherches de Lawes et Gilbert que lorsque le fourrage
est un peu moins riche en substances azotées que ne le
sont les fourrages courants, c'est bien plus leur teneur
en principes non azotés que leur richesse en matières
protéiques qui règle, à la fois, la quantité de fourrage
consommé et l'accroissement en poids vif produit.

Quand l'on considère combien est large la part d'influence que l'exigence des processus respiratoires doit
exercer sur les quantités de fourrage consommé, il n'y
a pas lieu de s'étonner que la combustion soit bien
plutôt réglée par la proportion, dans le fourrage, de
composés riches en carbone et en hydrogène, que
par celle de l'azote. — Cette assertion que le taux d'accroissement est bien plus étroitement lié à la teneur des
aliments en principes non azotés qu'à celui des matières
protéiques, pouvait paraître peu en accord avec l'opinion généralement admise, en 1860, sur le caractère de
riche teneur en azote du corps animal; mais nous avons
vu qu'il en faut rabattre à ce sujet, ainsi qu'avec cette
idée fréquemment affirmée que les matières alimentaires courantes contiennent généralement une proportion de substance azotée *insuffisante* pour fournir
la quantité d'azote requise pour la production et la restauration des composés protéiques de l'organisme animal.

Les idées de Lawes et Gilbert, tout à fait neuves au
moment où elles ont été émises, sont devenues, comme
nous le verrons, des vérités incontestées.

167. — **Résumé des faits applicables à la pratique de l'engraissement.** — Les faits exposés dans
cette importante partie des travaux de Lawes et Gilbert

peuvent se résumer en quelques propositions d'un grand
intérêt pour les praticiens.

1° *Bœufs et moutons.* — Les *bœufs* à l'engrais,
largement alimentés avec un bon fourrage composé de
de tourteaux ou de grains en proportion modérée, de
foin ou paille hachés, de racines ou autres aliments
succulents et bien préparés, consomment en moyenne :

12 à 13 kilogr. de substance sèche d'un tel mélange, par 100 kilogr. de poids vif et par semaine.

Soit 1 kilogr. 800 par jour et par 100 kilogr. poids vif.

A cette consommation correspond 1 kilogr. d'accroissement en poids vif. Nous indiquerons plus tard la
composition d'un certain nombre de rations alimentaires correspondant à cette quantité de substance sèche.

Les *moutons*, dans des conditions analogues (mais
avec une proportion moindre de foin ou de paille),
consomment 15 kilogr. de substance sèche du fourrage mixte par 100 kilogr. et par semaine :

Soit 2 kilogr. 140 par jour et par 100 kilogr. poids vif.
Ils produisent 1 kilogr. d'accroissement en poids vif
par 9 kilogr. de substance sèche de fourrage.

Si le fourrage est de bonne qualité, les bœufs et les
moutons peuvent atteindre le maximum d'accroissement
en poids vif, pour un taux donné de substance sèche
du fourrage, lorsque ce dernier renferme cinq fois autant de principes non azotés que de substances protéiques :

$$\left(\frac{\text{M. Az.}}{\text{M. n. Az.}} = \frac{1}{5} \right).$$

2° *Porcs.* — Les porcs, largement nourris avec un
fourrage principalement composé de grains, consomment :

26 à 30 kilogr. de substance sèche par 100 kilogr. de

poids vif et par semaine, soit 4 kilogr. par 100 kilogr. et par jour (moyenne). Ils produisent 1 kilogr. de poids vif d'accroissement par 4 à 5 kilogr. de substance sèche du fourrage.

Le maximum d'accroissement en poids vif est atteint par le rapport :

$$\frac{M.\ Az.}{M.\ n.\ Az.} = \frac{1}{5} \text{ ou } \frac{1}{6}.$$

Dans les graines, le rapport $\frac{M.\ Az.}{M.\ n.\ Az.} = \frac{1}{6}$, rarement plus.

Dans les légumineuses ce rapport égal $\frac{1}{2}$.

Tourteaux $\frac{6}{7}$, turneps $\frac{1}{12}$, navets $\frac{1}{4}$, pommes de terre $\frac{1}{4}$.

3° Avec le rapport $\frac{M.\ Az.}{M.\ n.\ Az.} = \frac{1}{5}$ ou $\frac{1}{6}$, la chair formée est très grasse (le croît surtout est probablement très gras chez le bœuf, le mouton et le porc).

Dans les premières périodes de croissance et d'engraissement, le rapport doit être plus étroit ($\frac{1}{3}$ ou $\frac{1}{4}$).

4° En tenant compte de la dépense en fourrage, de la plus-value du fumier (aliments azotés riches), le fermier a presque toujours intérêt, même à la fin de l'engrais, à employer une plus forte proportion *d'azote* qu'il n'est nécessaire pour obtenir le *maximum* d'accroissement en poids vif, pour un taux donné de substance sèche du fourrage.

Nous arrivons maintenant à l'examen de la composition du *croît* des bœufs, moutons et porcs dans l'engraissement.

Il faut entendre par là les proportions de chair, d'os, de graisse, d'eau et de matières minérales qui constituent le croît.

168. — Composition du croît des animaux engraissés. — (Tableaux XIII, XIV et XV.) — Il est évident que, connaissant la composition d'un animal pesant un poids donné, 100 kilos par exemple, et celle du même animal pesant, après engraissement, un poids plus élevé, 150 kilos par exemple, il serait très facile de calculer la composition réelle et le pourcentage de l'accroissement (5o kilogr.).

La difficulté pratique de cette détermination réside dans ce fait que nous ne pouvons pas connaître la composition *exacte* de l'animal au moment où on commence à l'engraisser, ni lorsqu'il s'est accru d'un poids déterminé. Substituant le calcul à l'analyse impossible, Lawes et Gilbert ont appliqué respectivement aux animaux maigres (avant l'engraissement) et aux animaux gras la composition trouvée expérimentalement pour les deux types (maigre et gras) précédemment analysés, en choisissant des animaux aussi identiques que possible, dans les deux cas, aux types choisis.

C'est cette méthode que Lawes et Gilbert ont appliquée à la détermination de la composition du *croît* sur

$$\left.\begin{array}{l}\text{98 bœufs}\dots\dots\dots\dots\dots\dots\dots\\\text{349 moutons}\dots\dots\dots\dots\dots\dots\\\text{80 porcs}\dots\dots\dots\dots\dots\dots\dots\end{array}\right\}\text{soumis à l'engraissement.}$$

et divisés en de nombreux groupes, d'après la race, l'état de maturité, l'âge des animaux et la nature du fourrage.

Les tableaux XIII, XIV et XV donnent toutes les indications numériques de ces expériences ;

Le tabl. XIII, concerne les bœufs ; les tabl. XIV et XV, les moutons et les porcs.

TABLEAU XIII.

Composition (calculée) du croît des bouvillons et génisses à l'engrais.

Nota. — Les poids à l'origine sont déduits de la composition du bœuf demi-gras analysé; les poids à la fin de l'expérience de la composition du bœuf gras analysé.

					CALCULÉ EN CENTIÈMES DE L'ACCROISSEMENT.				
AUTORITÉS.	ANIMAUX.	NOMBRE DES ANIMAUX.	DURÉE DE L'EXPÉRIENCE.	FOURRAGES.	Accroissement % du poids vif à l'origine.	Mat. minérales, cendres.	Mat. azotée sèche.	Graisse sèche.	Substance sèche totale.
Mr Templeton.	Génisses.	12	18 sem. 6 jours	Turneps de Suède, foin et paille d'avoine.	26 0	1 05	6 51	72 5	80 0
Hon. capt. Grey.	Bouvillons.	50	29 3/4	Tourteaux, farine de fèves et turneps.	30 4	1 47	7 68	66 3	75 4
Hon. capt. Grey.	Id.	36	26 3/4	Tourteaux, farine de fèves et turneps.	32 4	1 62	8 10	64 1	73 8
MOYENNE DE 98 ANIMAUX . .					»	1 47	7 69	66 2	75 4

CONDITIONS GÉNÉRALES DE L'EXPÉRIENCE.

TABLEAU XIV.

Composition du croît (en poids vif)

RACE	Nombre des animaux	Durée de l'expérience	NATURE DU FOURRAGE — En quantité limitée	Ad libitum.
CONDITIONS GÉNÉRALES DES EXPÉRIENCES.				
CLASSE I. POIDS A L'ORIGINE (Composit. du mouton				
Cotswold........	46	19 5	Tourteaux et foin de trèfle.	Turneps de Suède.
Leicester........	40	20 0		
Cros-bred Wether.	40	20 0		
Cros-bred Ewes...	40	20 0		
Haut down......	40	26 0		
Sussex down.....	40	26 0		
Moyennes...				
CLASSE II. POIDS A L'ORIGINE : Composit. du mouton				
Cotswold........	6	34 6	Tourteaux et foin de trèfle.	Turneps de Suède.
Leicester........	7	34 4		
Cros-bred Wether.	8	34 4		
Cros-bred Ewes...	8	34 4		
Haut down......	8	31 5		
Sussex down.....	8	31 5		
Moyennes...				
CLASSE III. (Série I). POIDS A L'ORIGINE : Moyenne de POIDS FINAL : Composi-				
Haut down......	5 / 5 / 5	13 6 / 13 6 / 13 6	Tourteaux .... / Avoine .... / Trèfle.	Turneps de Suède.
Moyennes...				
CLASSE IV. (Série II). POIDS A L'ORIGINE : Moyenne de POIDS FINAL : Composi-				
Haut down......	5 / 5 / 5 / 5	19 1 / 19 1 / 19 1 / 19 1	Tourteaux .... / Lin .... / Orge .... / Malt.	Trèfle.
Moyennes...				
CLASSE V. (Série IV). POIDS A L'ORIGINE : Moyenne de la composition du POIDS FINAL : Composi-				
Haut down......	4 / 5 / 4 / 4 / 5	10 0 / 10 0 / 10 0 / 10 0 / 10 0	Orge concassée.......... / Malt concassé et déchets. / Orge concassée et tremp.. / Malt concassé et trempé. / Malt concassé et déchets de malt............	Mangold (Betteraves)
Moyennes...				
Moyennes générales.				

du mouton à l'engrais.

Accroissement du poids vif à l'origine.	Quartiers du poids vif à jeun.	Matières minérales, cendres.	Substance azotée sèche.	Matière non azotée (graisse.)	Total de la substance sèche.
maigre). POIDS FINAL (composit. du mouton gras).					
53 1	59 6	2 14	7 34	67 5	77 9
44 0	57 2	2 01	6 54	74 2	81 5
46 8	58 0	2 06	6 70	71 8	80 6
40 6	58 6	2 05	6 67	72 0	80 7
61 4	58 5	2 93	8 01	63 9	73 5
59 9	58 0	2 22	7 90	63 9	74 0
52 0	58 6	2 12	7 16	68 8	76 0
gras; POIDS FINAL : Composit. du mouton extra-gras.					
59 5	64 1	3 13	7 86	70 0	81 0
41 0	64 6	3 13	8 02	66 7	79 9
40 2	64 8	3 09	7 95	69 3	80 4
42 1	64 3	3 16	8 07	68 5	79 6
33 2	63 2	3 17	7 18	75 5	85 6
34 0	63 2	3 13	7 41	73 5	84 1
38 3	64 0	3 13	7 75	70 9	81 8
la composit. du mouton maigre et du mouton gras; tion du mouton gras.					
23 3	56 6	2 00	6 89	72 0	80 7
25 8	56 5	2 12	7 11	68 5	77 6
27 8	55 3	2 19	7 39	66 1	75 7
25 6	55 5	2 10	7 16	68 8	78 1
le composit. du mouton maigre et du mouton gras; tion du mouton gras.					
25 1	56 0	2 10	7 08	69 4	78 5
23 6	57 5	2 10	0 71	71 6	80 3
23 1	56 5	2 01	6 62	72 4	81 0
20 1	59 9	1 90	5 78	77 8	83 4
23 0	57 9	2 03	6 55	73 8	81 3
mouton maigre plus 2/3 de la différence entre mouton maigre et mouton gras. tion du mouton gras.					
15 6	58 3	2 10	6 67	71 8	80 6
16 1	57 9	2 10	6 86	70 7	79 3
18 9	57 1	2 17	7 68	63 4	73 3
13 9	58 6	1 92	5 90	76 1	84 2
16 2	53 9	2 04	6 94	70 5	79 4
16 1	57 6	2 07	6 81	70 9	79 8
		2 34	7 13	70 4	79 0

TABLEAU XV.

Composition du croît (en poids vif)

NOTA. — Dans tous les cas, pour le poids à l'origine, on a pris la composition

PARCS.	NOMBRE DES ANIMAUX.	DURÉE DE L'EXPÉRIENCE.	NATURE DU — EN QUANTITÉ LIMITÉE.
			CONDITIONS GÉNÉRALES DES EXPÉRIENCES.
			PORC MAIGRE ET PORC GRAS
		S. J.	
1		10 0	mélange de 1 partie sons, 2 p. farine de lentilles, 3 p. farine d'orge, ad libitum . .
1			. . . .
			SÉRIE
1	3		Rien . . . .
2	3		Farine de maïs . . . . . .
3	3		Farine de maïs et sons . . .
4	3		Rien . . . .
5	3	8 0	Farine de fèves et lentilles. . . .
6	3		Sons . . . .
7	3		Farine de fèves et lentilles et sons. . .
12	3		Farine de fèves, lentilles, maïs et sons; de chacun . . . .
	24		
			SÉRIE
1	3		Rien . . . .
2	3		Farine d'orge . . . . . .
3	3		Sons . . . .
4	3		Farine d'orge et sons . . .
5	3	8 0	Rien . . . .
6	3		Farine de fèves et de lentilles . . .
7	3		Sons . . . .
8	6		Farine de fèves, lentilles et sons . . .
9 et 10			Mélange de 1 de sons, 2 de farine d'orge et 3 de farine de fèves et lentilles, ad libitum.
11 et 12	6		Mélange de 1 de sons, 2 de farine de fèves et lentilles et 2 farine d'orge, ad libitum.
	36		
			SÉRIE
1	4	8 0	Morue sèche . . . .
2	4		
	8		
			SÉRIE
1	3		Farine de lentilles et fèves. . . . . . .
2	3		
3	3	10 0	Lentilles, sons, sucre, fécule, de chacun, ad libitum . . . .
4	3		
	12		

du porc à l'engrais.

du porc maigre, et pour le poids final, la composition du porc gras.

FOURRAGE. AD LIBITUM. RÉELLEMENT ANALYSÉ.	Accroissement % des poids vif à l'origine	Quartiers % du poids vif à jeun.	Matières minérales crues.	Substances azotées sèches.	Matière non azotée. Graisse.	Total de la substance sèche.
I.						
	85 4	82 8	0 53	7 76	63 1	71 4
		75 7				
Farine de fèves et lentilles . .	68 9	81 9	0 16	6 73	69 6	79 5
	79 6	83 0	0 36	7 29	65 9	73 6
	39 0	82 2	0 07	6 05	74 2	80 1
	31 3	85 4	0 36	5 29	79 0	84 0
Farine de maïs	67 0	84 4	0 10	6 61	70 4	77 1
	74 5	83 7	0 26	7 02	67 5	74 9
	80 3	83 5	0 37	7 32	65 7	73 4
Ad libitum	59 7	83 0	0 04	6 05	73 9	79 8
MOYENNES	67 5	83 5	0 00	6 54	70 8	77 4
II						
Farine de fèves et lentilles . .	45 0		0 69	4 56	84 1	88 0
	43 7		0 03	6 37	71 9	78 3
	50 7		0 04	6 07	73 8	79 8
	35 7		0 17	5 71	76 1	81 7
Farine d'orge	62 2		0 07	6 46	71 6	77 8
	58 0		0 06	5 98	74 4	80 3
	65 0		0 07	6 46	71 3	77 8
	44 6		0 64	4 49	84 4	88 2
	63 7		0 66	6 38	71 8	78 3
	74 6		0 27	7 05	67 4	74 8
MOYENNES	61 1		0 10	2 93	74 0	80 5
III.						
Sons et farine de maïs, p. égales.	55 1	84 6	0 37	5 26	79 1	84 1
Farine de maïs	60 1	87 3	0 05	6 13	73 6	79 7
MOYENNES	55 7	86 0	0 21	5 69	76 3	81 8
IV.						
Sucre.	86 4	83 1	0 48	7 23	64 1	72 1
Fécule	87 0	80 1	0 48	7 58	63 9	72 0
Sucre et fécule. . . .	96 8	81 7	0 38	7 98	62 0	70 6
	106 8	80 8	0 70	8 17	59 9	88 8
MOYENNES	94 3	81 4	0 56	7 81	62 5	70 9
MOYENNES GÉNÉRALES			0,66	6 44	71 5	78 0

Il est évident que l'exactitude des évaluations de la composition du croît, inscrites dans ces tableaux, dépend entièrement du degré d'identité de la composition des animaux types analysés avec celle des animaux auxquels s'appliquent les données analytiques admises pour ces calculs.

Les résultats, en effet, ne doivent être considérés que comme des approximations; ces données constituent cependant les bases les plus rationnellement applicables à de semblables calculs.

Lawes et Gilbert ont expérimenté eux-mêmes sur les porcs et sur les moutons; les nombres inscrits dans ces tableaux sont le résultat des travaux que nous avons précédemment exposés.

Quant aux bœufs, Lawes et Gilbert ont pris, pour bases de leurs évaluations sur la composition du croît, les essais les mieux suivis en Angleterre sur le passage des animaux de l'espèce bovine, de l'état 1/2 gras à l'état gras.

Pour évaluer la composition de l'accroissement des porcs à l'engrais, Lawes et Gilbert ont choisi comme terme de comparaison la différence entre la composition du porc *maigre* et celle du porc gras (de la même portée) engraissés; l'analyse des porcs *maigre* et *gras* leur a servi pour calculer l'accroissement chez les autres porcs.

169. — **Croît du bœuf.** — L'expérience qui fournit, selon toute probabilité, les chiffres les plus exacts, est celle qui porte sur cinquante bœufs, engraissés pendant 29 semaines et 3/4 et qui a donné l'accroissement centésimal maximum.

La moyenne des quatre-vingt-dix-huit animaux donne pour la composition du croît :

Substance sèche	Graisse..............................	66.2
75.4 % for-	Matière azotée sèche.................	7.69
mée de.......	Cendres............................	1.49

Ces chiffres peuvent être considérés comme représentant très exactement la composition moyenne de l'accroissement pour la période de six mois, ou plus, d'animaux soumis à un bon régime d'engraissement et amenés à la fin de l'expérience à un état convenable de maturité et de graisse.

Lawes et Gilbert remarquent que la tendance à de légères erreurs peut être une évaluation un peu trop élevée pour la graisse et la substance sèche totale, et un peu trop basse pour la matière azotée.

170. — **Croît du mouton.** — Examinons le tableau XIV. Il comprend les différentes *classes* d'animaux suivantes :

1° Nourris avec des fourrages différents;
2° Pendant des périodes de temps inégales.

Il y a eu, par conséquent, des accroissements % différents, et le taux % des quartiers rapportés au poids vif varie également.

Il a été tenu compte des conditions diverses de ces expériences dans le choix fait des données à adopter pour calculer le croît.

CLASSE I. — Un grand nombre d'animaux nourris pendant une période considérable. Pris à l'état maigre, conduits à l'état gras.
Bases du calcul : Composition de l'animal *maigre* et de l'animal *gras* analysés, comparés.

CLASSE II. — Animaux pris à l'état *gras* conduits jusqu'à l'état *très gras*. (« *Christmas mutton* »).

Bases du calcul : Animal *gras,* animal *extra gras* analysés.

CLASSES III ET IV. — Animaux pris à état demi-gras et conduits à *l'engraissement modéré.*

Dans *la classe III,* la période d'engraissement a été relativement courte.

Dans *la classe IV,* le fourrage n'était pas bien adapté à l'engraissement. Il suit de là que la proportion du croît, rapportée aux poids originaires moyens atteint seulement la moitié de ce qu'il a été dans la *classe I.*

Eu égard à ces circonstances, les *bases du calcul* sont, pour les *classes III et IV :*

La *moyenne* entre la composition du mouton *maigre* pour point de départ, et la composition du mouton gras pour point d'arrivée.

CLASSE V. — Par des considérations analogues, les poids primitifs pour la classe V ont été établis : *pour le départ :* mouton maigre plus 2/3 de la composition du mouton gras; pour la fin, la composition du *mouton gras.*

Le taux % des quartiers rapportés au poids vif montre très bien l'état final comparatif dans les divers lots; il n'y a pas de différences bien sensibles dans les classes I, III, IV et V.

D'après les chiffres du tableau XIV, la matière minérale entrerait pour 2 à 3 % dans l'accroissement. L'une et l'autre de ces déterminations sont indubitablement trop élevées.

L'erreur est due à la saleté de la laine qui retient toujours beaucoup de substances minérales (suint) et des matières accidentelles.

En écartant les cendres de la laine du calcul, le taux de la matière s'abaisse certainement au-dessus de 2 %

et tombe même au-dessous de 1.5, dans certains cas. L'accroissement du mouton s'élève en moyenne à

Substance sèche	Matière azotée................	7.13
79.9 % com-	Graisse.........................	70.40
posés de......	Matières minérales...........	2.40

Cela montre que, dans l'accroissement pendant l'engraissement, le pourcentage des matières azotées est un peu moindre et celui de la substance sèche et de la graisse un peu plus élevé chez le mouton que chez le bœuf.

171. — **Croît du porc.** — Tableau XV. — Accroissement (passant du maigre au gras) d'après les analyses.

Substance sèche..	Composés azotés...........	7.76
71.4 %.........	Graisse...................	63.10
	Matières minérales.........	0.53

Accroissement sur l'ensemble des animaux soumis à l'expérience :

Substance sèche..	Composés azotés...........	6.44
78 %..........	Graisse...................	71.5
	Matières minérales.........	0.06

Dans l'ensemble des animaux de cette série, il y a moins de matières azotées, beaucoup moins de matières minérales et 9 % de plus de graisse et de matière sèche totale dans le porc engraissé que dans le porc maigre. Cela tient à ce que, dans le nombre des porcs, il y en avait de plus avancés que le porc maigre type, dès le début de l'engraissement, ce qui élève également le taux pour cent de quartiers rapportés au poids vif.

Le taux moyen de matières minérales est, dans *tous les cas*, très faible dans l'accroissement.

Dans plusieurs cas, il y a perte apparente de matière minérale durant l'engraissement.

La tendance connue du porc à s'engraisser plutôt qu'à former de la chair, quand il est bien nourri, permettait d'atteindre ce résultat, montrant que la trame osseuse, véritable réceptacle des substances minérales, s'accroît moins chez le porc que chez le bœuf et le mouton.

Mais il n'est pas possible d'affirmer, sur *deux analyses*, s'il y a diminution réelle de substance minérale dans l'engraissement.

172. — Tableau XVI. — **Récapitulation du croît des bœufs, moutons et porcs**. — Ce tableau résume les résultats moyens de la composition du croît chez ces trois espèces.

TABLEAU XVI.

Moyenne de l'accroissement en poids vif des bœufs, moutons et porcs à l'engrais.

ESPÈCES.	COMPOSITION ÉVALUÉE EN CENTIÈMES DU POIDS D'ACCROISSEMENT PENDANT L'ENGRAISSEMENT.			
	Matières minérales, cendres.	Substance azotée sèche.	Graisse.	Substance sèche totale.
Moyenne de 98 bœufs.	1 47	7 69	66 2	75 4
— 348 moutons	2 34	7 13	70 4	79 0
— 80 porcs	0 06	6 44	71 5	78 0
Porc gras analysé	0 53	7 76	63 1	71 4
Moyenne. . .	1 10	7 26	67 8	76 2

On peut conclure, avec très grande probabilité d'être dans le vrai, que le bœuf, durant six mois au plus de période finale d'engraissement présente, avec une alimenta-

tion large et convenable, un accroissement de 70 à 75 %
en substance sèche consistant en

Graisse...................................   66 à 65 %
Chair sèche azotée...................   7 à 8   —
Matières minérales...................   1 1/2   —

Le mouton dans l'espace de plusieurs mois s'accroît
de 75 % en substance sèche totale consistant en :

Graisse...................................   65 à 70 %
Chair.....................................   7 à 8   —
Matières minérales...................   1 1/2

Le porc (destiné à être consommé comme porc
frais) durant deux à trois mois s'accroît finalement de
67,5 à 72,5 en substance sèche totale consistant en :

Graisse...................................   60 à 65 %
Chair.....................................   6.5 à 8   —
Matières minérales...................   1 au plus

L'accroissement, dans les quelques mois de la fabrication du porc très gras (destiné à la salaison) consiste plus en graisse et moins en chair et matières minérales que le croît du porc frais. Le tableau XXII
(page 338) fait connaître en détail la formation de la
graisse et sa répartition dans les diverses parties des
porcs soumis à des alimentations différentes : nous l'examinerons plus loin.

L'accroissement moyen durant la vie totale de l'animal doit être très sensiblement celui de la période néces-
sitée pour l'abatage dans de bonnes conditions. A cet
état, il y a probablement plus de matière protéique et
moins de graisse que dans la moyenne de la vie. Dans
le jeune âge, le rapport entre la matière protéique et la

matière grasse est sans doute plus élevé que dans toute autre période de l'existence.

En résumé, 100 kil. du croît en poids vif des animaux de la ferme durant l'engraissement consistent en moyenne générale en :

Substance sèche 76.2 % ....
- Graisse.................... 67.80
- Chair.................... 7.26
- Cendres.................... 1.10

Nous avons maintenant à étudier les rapports existant entre les principes nutritifs du fourrage et ceux formant l'accroissement en poids vif.

173. — **Rapports entre les principes du croît et ceux du fourrage.** — Nous avons établi *approximativement* la composition du croît (poids vif) dans l'engraissement du bœuf, du mouton et du porc.

Il est intéressant de chercher la relation approximative qui existe entre les principes assimilés par l'animal et ceux des fourrages consommés.

Les tableaux XI et XII (v. pages 290 et 292) indiquent, pour le cas du mouton et du porc, les quantités des principaux constituants des fourrages employés à produire 100 k. d'accroissement en poids vif ou consommés par 100 k. de poids vif de l'animal, par semaine.

A l'aide des données que renferment ces tableaux, nous allons déterminer :

1° La quantité probable de chacun des principes fixes durant l'accroissement, pour 100 parties de chacun d'eux consommées.

2° La quantité probable de chacun de ces principes assimilés, pour une consommation de 100 parties de substance sèche totale du fourrage.

3° Le rapport entre la quantité de graisse formée et celle existant déjà dans les fourrages.

Examinons successivement ces trois questions.

1° Les quantités de *matière minérale, composés azo-tés, substance non azotée* et *substance totale sèche* assimilées dans l'accroissement, pour 100 de chacun de ces principes consommés, sont donnés dans les tableaux XVII et XVIII qui contiennent les données relatives à différents lots de moutons et de porcs (voir pages 316 et 320).

Toutes choses égales d'ailleurs, une alimentation riche en azote tend à produire proportionnellement un croît plus élevé en charpente osseuse et en chair.

En même temps, l'observation prouve que chez les animaux engraissés dans les conditions ordinaires, cette tendance ne croît pas proportionnellement (numériquement parlant) avec les quantités de substances azotées, en supposant un excès de celles-ci dans la consommation de l'animal. Le taux de principes azotés dans le croît semble dépendre davantage de l'âge et du tempérament de l'animal que de la proportion de ces principes dans le fourrage. D'après cela, eu égard aux faibles proportions des principes constituants des fourrages fixés définitivement dans l'accroissement, les erreurs qu'on peut commettre, en admettant pour les divers animaux engraissés avec différents fourrages, la *même composition finale* sont inappréciables et n'altèrent en rien les moyennes que nous avons adoptées.

174. — **Moutons.** — Tableau XVI. — *a. Matière minérale.* — Rarement plus de 3 % de la matière minérale du fourrage consommé est fixée dans les tissus durant l'accroissement. En enlevant la matière minérale accidentelle de la laine, etc., la moyenne de la matière minérale tombe au-dessous de 3 %.

Dans la classe IV, les moutons n'ont consommé que des fourrages secs ; la proportion de matière minérale du

TABLEAU XVII.

Quantité de matière minérale, de substance azotée, non du mouton, pour 100 de chacune

			CONDITIONS GÉNÉRALES DES EXPÉRIENCES.	
RACES.	Nombre des animaux.	Durée de l'expérience.	NATURE DES En quantité limitée.	
			CLASSE I.	
Costwold	46	8 ½ 19 5		
Leicester.	40	20 0		
Cros bred-Wether. .	40	20 0		
Cros bred-Ewes. . .	40	20 0	Tourteaux et trèfle.	
Haut down	40	20 0		
Sussex down	40	26 0		
			Moyennes. . . .	
			CLASSE III	
Haut down	5 5 5	13 6 13 6 13 6	Tourteaux . . . . Avoine . . . . Trèfle.	
			Moyennes. . .	
			CLASSE IV	
Haut down	5 5 5 5	19 1 19 1 19 1 19 1	Tourteaux . . . . Lin. . . . . Orge . . . . Malt	
			Moyennes. . .	
			CLASSE V	
Haut down	4 5 4 5 5	10 0 10 0 10 0 10 0 10 0	Orge concassée. . . . . Malt concassé et déchets . . . Orge concassé et trempé. . . . Malt concassé et trempé . . . Malt concassé et déchet. . . .	
			Moyennes. . .	
			Moyennes générales. . .	

azotée et de substance sèche, fixées dans l'engraissement d'elles dans le fourrage consommé.

FOURRAGES. AD LIBITUM.	Quantité de chacun des principes azotés dans l'engraissement, rapportée à 100 de ces mêmes principes empruntés dans les fourrages.			
	Matières minérales.	Substance azotée sèche.	substance non azotée.	Substance sèche totale.
Turneps de Suède. . . .	3 98 3 13 3 24 3 25 5 40 3 30	4 43 3 59 3 60 3 60 4 28 4 16	11 6 12 0 9 31 11 8 10 3 10 3	9 60 9 48 9 31 9 40 8 49 8 44
	3 39	3 91	11 3	9 12
(Série I).				
Trèfle de Suède. . . .	4 16 3 73 3 98	4 01 7 07 7 44	11 1 10 0 9 0	9 33 9 45 8 49
	4 62	6 17	10 0	9 00
(Série II).				
Trèfle.	1 60 1 81 1 75 1 45	2 20 2 32 2 82 2 17	6 3 6 2 5 7 5 5	5 07 5 19 5 00 4 61
	1 68	2 38	5 9	4 97
(Série IV).				
Betteraves	3 80 4 04 3 72 3 46	5 65 6 18 6 35 5 34 5 46	9 8 10 4 6 9 9 5 9 1	8 91 9 49 8 98 8 83 8 35
	3 59	5 60	9 5	8 63
	3 27	4 41	9 4	8 06

fourrage à la substance organique digestible était très forte, la proportion de matière minérale fixée dans l'accroissement est remarquablement faible : 1.68 % seulement.

De l'ensemble des chiffres de ce tableau on peut conclure que le taux moyen pour cent de matière minérale du fourrage consommé, fixé dans les tissus de moutons engraissés convenablement avec divers fourrages succulents et autres, est rarement plus haut que 3 % ; il est souvent moindre.

Comme les moutons soumis à l'engrais sont généralement jeunes et à l'époque de la croissance, la proportion de substance minérale fixée, dans *l'engraissement* proprement dit, doit être très minime, l'ossature devant en retenir la plus grande quantité.

En moyenne, pour la période de la *vie entière,* le taux % peut être plus élevé que la moyenne donnée par la période d'engraissement.

La proportion de la quantité consommée qui est fixée par les tissus dépend plus du rapport de la matière minérale avec la matière organique digestible du fourrage que de toute autre cause.

Les quantités de matière minérale consommées par le mouton maigre et par le mouton gras, fournies par l'exploitation qui les nourrit, sont relativement minimes.

Les tableaux relatifs à la composition du corps entier des animaux à divers états rendent l'évaluation des poids de substances minérales exportées par le bétail très facile à faire comme nous le verrons en examinant les tableaux XXV et XXVI.

b) Composés azotés. — En moyenne, 5 % des substances azotées du fourrage (*au plus*) sont fixées dans les tissus.

Dans le cas d'une alimentation large de fourrage sec

et de racines succulentes, le fourrage sec consistant principalement en légumineuses et tourteaux ou autres aliments *riches en azote*, la proportion de principes azotés fixée est moindre que 5 %, souvent même inférieure à 4 % du poids que l'alimentation en renferme.

Quand l'alimentation consiste principalement en graines de céréales et autres matières *moins riches* que les précédentes en principes azotés, le taux de ces principes fixés dans l'accroissement s'élève, au contraire, au-dessus de 5 %.

Autrement dit, la quantité de l'azote total consommé par le mouton à l'engrais et rejeté du corps par diverses voies d'élimination est toujours bien supérieure à 90 % et souvent s'élève au-dessus de 95 % de l'azote consommé. (V. aussi tableau XIX.)

c) Substances non azotées. — Sur 100 parties de substance non azotée (non compris la classe IV) 10 parties environ sont fixées dans l'accroissement, *sous forme de graisse*. J'aurai plus tard l'occasion de montrer que seule la matière sucrée des fourrages est complètement assimilée.

d). Substance sèche totale. — 8 à 9 % de la matière sèche totale sont fixés dans l'accroissement. La substance sèche du fourrage du mouton contient infiniment plus de fibre ligneuse peu digestible que celle de l'alimentation du porc. Par conséquent, il faut une proportion bien plus forte de substance sèche pour produire le même effet, c'est-à-dire pour obtenir le même accroissement chez le mouton que chez le porc.

175. — **Porc** (tableau XVIII). — *a. Substance sèche.* — Il y a sensiblement deux fois plus de substance sèche fixée dans l'accroissement du porc que chez le mouton, pour 100 de substance sèche existant dans le fourrage consommé. La moyenne générale montre qu'il y a un

TABLEAU XVIII.

Quantités de matière minérale, substance azotée et non azotée et substance sèche fixées dans l'engraissement du Porc, pour 100 de chacune d'elles dans le fourrage consommé.

CONDITIONS GÉNÉRALES DES EXPÉRIENCES					Matières minérales.	Substance azotée sèche.	Substance non azotée.	Substance sèche totale.	Graisse.	Quantité de chacun des principes immédiats dans l'accroissement, rapportée à 100 de ces mêmes principes contenus dans les fourrages.
Durée de l'expérience.	Nombre des animaux.	NATURE DES FOURRAGES.	EN QUANTITÉ LIMITÉE.	AD LIBITUM.						

PORC GRAS ANALYSÉ.

SÉRIE I.

Mélange de 1 de sons, 2 farine de lentilles et fèves, et 3 de farine d'orge, ad libitum.

- Rien.
- Farine de maïs.
- Farine de maïs et sons.
- Rien.
- Farine de fèves et de lentilles.
- Sons.
- Farine de fèves, lentilles et sons.
- Farine de fèves, lentilles, maïs et sons, de chacun ad libitum.

Moyennes.

SÉRIE II.

- Rien.
- Farine d'orge.
- Sons.
- Farine d'orge et sons.
- Rien.
- Farine de fèves et de lentilles.
- Sons.
- Farine de fèves, de lentilles et sons.
- Mélange de 1 de sons, 2 de farine d'orge et 3 de farine de fèves, lentilles et farine d'orge, ad libitum.

Moyennes.

SÉRIE III.

- Sons et farine de maïs, parties égales.
- Farine de maïs.

Moyennes.

SÉRIE IV.

- Sucre.
- Fécule.
- Sucre et fécule.
- Sucre, fécule, de chacun ad libitum.
- Farine de lentilles et sons.
- Lentilles, sons, sucre, fécule, de chacun ad libitum.

Moyennes.

Moyennes générales.

TABLEAU XIX.

Quantité de principes assimilés, expirés, perspirés ou éliminés dans l'engraissement du mouton, pour 100 de substance sèche du fourrage consommé.

CONDITIONS GÉNÉRALES DES EXPÉRIENCES.			
RACES.	Nombre des animaux.	Durée de l'expérience. Semaines.	NATURE EN QUANTITÉ LIMITÉE.
			CLASSE I.
			s. J.
Costwold.	40	19 5	
Leicester	40	20 0	
Cros bred-wether. .	40	20 0	Tourteaux et trèfle . . . .
Cros bred-ewes . . .	40	20 0	
Haut down.	40	26 0	
Sussex down	40	26 0	
Moyennes. . .			
			CLASSE III.
Haut down.	5	13 6	Tourteaux. . . . .
	5	13 6	Avoine . . . .
	5	13 6	Trèfle. . . . .
Moyennes. . .			
			CLASSE IV.
Haut down.	5	19 1	Tourteaux. . . . .
	5	19 1	Lin . . . .
	5	19 1	Orge. . . . .
	5	19 1	Malt. . . . .
Moyennes. . .			
			CLASSE V.
Haut down.	4	10 0	Orge concassé. . . . . . .
	5	10 0	Malt concassé et déchet. . . . . .
	4	10 0	Orge concassé et trempée. . . . .
	4	10 0	Malt concassé et trempé et déchets.
	5	10 0	Malt concassé et déchets de malt. .
Moyennes. . .			
Moyennes générales. . .			

DU FOURRAGE.	100 de matière sèche du fourrage donne :				Expiré
AD LIBITUM,	assimilés dans l'accroissement.				Perspiré
	Matières minérales.	Substance azotée.	Substance non azotée.	Substance sèche totale.	Éliminé.
Turneps de Suède. .	0 26	0 93	8 41	9 60	90 40
	0 23	0 73	8 53	9 48	90 52
	0 34	0 77	8 20	9 31	90 69
	0 24	0 78	8 39	9 41	90 59
	0 26	0 43	7 30	8 49	91 51
	0 25	0 90	7 29	8 44	91 56
(Série I).	0 25	0 84	8 03	9 12	90 88
Turneps de Suède. .	0 25	0 77	8 32	9 31	90 69
	0 25	0 88	8 32	9 43	90 55
	0 24	0 85	7 40	8 49	91 51
(Série II).	0 24	0 83	8 01	9 08	90 92
Trèfle	0 13	0 46	4 48	5 07	94 93
	0 14	0 43	4 62	5 19	94 81
	0 12	0 41	4 47	5 00	95 00
	0 10	0 31	4 20	4 61	95 39
(Série IV).	0 12	0 40	4 44	4 97	95 03
Betteraves	0 24	0 74	7 93	8 91	91 09
	0 25	0 82	8 42	9 49	90 51
	0 24	0 84	7 30	8 38	91 72
	0 19	0 38	7 45	8 23	91 77
	0 21	0 72	7 33	8 23	91 75
	0 23	0 74	7 66	8 63	91 37
	0 21	0 73	7 13	8 06	91 94

accroissement de substance sèche de 17.3 %. Le seul
porc gras analysé indique un accroissement de 15. (V. tableau X, page 280 : 54.7 — 39.7 = 15.)

Pour 100 de principes non azotés du fourrage, le porc
a formé 20 ou plus de graisse, le mouton 10 seulement.

Pour 100 de composés azotés, consommés par le
porc, le taux de composés azotés fixé est sensiblement 1 fois 1/2 plus élevé que pour le mouton, non
que le croît du porc soit plus riche en azote que celui
du mouton, — c'est plutôt le contraire que l'on constate,
— mais parce qu'une plus forte proportion de la substance sèche du fourrage du porc est assimilée et concourt
à l'accroissement.

La moyenne de l'azote fixé dans l'accroissement est
7.34 % de l'azote consommé; elle est de 7.76 % dans
le cas du porc gras analysé. (V. tableau XV.)

Plus l'alimentation est *azotée,* plus est *faible* la proportion centésimale d'azote de l'aliment fixée par les
tissus.

.. D'autre part, plus est grande la proportion dans le
fourrage de graines de céréales (relativement pauvres en
azote), plus est considérable le taux % d'azote fixé, par
rapport au taux de l'azote consommé, comme nous l'a-
vons déjà vu pour le mouton.

En somme, généralement moins de 10 % et souvent
moins de 6 % de l'azote du fourrage est fixé dans le
croît du porc.

b. Matière minérale. — Sa fixation est presque insi-
gnifiante dans l'engraissement du porc.

Le calcul de la quantité totale de matière minérale
exportée de la ferme par le porc gras est facile à établir
d'après le tableau XXVI.

c. Graisse. — Pour 100 parties de graisse toute formée dans le fourrage, on en trouve en moyenne, d'après les expériences sur les porcs, 400 à 500 parties après engraissement. Il y a, par conséquent, *formation* de graisse dans le corps comme nous l'avons établi. (V. chapitre IX.) Nous allons y insister tout à l'heure.

176. — **Rapport des quantités des divers principes du fourrage fixés, éliminés, expirés ou perspirés.** — Quelques explications sur la contexture des tableaux XIX (moutons), tableau XX (porcs), vont nous en montrer l'intérêt.

Moutons. — Nous venons de voir que, dans le cas du mouton, 9 % environ de la substance sèche du fourrage sont fixés durant l'engraissement; le tableau XIX, indiquant l'alimentation la plus usuelle, montre que sur 9 parties du croît sec, 8 sont des substances non azotées, c'est-à-dire de la graisse.

Il en résulte que sur 100 parties de substance sèche du fourrage, il n'y a qu'une partie environ consistant en matières azotées et minérales, qui est fixée dans le croît. Déduction faite des impuretés, la matière minérale fixée correspond à 0.2 pour 100, seulement, du poids de la substance sèche consommée.

En admettant que 9 pour 100 de fourrage sont fixés dans le croît, 91 pour 100 sont expirés, perspirés, en un mot, éliminés par les voies respiratoire, cutanée et intestinale.

Porc. — Tableau XX. — Dans le cas du porc analysé, 100 parties de substance sèche du fourrage donnent 14.93 parties d'accroissement sec, se décomposant en :

Graisse	13.20
Substances azotées	1.62
Matières minérales	0.11

14.93

TABLEAU XX.

Quantités de principes assimilés, expirés,
du porc, pour 100 de substance

CONDITIONS GÉNÉRALES DES EXPÉRIENCES.			
PARC.	NOMBRE DES ANIMAUX.	DURÉE DE L'EXPÉRIENCE.	NATURE DU EN QUANTITÉ LIMITÉE.

PORC GRAS

1		S. J. 10 0	mélange de 1 p. de sons, 2 p. de farine de lentille, 3 p. de farine d'orge, ad libitum.

SÉRIE

1	3		Rien.
3	3		Farine de maïs.
4	3		Farine de maïs et sons.
6	3	8 0	Rien.
7	3		Farine de fèves et lentilles.
9	3		Sons.
12	3		Farine de fèves et lentilles et sons.
			Farine de fèves, lentilles, maïs et sons, de chacun ad libitum.

Moyennes.

SÉRIE

1	3		Rien.
3	3		Farine d'orge.
3	3		Sons.
5	3	8 0	Farine d'orge et sons.
6	3		Rien.
7	3		Farine de fèves et de lentilles.
8	3		Sons.
			Farine de fèves, lentilles et sons.
9 et 10	6		Mélange de 1 de sons, 2 de farine d'orge et 3 de farine de fèves et de lentilles ad libitum.
11 et 12	6		Mélange de 1 de son, 2 farine de fèves et lentilles et 3 farine d'orge ad libitum.

Moyennes.

SÉRIE

| 1 | 4 | 8 0 | Morue sèche. |
| 2 | 4 | | |

Moyennes.

SÉRIE

1	3		
2	3	10 0	
3	3		
4	3		Lentilles, son, sucre, fécule de chacun ad libitum.

Moyennes.

Moyennes générales.

---

perspirés ou éliminés dans l'engraissement
sèche de fourrage consommé.

FOURRAGE. AD LIBITUM.	100 DE MATIÈRE SÈCHE DU FOURRAGE DONNENT :				
	ASSIMILÉS DANS L'ACCROISSEMENT.				Expiré, perspiré, éliminé.
	Matières minérales.	Subst. azotée.	Subst. non azotée.	Subst. sèche totale.	
RÉELLEMENT ANALYSÉ.					
.	0 11	1 62	13 20	14 94	85 06
I.					
Farine de fèves et de lentilles.	0 04	1 54	15 93	17 51	82 49
	0 09	1 77	10 00	17 86	82 14
	0 01	1 21	14 05	15 15	83 85
	0 08	1 17	17 48	16 58	81 42
Farine de maïs.	0 02	1 57	16 76	18 33	81 65
	0 07	1 75	16 85	18 66	81 32
	0 09	1 85	16 59	18 53	81 47
	0 01	1 27	15 59	16 84	83 16
	0 03	1 51	16 37	17 81	82 19
II.					
Farine de fèves et de lentilles.	0 13	0 94	17 37	18 18	81 82
	0 01	1 19	13 49	14 69	85 31
	0 01	1 15	14 06	12 20	84 80
	0 03	1 09	14 50	15 56	84 44
Farine d'orge.	0 03	1 40	15 45	16 87	83 13
	0 02	1 30	16 21	17 49	82 51
	0 01	1 40	15 50	16 91	83 09
	0 13	0 91	17 18	17 96	82 04
	0 01	1 31	14 77	16 11	83 89
	0 06	1 66	15 88	17 60	82 40
	0 02	1 23	15 44	16 66	83 34
III.					
Sons et farine de maïs, p. égales.	0 08	1 13	17 05	18 12	81 88
Farine de maïs.	0 01	1 60	19 27	20 85	79 14
	0 04	1 36	18 16	19 49	80 51
IV.					
Sucre.	0 11	1 76	15 01	16 88	83 12
Fécule.	0 11	1 78	15 04	16 94	83 06
Sucre et fécule.	0 13	1 82	14 13	16 09	83 92
	0 19	1 90	14 36	16 50	83 50
	0 13	1 83	14 63	16 60	83 40
	0 02	1 44	15 81	17 27	82 73

Les moyennes de 80 animaux donnent : accroissement sec (eau déduite) et quantités insignifiantes de matières minérales : 17.27 parties consistant essentiellement en :

Graisse... 15.81
Substances azotées............................ 1.44

Les porcs, bien que soumis jeunes à l'engraissement, s'accroissent peu en tissus osseux, on l'a vu ; c'est l'inverse de ce qui a lieu chez les moutons.

Le taux % de la matière minérale dans les quartiers du mouton gras (au même âge) est sensiblement plus élevé que chez le porc. Le système osseux du mouton s'accroît beaucoup plus que celui du porc.

On remarquera la proportionnalité frappante entre les taux de matière minérale et de substance azotée fixés dans l'accroissement, chez les moutons et chez le porc.

Dans le porc, non seulement le taux réel de matière minérale est moindre, mais la proportion de principes azotés semble décroître à mesure qu'augmente l'engraissement de l'animal.

Pour 1 de matière azotée sèche, les différents animaux contiennent :

	Matières minérales.
Bœuf maigre (quartier).........................	0.31
— gras...............................	0.30
Mouton maigre..................................	0.30
— très gras........................	0.30
Porc maigre	0.18
— gras...............................	0.13

Il semble qu'il faille conclure de là que le taux de matière minérale, dans le croît du porc à l'engrais, est moindre que chez le mouton, différence en rapport, à la fois, avec la proportion de l'accroissement total et avec le taux de matière azotée fixée.

Si l'on se rappelle que l'alimentation du porc, consistant principalement en graines sèches, renferme moins de substances fibreuses indigestibles que celle du mouton, on ne s'étonnera pas que 100 parties de substance sèche du fourrage donnent un accroissement pour %, en substance sèche, plus considérable chez le porc que chez le mouton.

91 % sont rejetés chez le mouton.

85 % d'après la composition du porc analysé.

82.7 % d'après la moyenne des essais sur 80 porcs.

Remarquer que les produits expirés, perspirés et éliminés par le rein et les fèces, sont donnés en bloc. Les travaux que nous exposerons ultérieurement nous conduiront à faire la part de chaque voie d'élimination.

177. — **Relation entre la graisse des aliments, et celle du croît.**

Le taux de graisse existant dans le fourrage des moutons n'a pas été déterminé. Les faits suivants sont relatifs au porc seulement, dans l'alimentation duquel on a dosé la matière grasse.

Le résultat général auquel arrivent Lawes et Gilbert, est, nous l'avons dit plus haut, que l'animal engraissé contient 400 à 500 parties de graisse pour 100 de matière grasse existant dans son fourrage.

Pour le porc analysé, on a trouvé 405 pour 100 parties de graisse consommées. La moyenne de toutes les autres expériences a donné 472 parties, pour 100 de graisse toute formée dans le fourrage. Il n'y a aucun lieu de douter de l'exactitude de ce dernier chiffre.

Il est évident, d'après cela, que la plus grande partie de la graisse des animaux provient, comme nous l'a-

vous établi précédemment (V. p. 140 à 178), de principes immédiats autres que la graisse des fourrages.

Nous avons déjà dit qu'en supposant la graisse formée
à l'aide de la fécule, il faut 2 1/2 parties fécule pour produire 1 partie de graisse. Il est clair, dans cette hypothèse que la quantité de principes non azotés du
fourrage qui concourt directement à la production de
substance non azotée (graisse) du croît est bien supérieure à la quantité totale de la graisse formée.

Il n'est pas moins évident que la proportion de la
substance sèche totale du fourrage consommé qui a
(s'il est permis de faire cette distinction) servi directement à former les matières sèches du *croît* y compris la
graisse produite, doit être bien plus considérable que
ne l'indique le chiffre de la quantité totale de la substance sèche du *croît*.

Moyenne générale des expériences sur le porc :
100 parties matière sèche du fourrage ont donné :

Accroissement total en substance sèche.......... 17.40 %
    —   en graisse................ 16.04 —
Graisse toute formée dans le fourrage.......... 3.96 —
    —   produite par la fécule.............. 12.08 —
Fécule nécessaire pour produire la graisse..... 30.20 —
Graisse formée et fécule du fourrage contri-
    buant à la formation de la graisse du croît... 34.16 —
Substances azotées et matières minérales fixées. 1.36 —
Matière sèche du fourrage fixé ou ayant contri-
    bué à l'accroissement........................ 35.52 —
Matières expirées, perspirées, éliminées....... 64.48 —

                      Total.............. 100.00 —

Les faits pratiques et chimiques ont montré que la
graisse peut être formée dans le corps de l'animal à l'aide
des principes azotés, mais il semble que la source la
plus abondante de la graisse produite se trouve dans les

principes *non azotés* du fourrage. Parmi ceux-ci, le plus
important dans les aliments du porc est la fécule.

On peut donc prendre la *fécule* comme base des
calculs sur le taux probable des principes qui se transforment pour produire la graisse dans les expériences
en question.

Abordons cette question importante : Combien de
fécule est nécessaire pour produire un poids donné de
graisse?

On possédait peu de données chimiques en 1857 sur
les différentes graisses animales.

Lawes et Gilbert, pour représenter la composition
de la graisse brute animale, partent d'une moyenne
arbitraire, dont les travaux de Reinecke ont, dix ans
plus tard, confirmé l'exactitude, ainsi que le montrent
les chiffres suivants :

	Amidon.	GRAISSE : Lawes et Gilbert.	Reinecke 1867.
Carbone	44.4	77	(76.06)
Hydrogène	6.0	12	(12.03)
Oxygène	49.6	11	(11.36)

Supposant que l'oxygène éliminé de la fécule, dans
sa transformation en graisse, se combine à une partie
de son hydrogène pour donner de l'eau, et que le reste
s'en aille à l'état d'acide carbonique, il faudrait au moins
2,45 de fécule pour donner 1 de graisse, plus l'eau et
l'acide carbonique correspondants. — C'est un minimum. — Lawes et Gilbert adoptent 2.5 comme chiffre moyen. C'est le coefficient par lequel il faut multiplier
le chiffre de la graisse du *croît* du porc, déduction faite
de la graisse toute formée du fourrage, pour avoir le

poids de substance sèche et non azotée (fécule) qui a concouru à produire la graisse de l'animal.

Tout en adoptant comme suffisamment exacte cette interprétation (transformation de fécule en graisse), on doit remarquer que si la graisse provient aussi des composés azotés, il faut moins de substance sèche du fourrage, que si l'on compte toute la graisse comme provenant de la fécule.

D'autre part si le sucre est une source de graisse (ce qui n'est plus douteux aujourd'hui), il faut au contraire une plus forte proportion de substance sèche.

Quant aux composés protéiques, qui entrent pour une notable part dans les betteraves, turneps, etc. il en faudrait plus encore que de sucre.

Nous avons précédemment vu qu'en admettant ces bases de calcul, les 15 % de croît anhydre fournis par 100 de substance sèche de fourrage dans l'engraissement du porc analysé, ont exigé, pour leur formation, 30 parties environ de substance sèche du fourrage consommé.

Pour 100 de matière sèche du fourrage, l'accroissement en substance sèche du porc analysé a été de 14.94; pour l'ensemble de tous les autres porcs, 17,40. Sur ce poids, 13.2 sont de la graisse dans le porc analysé; 16.04 dans tous les autres. Sur les 13.2 de graisse, 3.26 seulement viennent directement du fourrage; 9.94 *au moins*, ont une autre origine.

D'après l'hypothèse de Lawes et Gilbert, 9, 94 graisse correspondraient à fécule sèche, sur 100 de substance sèche du fourrage. 24.86
Ajoutant la graisse formée du fourrage. . . 3.26
On arrive à. 28.12
sur 100 matière sèche consommée, pour représenter les 13.2 parties de graisse du croît.

Si l'on ajoute à ces 28,12, les matières azotées et minérales (1.73), on a une quantité de substance sèche, totale de 29.85 sur 100, qui a contribué directement, dans notre hypothèse, à la production de 14.94 seulement d'accroissement en substance sèche.

Il y a donc, dans cette manière de voir, 70.16 % seulement, au lieu de 85.06, de substance sèche éliminée, perspirée, et rejetée au dehors, différence entre 14.94 de substance sèche formée et 100.

Même réflexion pour la moyenne des autres expériences. Sur 16.04, d'accroissement en graisse pour 100 de substance sèche de fourrage consommé, il y a 3.96, de graisse toute formée, il s'ensuit que 12.08 au moins, viennent d'autres substances ; or, 12.08 de graisse correspondent à 30.2 fécule.

La graisse toute formée, plus la fécule transformée en graisse, égalent 34.16 % de substance sèche du fourrage plus 1.36 de substance azotée et de matière minérale soit, en tout 35.52 % de matière sèche de fourrage, correspondant à un accroissement réel de 17.4 de substance sèche seulement.

Il est à remarquer qu'en admettant l'hypothèse (2.5 fécule = 1 graisse) 2 de matière sèche dans le fourrage égalent 1 de matière sèche dans le croît; un tiers seulement de la matière sèche totale est donc éliminé et les 2/3 restant contribuent à la formation du *croît*.

Il y a tout lieu de croire que les choses se passent sensiblement de la même manière chez les moutons et les bœufs. Lawes et Gilbert ont constaté que la plus grande partie de l'azote assimilé du fourrage se retrouve dans l'urine à l'état d'urée, quelle que soit la richesse en azote de l'aliment (graines de céréales ou légumineuses) (1).

(1) Nous verrons plus tard que les recherches ultérieures de C. Voit et

Conclusion (déduction) importante : la teneur *en azote*
des aliments ne peut pas servir seule à déterminer leur
valeur nutritive relative; de plus, l'idée généralement reçue que les aliments ne sont pas en général assez riches en azote ne semble pas juste à Lawes et Gilbert. —
C'est bien plutôt la substance *non azotée* assimilable
qui leur ferait défaut.

Ces remarques, tout à fait neuves en 1860, ont reçu
une consécration complète des expériences ultérieures,
notamment en ce qui regarde les rapports de l'alimentation avec le travail, chez l'homme et chez les animaux.

Les tableaux XXI, XXII et XXIII mettent sous les
yeux du lecteur tous les éléments essentiels de l'intéressante étude sur la formation de la graisse à l'aide des principes non azotés (hydrocarbonates) des fourrages. Lawes
et Gilbert donnent, par ces recherches, une confirmation
très nette des idées que nous avons développées précédemment (chap. VII à IX) sur l'origine de la graisse
chez les animaux.

Un certain rapport entre la matière azotée et la matière non azotée est nécessaire, mais c'est bien plutôt la
digestibilité du fourrage qui peut déterminer leur valeur comparative; c'est elle qu'il faut étudier.

Dans ces dernières années, de nombreux travaux, dont
nous présenterons plus loin les résultats généraux, sont
venus démontrer l'exactitude de cette assertion. On a étudié isolément presque tous les fourrages au point de
vue de leur digestibilité : on a pu dresser des tables indiquant le coefficient de digestibilité des principales matières alimentaires; nous reproduirons, au cours de

Biddermann, Henneberg et Stohmann, et autres expérimentateurs ont mis
hors de doute l'équilibre existant chez les animaux sains et à la *ration d'entretien*, entre l'azote digestible des aliments et les composés azotés expulsés
par la sécrétion urinaire.

cette étude, les chiffres relatifs à la digestibilité, dont il faut nécessairement tenir compte aujourd'hui dans le calcul des rations des animaux de la ferme.

Le tableau XXII fournit des renseignements complets sur la répartition de la graisse dans les différentes parties du porc soumis à des alimentations diverses et montre l'influence considérable du mode d'alimentation sur la formation de la graisse.

Le tableau XXIII complète le tableau XXI et fait connaître la répartition de la substance sèche consommée entre le croît, en poids vif, et les produits éliminés durant la période d'engraissement.

178. — Résumé des rapports entre la constitution du fourrage et celle du croît.

L'ensemble des résultats de la dernière partie du travail de Lawes et Gilbert peut se résumer dans quelques propositions importantes :

1º. Les moutons préparés pour la boucherie avec une bonne alimentation mixte assimilent rarement plus de 3 % de la matière minérale du fourrage.

La proportion exacte des principes minéraux assimilés dépend beaucoup des relations de la matière minérale avec la substance organique assimilable du fourrage et notamment de la teneur de cette substance en composés azotés.

Rarement moins de 5 % de l'azote est assimilé, si le fourrage est riche en matières azotés ; rarement plus de 5 % s'il est pauvre en ces substances.

Pour 100 parties de substance non-azotée assimilées, il y a 10 parties de graisse formée.

2º Les porcs bien nourris assimilent de 6 à 10 % de l'azote consommé. La proportion d'azote assimilé est minima pour les fourrages riches en azote, maxima pour les fourrages pauvres.

TABLEAU XXI.

Tableau indiquant : — 1° La quantité de graisse formée par le porc à l'engrais, pour 100 de substance sèche du fourrage consommé; — 2° la proportion de graisse fournie formée dans le fourrage; — 3° la quantité de graisse qui a dû être fournie par les principes, autres que les matières grasses des fourrages; — 4° la quantité de fécule qui aurait été nécessaire pour former la graisse, si cette dernière s'est constituée aux dépens de la fécule.

PARCS	Nombre des animaux.	Durée de l'expérience.	NATURE DES FOURRAGES		P. 100 antérieurement admis de fourrage.	Accroissement total en graisse.	Graisse fournie dans le fourrage.	Graisse devant être fournie par les autres principes.	Fécule nécessaire à la formation de la graisse réellement obtenue.
			EN QUANTITÉ LIMITÉE.	AD LIBITUM.					
			PORC GRAS RÉELLEMENT ANALYSÉ.						
1	S. I. 10 0		Mélange de 1 p. de sons, 2 p. farine de lentilles, 3 p. farine d'orge, ad libitum.		13 20	3 26	9 94		24 85
								Série I.	
1	3		Rien.		15 93	2 89	17 04		39 60
2	3		Farine de maïs.		16 00	3 66	12 34		39 85
4	7		Farine de maïs et sons.		14 05	4 59	10 36		35 90
			Farine de fèves et de lentilles.						

5 16	3		Rien.	17 8	6 13	11 13	28 32
7 20	3		Farine de fèves et de lentilles.	16 76	5 43	11 33	28 30
8	3		Sons.	16 63	5 31	10 22	29 30
12	3		Farine d'orge et sons.	16 59	5 54	10 59	27 33
			Farine de fèves, lentilles, maïs et sons, de chacun ad libitum.	15 59	4 65	10 94	27 33
			Moyennes.	16 37	4 92	12 54	28 38
							Série II.
1	3		Rien.	17 37	3 89	14 97	35 33
2	3		Farine d'orge.	14 49	3 55	10 94	27 33
3	3		Sons.	14 06	2 85	11 21	28 55
4	3		Farine d'orge et sons.	14 45	2 83	11 62	31 55
5	3		Rien.	16 21	2 81	13 40	35 30
6	3		Farine de fèves et de lentilles.	16 21	3 12	13 09	35 07
7 8	3		Sons.	17 18	3 76	13 42	35 03
			Farine de fèves, lentilles et sons.				
9 et 10	6		Mélange de 1 p. de sons, 1 p. de farine d'orge, et 3 p. de farine de fèves, ad libitum.	14 77	2 99	11 78	39 45
11 et 12	6		Mélange de 1 p. de sons, 2 p. de farine de fèves et lentilles, et 3 p. de farine d'orge, ad libitum.	15 88	3 48	13 80	33 00
			Moyennes.	15 44	3 90	11 35°	31 35
							Séance III.
1	4		Morue sèche.	17 03	5 49	11 65	29 44
	8		Sons, et farine de maïs parties égales.	19 37	5 48	13 79	34 47
			Farine de maïs.				
			Moyennes.	18 16	5 44	12 73	31 79
			Moyennes générales.	16 04	3 96	12 08	30 90

TABLEAU XXII.

Quantités et taux de graisse et de parties maigres dans les issues et dans les quartiers des porcs soumis à des alimentations différentes.
(Moyenne de 3 porcs pour chaque cas particulier.)

NUMÉROS DES PARCS	NOMBRE DE PORCS	CONDITIONS GÉNÉRALES DES EXPÉRIENCES.		Rapport des substances azotées aux non azotées dans l'unité des fourrages.	Accroissement p. 100 de l'aliment vif.	Accroissement p. 100 du poids vif.	Quantité de viande p. 100 du poids vif à jeun.
		NATURE DES FOURRAGES.					
		EN QUANTITÉ LIMITÉE.	AD LIBITUM.				
9	3	906 gr. farine de lentilles et de fèves . . .	Sons.	2 64	13 0	23 3	78 3
10	3	906 gr. de farine de maïs . . .		4 77	13 7	27 4	0
11	3	906 gr. farine de lentilles et de fèves . . .		3 43	18 5	42 1	8 1
1	3	906 gr. de farine de maïs . . .	Farine de fève et de lentilles.	1 99	22 9	68 9	8; 9
2	3	Rien		2 43	34 3	79 6	83 0
3	3	906 gr. farine de maïs . . .		2 31	17 7	47 4	81 2
4	3	906 gr. sons et autant de farine de maïs . . .		2 91	30 2	59 0	82 3
5	3	Rien	Farine de maïs.	6 61	22 1	51 3	85 4
6	3	906 gr. farine de fèves et lentilles .		4 65	23 8	67 0	84 4
7	3	906 gr. sons . . .		3 69	24 9	74 5	83 7
8	3	906 gr. sons, autant farine de fèves et lentilles.		4 20	25 3	80 3	83 3
12	3	Rien. . . .	Farine de lentilles et de fèves, maïs sons.	3 28	21 1	59 7	83 9
13	3	906 gr. morue sèche . . .	Sons et farine de maïs parties égales.	3 13	21 6	51 1	84 6
14	3	906 gr. morue sèche . . .	Farine de maïs.	3 80	26 2	60 1	3

MOYENNES.

Parcs 9, 10, 11.		Sons avec quantités limitées de farine de fèves et de lentilles ou de maïs, ou de tous deux . .	3 61	14 7	30 9	80 2
Parcs 1, 2, 3, 4.		de farine de maïs, ou de son, ou des deux. .	2 41	21 3	63 7	82 1
Parcs 5, 6, 7, 8, 12.		Farine de maïs, avec quantités limitées de farine de fèves et de lentilles, ou de sons, ou le tout à la fois.	4 99	23 4	66 6	84 2
Parcs 13, 14.		Morue sèche avec farine de maïs et sons. . .	3 46	23 9	55 6	86 0

| | | Moyennes générales . . | 3 71 | 21 0 | 56 5 | 83 0 |

P. ABSOLU DES DIFFÉR. PARTIES SÉPARÉES DES QUARTIERS

PARTIES GRASSES.			Total des parties maigres jambons côtes épaules poitrine tête et pieds.	Perte par préparation.	Quartiers. Total.
Graisse interne rein compris.	Graisse externe flèche, de lard.	Total des parties grasses.			
k	k	k	k	k	k
3 344	18 421	21 508	37 774	1 927	59 681
4 194	21 737	25 929	36 860	2 040	62 611
4 704	25 081	29 783	39 824	2 040	58 309
5 639	31 344	36 981	45 596	4 363	87 988
5 894	37 210	43 102	45 399	3 400	94 433
4 846	25 109	29 953	39 875	2 578	74 218
4 676	29 048	33 722	31 334	2 550	79 523
5 583	31 854	37 434	43 244	2 325	83 003
5 354	36 729	42 309	48 609	2 550	90 963
5 979	34 147	40 127	45 571	2 522	88 092
6 688	37 264	43 952	48 362	2 550	96 373
5 356	34 176	39 531	42 675	1 332	80 015
5 724	40 127	45 794	51 032	2 295	99 198
6 603	51 915	58 517	56 688	2 465	117 77

POUR CENT DE TOUS LES QUARTIERS

PARTIES GRASSES.			Total des parties maigres jambons côtes épaules poitrine tête et pieds.	Perte par préparation.
Graisse interne rein compris.	Flèche de lard.	Total.		
k	k	k	k	k
5 46	29 7	35 2	61 7	3 15
6 45	33 4	39 9	57 0	3 15
6 45	34 4	40 8	56 4	2 80
6 32	35 1	41 4	53 7	4 99
6 24	39 4	45 6	50 8	3 60
6 53	33 8	40 3	56 2	3 46
5 76	35 8	41 6	55 3	3 14
6 73	38 4	45 1	52 1	2 80
5 94	39 3	45 2	52 0	2 72
6 02	37 8	44 1	52 8	2 58
6 92	38 6	45 5	51 8	2 63
6 30	40 2	46 5	51 9	1 57
5 76	40 3	46 1	51 6	2 30
5 60	44 1	49 7	48 2	2 68

MOYENNES.

4 081	21 650	25 730	37 024	2 012	65 303	6 12	32 5	38 6	58 4	3 03
5 271	30 662	35 932	45 367	3 201	82 436	6 21	36 0	42 2	54 0	3 77
5 838	34 827	40 665	39 798	2 998	88 033	6 50	38 9	45 4	52 1	2 50
6 178	45 992	52 170	53 860	2 352	116 287	5 68	42 2	47 9	49 9	2 19

| 5 341 | 32 419 | 37 746 | 49 035 | 2 494 | 85 979 | 6 22 | 37 2 | 43 4 | 53 7 | 2 93 |

TABLEAU XXIII.

1° Quantité de graisse produite chez le porc pour 100 kilog. de matière sèche du fourrage consommé.
2° Quantité de graisse préexistant dans le fourrage.
3° Quantité de graisse qui a dû être formée à l'aide d'autres principes.
4° Quantité de fécule qu'exigerait la graisse si elle était formée aux dépens de la fécule.
5° Quantité de substance sèche totale, qui contribue à l'accroissement, etc.

PARCS.	NOMBRE DES ANIMAUX.	DURÉE DE L'EXPÉR.	NATURE DU FOURRAGE — EN QUANTITÉ LIMITÉE.	AD LIBITUM.	Accroissement total en substance sèche.	Accroissement total en graisse.	Graisse toute formée dans le fourrage.	Graisse produite par la fécule.	Fécule normale à la quantité formée.	Graisse toute formée ... fécule en graisse.	Composée avec ... fécule.	Substance sèche ... Plusmas.	RÉSUMÉ ...	RÉSUMÉ ...	Substance sèche ... l'accroiss.
PORC GRAS															
1	S. J.	10 0	Rien	1 p. de sons, 2 p. de farine de fèves et lentilles et 3 p. de farine d'orge.	14 94	13 20	3 26	9 94	24 85	28 11	1 73	29 84			70 16
1re SÉRIE															
1	3		Rien		17 51	13 93	3 89	13 04	32 60	35 49	1 58	37 07			62 93
2	3		Farine de maïs	Farine de fèves et de lentilles.	17 86	16 00	3 66	12 34	39 85	34 31	1 86	36 37			63 63
3	3		. . . . et sons. .		16 15	14 03	4 50	10 36	25 90	30 40	1 20	31 69			68 31
4,5	3	8 0	Rien		18 56	17 48	6 15	11 33	28 32	34 47	1 09	35 56			64 44
6	3		Farine de fèves et de lentilles.	Farine de maïs	18 35	16 76	5 43	11 33	28 32	33 75	1 39	35 34			64 00
7	3		Sons		18 68	16 83	6 31	10 52	26 30	32 61	1 82	34 43			65 57
8	3		Farine de fèves, lentilles et sons.												
13	3		Rien	Farine de fèves, lentilles, maïs et sons, de chacun ad libitum.	18 53	16 59	5 64	10 95	27 37	33 01	1 04	34 95			65 05
					16 84	15 39	4 65	10 94	27 35	32 00	1 26	33 26			66 74
MOYENNES					17 81	16 27	4 92	11 35	28 38	33 29	1 54	34 83			65 17
2e SÉRIE															
1	3		Rien		18 18	17 37	2 40	14 97	37 43	39 82	0 81	40 63			59 37
2	3		Farine d'orge	Farine de fèves et de lentilles.	14 69	13 49	2 55	10 94	27 35	29 90	1 14	31 10			68 90
3	3		Sons		13 20	14 00	2 85	11 21	28 02	30 87	1 14	32 01			67 99
4	3	8 0	Farine d'orge et sons . . .		13 36	14 50	3 08	11 42	28 55	31 63	1 00	32 69			67 31
5	3		Rien		16 87	15 43	2 83	12 62	31 50	34 36	1 42	35 86			64 20
6	3		Farine de fèves et de lentilles.	Farine d'orge	17 49	16 21	2 81	13 40	33 50	36 31	1 28	37 59			64 41
7	3		Sons		16 91	15 50	3 27	12 23	30 57	33 84	1 41	35 25			64 75
8	3		Farine de fèves, de lentilles sons.												
9 et 10	6		Rien	Mélange de 1 de sons, 2 de farine d'orge et 3 de farine de fèves et lentilles.	17 96	17 18	3 16	14 02	35 05	38 21	0 78	38 99			61 01
					16 11	14 77	2 89	11 78	29 45	32 44	1 32	33 76			66 24
11 et 12	6		Rien	Mélange de 1 de sons, 2 de farine de fèves et lentilles et 3 de farine d'orge.	17 60	15 88	3 08	12 80	32 00	35 08	1 72	36 80			63 20
MOYENNES					16 66	15 44	2 90	12 54	31 35	34 25	1 21	35 46			64 54
3e SÉRIE															
1	4	8 0	Morue sèche	Sons et farine de maïs, p. égales.	18 18	17 05	5 40	11 65	29 12	34 52	1 05	35 57			64 43
2	4			Farine de maïs	20 86	19 27	5 48	13 79	34 47	39 95	1 59	41 54			58 46
					19 40	18 16	5 44	12 72	31 79	37 23	1 32	38 55			61 45
MOYENNES															
MOYENNES GÉNÉRALES . . .					17 40	16 04	3 96	12 08	30 20	34 16	1 36	35 52			64 48

20 % de graisse, au maximum, sont formées par 100 de substance non azotée consommée.

3° Les moutons bien préparés pour la boucherie avec une bonne alimentation mixte, donnent environ 9 % de croît, consistant en 8 de graisse, 0,8 à 0,9 de substance azotée et 0,2 de matière minérale, pour 100 de substance sèche totale consommée.

Plus de 90 % de la substance consommée sont éliminés par les différentes voies digestives, pulmonaires et cutanées.

4° Les porcs bien nourris, donnent 15 à 18 de substance sèche en croît, consistant en 13 à 16 graisse, 1 1/2 à 2 substance azotée, et moins de 0,2 substance minérale, pour 100 de la substance sèche totale consommée.

82 à 85 % de la substance consommée sont éliminés.

5° Les porcs forment 4 à 5 fois plus de graisse qu'il n'en existe de toute formée dans le fourrage.

Si la graisse vient de la fécule, 1 partie exige, pour se constituer, 2,5 parties de fécule.

Si la graisse est ainsi formée, 1/3 environ de la substance sèche du fourrage contribue à la formation d'environ moitié en poids de la substance sèche du croît.

Dans ce sens, il n'y aurait que 2/3 (au lieu de 82 à 85 par 100) de substance sèche du fourrage d'éliminé.

La valeur comparative des fourrages, *comme source d'accroissement marchand de l'animal,* dépend plus de la quantité de principes non azotés digestibles que de celle des principes azotés. Mais *comme source d'engrais*, la valeur des aliments est d'autant plus grande *qu'ils sont plus azotés.*

Il me reste à exposer les considérations émises par Lawes et Gilbert, à la fin de leurs études, sur la valeur nutritive de la viande comparée à celle du pain.

CHAPITRE XV.

RECHERCHES DE LAWES ET GILBERT (*Suite*).

Le pain et la viande. — Comparaison de leur teneur en substance non azotée (fécule ou graisse) et en matière protéique.

179. — **La graisse, élément dominant de la viande.** — Il a été nettement établi, par les analyses de Lawes et Gilbert, que le corps entier de quelques-uns des animaux les plus importants pour l'alimentation humaine, considérés même à l'état dit *maigre*, contient plus de *graisse sèche* que de *substances azotées sèches* (tableau X, p. 280.)

C'est le cas du bouvillon 1/2 gras, du jeune mouton maigre, du vieux mouton 1/2 gras, et du porc maigre.

Les deux derniers (vieux mouton et porc maigre) renferment, pour le corps entier, 1 fois et 3/4 autant de graisse que de substances azotées sèches.

Parmi les animaux *bons* pour la boucherie, un bœuf contient plus de deux fois autant de graisse que de matière protéique ; un mouton modérément gras, trois fois autant ; le mouton extra gras, cinq fois autant.

Le porc gras 4 fois autant.

L'agneau gras lui-même, 2 fois autant.

Le veau gras est le seul animal de boucherie qui renferme moins de graisse que de matière azotée.

Les types de mouton et de porc maigres analysés par Lawes et Gilbert étaient certainement dans un état *beaucoup plus maigre* que ceux qu'on abat dans le pays pour l'alimentation.

L'une des plus importantes applications des travaux que nous avons exposés jusqu'ici consiste dans la détermination des principales analogies ou différences existant entre l'alimentation animale et l'alimentation végétale, dans le régime mixte de l'homme.

Parmi les aliments végétaux, Lawes et Gilbert prennent comme type le pain de froment : c'est lui qu'ils vont comparer à la viande, en établissant les proportions respectives de principes azotés (plastiques) et de principes non azotés (respiratoires) qu'ils renferment.

Cette division groupant tous les éléments nutritifs, en bloc, sous ces deux dénominations était, disaient Lawes et Gilbert en 1860, la seule admissible dans l'état de nos connaissances.

Il y a des principes azotés qui ne concourent pas à la formation de la chair (chondrine, gélatine, etc.); mais comme on n'en connaît pas la proportion dans les animaux, on n'en peut, pour l'instant, tenir compte dans ce genre de calcul.

Étant donnée, comme point de départ, cette classification en deux groupes, — *plastiques, respiratoires* — il faut évaluer quel est, dans chacun des animaux, le *quantum* comestible de ces substances.

Il est évident que l'on ne peut prendre comme représentant les parties comestibles seules, les chiffres qui, dans les tableaux, figurent sous la rubrique *corps entier* de l'animal.

On se rappelle que Lawes et Gilbert ont divisé le

corps des animaux en deux groupes : quartiers, issues.

Il ne faut pas oublier qu'une quantité considérable de l'azote des quartiers, se trouve dans les os; une très faible partie de celui-là entre donc dans la consommation.

D'un autre côté, une proportion considérable des issues, organes internes, riches en azote, sert à l'alimentation.

Enfin la graisse des *quartiers* ne peut pas toujours être considérée comme représentant la proportion de la totalité de la graisse du corps qui est consommée par l'homme.

Il y a donc lieu de discuter les quantités réelles, approximatives, de matière azotée et de graisse qui entrent dans l'alimentation humaine. Voici comment Lawes et Gilbert procèdent à cette évaluation.

180. — **Bœuf et veau.** — *Matière azotée.* — Dans les veaux et bœufs analysés, les 2/3 environ de la substance azotée totale du corps se trouvent dans ce que nous avons appelé les *quartiers*.

Par conséquent, 66 % de l'azote sont contenus dans les quartiers, dont 12 %, dans les os de ces quartiers.

Si l'on suppose que les os n'entrent pas du tout dans la consommation, il reste, dans les parties molles comestibles, 54 % des substances azotées de tout le corps des animaux.

Sur les 33 % de matières protéiques accumulées dans les issues, 7 à 8 dans le veau, 4 à 5 dans le bœuf, sont consommés par l'homme.

Ajoutant les taux des quartiers et des issues, on trouve, d'après cela, qu'il y a : dans le veau un peu plus, dans le bœuf un peu moins, que 60 o/o de l'azote total des animaux, qui sert à l'alimentation de l'homme.

Graisse. — D'après les analyses citées précédemment, on peut conclure aux taux moyens suivants, comme représentant les quantités de graisse des animaux de boucherie, consommées par l'homme :

Dans les quartiers............ 70 % de la graisse totale du veau.
— .... 75 — — du bœuf.
Des 30 % de graisse des issues du veau, 25 environ sont consommés.
Des 25 — — du bœuf, 5 —
Soit 95 — de graisse totale du veau consommé.
Soit 80 — — du bœuf —

181. — **Agneau et mouton.** — *Matière azotée.* — Eu égard à la forte teneur en azote de la laine, 52 à 53 % seulement de la substance azotée totale de l'animal se trouvent dans les quartiers ; dix pour cent, environ, sont associés aux os, ces derniers n'entrant que pour une très faible quantité dans l'alimentation humaine. Les issues fournissent à l'alimentation 47 ou 48 % de tout l'azote qu'elles contiennent, soit 6 à 7 parties d'azote, pour 100 d'issues consommées.

En nombres ronds, on peut admettre que 50 % de la totalité des matières azotées des moutons et agneaux entrent dans la consommation humaine.

Graisse. — 75 % de la graisse du corps se trouvent dans les *quartiers*. Le tout est consommé par l'homme : pour le mouton, c'est la seule graisse qu'il fournisse à l'alimentation, les issues n'étant pas comestibles.

Pour l'agneau, 95 % de la graisse *totale du corps*, selon Lawes et Gilbert, sont consommés par l'homme.

182. — **Porc gras.** — *Matière azotée.* — Les 3/4 de l'azote total sont contenus dans les quartiers. Sur les 74 à 75 % qu'ils renferment, 4 à 5 se trouvent dans les os.

Les parties molles comestibles des quartiers contiennent donc, environ, 70 % des composés azotés du porc.

Mais 8 % au moins, provenant des issues, entrent dans la consommation, soit au total 78 % de tout l'azote.

Graisse. De la graisse, 90 % se trouvent dans les quartiers, et peuvent être regardés comme comestibles.

Le tableau XXIV donne la récapitulation de ces estimations.

En résumé, dans les *veaux* et *agneaux* surtout, dans les *bœufs* et *moutons* également, la *proportion de graisse aux composés azotés* dans les parties consommées par l'homme est plus élevée que leur rapport dans les quartiers entiers (os compris). C. Tableau X.

Dans les *porcs*, d'autre part, c'est l'inverse qui est vrai. Le rapport de la graisse aux matières azotées dans les quartiers (têtes et pieds compris), est plus étroit que celui qu'offrent les autres parties utilisées par l'homme pour son alimentation.

Les proportions exactes de chacun de ces constituants dans les quartiers entiers et dans les parties, respectivement consommées, de chaque animal, se trouvent dans les deux premières colonnes du tableau XXIV sur lequel nous allons revenir.

Avant d'établir la comparaison entre la viande et le pain, il faut fixer les rapports existant entre la graisse de l'une et la fécule de l'autre.

D'après ce que nous avons vu, précédemment 2 gr. 45 à 2 gr. 50 de fécule correspondent à 1 gr. de graisse formés dans le croît; 2 gr. 5 représentent donc le poids d'amidon du pain correspondant à 1 gr. de graisse de la viande.

En multipliant par 2,5 la quantité de graisse des quartiers ou celle de la graisse totale consommée par l'homme, on a l'équivalent en fécule (amidon) et autres matières non azotées du pain.

TABLEAU XXIV.

Rapport entre les principes non azotés et les principes protéiques dans les animaux de boucherie et dans le pain.

ESPÈCES ANIMALES.	PROPORTION DE SUBST. GRASSE POUR 1 DE MATIÈRES PROTÉIQUES.		PROPORT. DE FÉCULE OU D'ÉQUIV. DE FÉCULE (GRAISSE) POUR 1 DE MATIÈRES PROTÉIQUES.	
	dans les quartiers (os inclus).	dans l'ensemble des parties servant à l'alimentation humaine.	dans les quartiers (os inclus).	dans l'ensemble des parties servant à l'alimentation humaine.
Animaux maigres ou demi-gras.				
Mouton maigre	1 64	»	4 09	»
Porc maigre	2 01	»	5 02	»
Bœuf demi-gras	1 27	11 53	3 17	3 83
Vieux mouton demi-gras. .	2 11	2 51	5 27	6 28
Animaux gras et très gras.				
Veau gras.	1 00	1 54	2 49	3 85
Bœuf gras.	2 31	2 76	5 78	6 91
Agneau gras	3 39	4 40	8 49	11 01
Mouton gras	3 96	4 37	9 80	10 93
Mouton très gras	6 07	6 28	15 18	15 69
Porc gras.	4 71	4 48	11 77	11 20
Moyennes.				
D'animaux maigres et demi-gras.	1 76	2 02	4 39	5 65
D'animaux gras et très gras..	3 57	3 97	8 93	9 93
Des dix animaux analysés. .	2 85	3 48	7 11	8 71
Pain de froment.				
Pain entier, croûte et mie ensemble.		6 8		

ANIMAUX.	TAUX POUR CENT DE MATIÈRES CONSOMMÉES DANS L'ALIMENTATION HUMAINE.	
	du total des matières protéiques du corps.	du total de la graisse.
Veaux.	60	95
Bœufs.	60	80
Agneaux	50	95
Moutons	50	75
Porcs.	78	90

L'équivalent en fécule ainsi déterminé, divisé par
le taux des matières azotées du pain donne le rapport
nutritif $\dfrac{M.\ Az.}{M.\ n.\ Az.}$ du pain.

183. — **Composition du pain.** — Voici la composition moyenne du *pain* de bonne qualité adoptée par
Lawes et Gilbert (croûte, mie, tout compris).

Substance sèche totale...............	64 %	} 100
Eau	36 %	
Matière minérale..........................	1.50	
— azotée correspondant 1.3 % d'azote...	8.20	} 64.
Amidon et autres matières non azotées.........	53.30	
Matières grasses..........................	1.00	
Eau...................................	36.00	36.
Total	100.00	100.

En multipliant le taux pour 100 de graisse par 2,5,
(coefficient de l'amidon), on a 2,50 à ajouter à 53,3, soit
= 55,8 pour l'équivalent de fécule rapporté à la graisse.
$\dfrac{55.8}{8.2} = \dfrac{1\ M.\ Az.}{6.8\ M.\ n.\ Az.}$. Voilà le rapport nutritif type
qui servira de comparaison avec les rapports nutritifs des
diverses catégories de viande.

Cela signifie que le pain de bonne qualité renferme
1 gr. de matières azotées pour 6 gr., 8 de matières
non azotées.

J. Forbes Watson a communiqué à Lawes et Gilbert,
après l'achèvement de leur travail, les résultats de l'analyse de 43 pains de Londres pris dans diverses boulan-
geries. La moyenne donne :

Matières minérales..................	1.44
— azotées..................	8.23 (1.306 Az)
Graisse........................	1.00
Matière sèche..................	63.63

Soit, pour le rapport nutritif, $\dfrac{\text{M. Az.}}{\text{M. n. Az.}} = \dfrac{1}{6.74}$.

Odling, comme moyenne de 25 analyses de pain, a trouvé le rapport de $\dfrac{1}{6.71}$. Le nombre admis par Lawes et Gilbert est donc exact.

184. — **Comparaison du pain à la viande.**

Le tableau XXIV indique le rapport nutritif pour les différentes catégories de viande : savoir 1re division :

1° Pour les quartiers analysés; 2° pour les portions *totales* consommées de l'animal entier.

2e division, rapports calculés en équivalents de fécule.

1° Dans les quartiers (os inclus);

2° Dans les parties totales consommées de l'animal entier;

3° Dans le pain, croûte, mie, tout compris.

Ce tableau met en évidence ce fait frappant que le rapport nutritif entre la graisse et la substance azotée variant entre $\dfrac{1}{3.5}$ et $\dfrac{1}{4}$ est donné par les animaux *en bonne condition*, tant dans les quartiers que dans l'animal entier.

Pour l'ensemble des parties consommées, on a sensiblement :

	Autant de graisse que de matières azotées.
Veau..............................	1 1/2 fois.
Bœuf..............................	2 3/4 —
Agneau............................	
Mouton	4 1/2 —
Porc..............................	
Mouton très gras..................	6 —

Il est bien remarquable que la denrée principale de

notre alimentation animale, la viande, à laquelle on attribue généralement une si haute valeur comme aliment azoté, *plastique, destiné à former la chair*, contienne une si forte proportion de matière non azotée (graisse), par rapport à la substance protéique.

La comparaison des résultats de l'analyse de la viande et du pain ne sont pas moins intéressants.

En examinant la seconde division du tableau qui donne la graisse de la matière animale calculée en fécule et *congénères respiratoires* du pain, on est frappé de l'analogie extrême de ces rapports. Tout physiologiste y verra presque une identité.

Au point de vue pratique, comme au point de vue scientifique, la graisse et les composés de la série de l'amidon peuvent être (disent Lawes et Gilbert) considérés comme se remplaçant mutuellement dans nos aliments.

Le rapport $\dfrac{\text{M. Az.}}{\text{M. n. Az.}}$ dans le pain $= \dfrac{1}{6.8}$. Dans les animaux analysés, le *total des parties comestibles* donne un rapport inférieur dans un seul cas, le veau $\left(\dfrac{1}{3.85}\right)$.

Dans le bœuf il y a identité $\dfrac{1}{6.9}$; il y aurait plutôt chez cet animal un excédent, en faveur de l'élément non azoté.

Dans l'agneau, le mouton gras, le porc gras, le rapport nutritif est supérieur, 1 fois 1/2 plus élevé que dans le pain.

Dans le mouton extra-gras, 2 fois environ.

Dans la moyenne des animaux *mûrs* pour la boucherie, le rapport est $\dfrac{1}{10}$. Dans les animaux maigres, seuls, l'aliment est plus azoté que le pain $\left(\dfrac{1}{3.83}\text{ veau}\right)$ $\left(\dfrac{1}{6.28}\text{ mouton}\right)$!

Si de l'examen de l'animal entier, nous passons à celui des quartiers, nous trouvons que, dans *la plupart des cas;* le rapport des *matières* dites *respiratoires* aux *matières azotées* est plus élevé que dans le pain.

Excepté le veau gras et le bœuf gras $\left(\dfrac{1}{2.49} \text{ et } \dfrac{1}{5.78}\right)$.

D'un autre côté, dans les quartiers de l'agneau gras le rapport est $\dfrac{1}{8.49}$; dans le mouton gras $\dfrac{1}{9.89}$; dans le porc gras $\dfrac{1}{11.77}$; dans le mouton extra-gras $\dfrac{1}{15.18}$.

La moyenne pour les animaux gras est de $\dfrac{1}{8.93}$ et celle des 10 animaux $\dfrac{1}{7.11}$, c'est-à-dire que l'on rencontre partout plus de matières exemptes d'azote, par rapport au taux des matières azotées, que dans *le pain.*

En ce qui concerne l'accroissement produit par l'alimentation chez l'homme (par l'usage des aliments animaux) il peut, disent Lawes et Gilbert, rester quelque doute. En général, l'alimentation animale (comparée au pain) renferme plus de matière *respiratoire* que le pain, mais la viande donne une vigueur et possède d'autres avantages pour la santé que ne donne pas l'alimentation végétale.

Nous reviendrons sur cette question quand nous nous occuperons de la ration alimentaire de l'homme.

La grande différence qui existe, sous le rapport de leur composition, entre le pain et la viande, ne réside pas tant dans les quantités de *matières respiratoires* que dans la nature de ces matières : *graisse* dans un cas, *amidon* dans l'autre.

Concentration des éléments hydrocarbonés dans la viande sous forme de graisse; *dilution* dans les aliments végétaux : fécule, amidon : tel est le résultat saillant de la comparaison que nous venons de faire; la graisse est formée dans un cas : dans l'autre, l'aliment renferme les matières qui serviront à la former.

Il y a lieu de noter aussi la facile digestibilité de la graisse, les autres substances non azotées ne s'assimilent pas aussi facilement. La graisse aide à la digestion.

Une part très large doit être faite à la physiologie dans l'étude de ces questions, la chimie n'est qu'un auxiliaire indispensable de l'expérimentation physiologique.

CHAPITRE XVI.

RECHERCHES DE LAWES ET GILBERT. (*Fin.*)

Les matières minérales (cendres) de l'organisme animal. — Teneur du corps des animaux de la ferme en substances minérales. — Répartition de ces dernières dans les diverses parties du corps.

185. — **Taux et composition des cendres des animaux de boucherie.** — J'ai fait connaître (tableau IV, p. 250) les quantités de cendres fournies par les quartiers, les issues et le corps entier des dix animaux types, analysés par Lawes et Gilbert. Au moment de la publication de leur grand travail (1860), ces savants avaient dû se borner à ces notions sommaires. Depuis cette époque, ils ont procédé à l'analyse complète des cendres des diverses parties du corps des bœufs, veaux, moutons et porcs qui ont servi à leurs études sur l'alimentation.

En 1883 a paru (dans les *Phil. transactions of the Roy. Soc.*, t. III) un travail d'ensemble sur les matières minérales des dix animaux étudiés. C'est ce mémoire complémentaire que je vais résumer.

Les analyses ont porté sur trois lots de cendres de chacun des dix animaux, savoir :

1º Mélange proportionnel de toutes les parties des quartiers ;

2º Mélange proportionnel de toutes les parties des issues ;

3º Mélange proportionnel de toutes les parties des quartiers et des issues, représentant les cendres de l'animal entier.

La répartition des organes et parties du corps, en quartiers et issues, est celle que nous avons précédemment indiquée pour chaque espèce animale.

Il a été fait douze analyses distinctes et complètes des cendres des quartiers ; une pour chaque animal et deux, en double, pour vérification (bœuf gras et mouton gras).

Il a été fait dix-sept analyses complètes des cendres des issues, une par animal, deux pour les têtes et les pieds des deux porcs et cinq analyses pour vérification.

Pour l'ensemble du corps, on a fait onze analyses, dont une de vérification.

Lawes et Gilbert ont donc exécuté en tout quarante analyses complètes de cendres, sans compter les dosages faits en double pour certains éléments.

Le mémoire de 1883 et son appendice ne renferment pas moins de 13 tableaux numériques, la plupart en mesures anglaises. Je me borne à reproduire (tableaux XXV et XXVI) les tableaux V et VI du mémoire original, qui résument toutes ces analyses.

Le premier fait connaître les *taux centésimaux* des dix animaux en cendres brutes et cendres pures et la *composition centésimale* des cendres pures.

Le deuxième (tableau XXVI) indique la teneur de 1,000 kilogr. de poids vif à jeun de chacun des dix animaux en cendres pures et en chacun des principes de ces cendres. Ces deux tableaux suffisent pour tous les calculs qu'on peut avoir à faire sur la composition probable du

bétail d'une exploitation, dont on a préalablement déterminé l'état et le poids vif.

La composition centésimale des cendres des animaux
de la ferme (tableau XXV) met en évidence un certain
nombre de faits intéressants. J'en relèverai quelques-uns.
Par ordre d'importance, les éléments minéraux des cendres
des animaux se classent de la manière suivante (animaux
entiers) :

	P. 100	
Chaux (maximum).............	46.62	bœuf gras.
— (minimum).............	38.49	porc gras.
Acide phosphorique (maximum.	40.37	veau gras.
— (minimum).	38.68	mouton très gras.

Ces deux corps constituent, à eux seuls, les 4/5 des
cendres des animaux (quartiers et issues pris ensemble).

Potasse (maximum).	8.57 porc gras, les quartiers en renfermant jusqu'à 9.68 %.
— (minimum).	4.41 bœuf demi-gras.

Ensuite vient la soude, avec un maximun de 4.36
p. 100 dans le porc gras et un minimum de 3.04 p. 100,
dans le bœuf gras.

La magnésie figure pour 1. 52 p. 100 (bœuf gras) à
2.20 p. 100 (veau gras).

Tous les autres corps n'entrent que pour des taux inférieurs à 2 p. 100 dans la constitution des cendres, sauf
le chlore (associé au fluor qui n'a pas été dosé) qui atteint
jusqu'à près de 3 p. 100 (2.78 p. 100) dans les cendres
du porc gras.

Le tableau XXVI permet de calculer les quantités de
principes minéraux exportés d'une exploitation par le bé-

tail vendu sur pied. Les chiffres qu'il contient m'ont souvent servi dans les études de statique chimique des exploitations rurales dont la comptabilité indique le poids vif des animaux achetés et celui des animaux nés dans la ferme et sortis de l'exploitation.

TABLEAU XXV.

Taux p. 100 des cendres brutes et des
Taux p. 100 des principes cons

CENDRES ET PRINCIPES CONSTITUANTS DES CENDRES.	Veau gras.	Bœuf demi-gras.	Bœuf gras.
		1er QUAD	
Cendres brutes	4 48	5 56	4 56
Cendres pures	4 46	5 51	4 53
Peroxyde de fer	0 59	0 62	0 56
Chaux	43 93	46 89	47 03
Magnésie	2 09	7 71	1 70
Potasse	3 99	4 87	2 14
Soude	3 08	2 60	2 39
Acide phosphorique	41 56	40 00	40 60
Acide sulfurique	1 03	0 66	0 69
Acide carbonique	1 14	1 80	1 68
Chlore	1 02	0 75	0 88
Silice	0 11	0 37	0 14
Totaux	100 23	100 17	100 21
Oxygène corresp. au chlore, à déduire	0 23	0 17	0 21
Totaux	100 00	100 00	100 00
		2e ISSES. (Contenu	
Cendres brutes	3 41	4 05	3 42
Cendres pures	3 37	3 98	3 33
Peroxyde de fer	1 10	1 32	0 78
Chaux	41 39	44 31	41 16
Magnésie	1 68	1 42	1 28
Potasse	4 46	5 16	4 80
Soude	6 53	5 56	6 41
Acide phosphorique	39 26	38 12	39 27
Acide sulfurique	1 19	1 23	1 56
Acide carbonique	1 14	1 76	0 90
Chlore	3 80	3 30	3 07
Silice	0 31	0 41	0 42
Totaux	100 86	100 73	100 69
Oxygène corresp. au chlore, à déduire	0 86	0 73	0 69
Totaux	100 00	100 00	100 00
		3e ANIMAL ENTIER. POIDS VIF DÉTERMINÉ	
Cendres brutes	3 80	4 66	3 93
Cendres pures	3 77	4 61	3 88
Peroxyde de fer	0 53	0 97	0 41
Chaux	43 95	45 36	46 02
Magnésie	2 20	2 03	1 53
Potasse	3 40	4 41	2 46
Soude	3 82	3 08	3 04
Acide phosphorique	40 37	40 22	39 80
Acide sulfurique	1 08	0 86	0 79
Acide carbonique	1 34	1 97	2 13
Chlore	1 55	1 24	1 47
Silice	0 12	0 24	0 68
Totaux	100 36	100 28	100 33
Oxygène corresp. au chlore, à déduire	0 36	0 28	0 33
Totaux	100 00	100 00	100 00

cendres pures. (Sable et charbon déduits.)
tituants des cendres pures.

	Agneau gras.	Mouton maigre.	Vieux mouton demi-gras.	Mouton gras.	Mouton très gras.	Porc maigre.	Porc gras.
TIERS.							
	3 63	4 36	4 15	3 45	2 77	2 57	1 40
	3 61	4 34	4 12	3 43	2 76	2 56	1 39
	0 43	0 56	0 49	0 40	0 39	0 63	0 64
	46 83	45 43	46 21	46 65	47 38	46 35	38 59
	1 79	1 86	1 76	1 81	2 05	2 13	2 08
	4 62	5 18	5 07	4 65	3 98	8 47	9 66
	2 47	2 97	2 65	2 80	2 74	3 72	4 40
	40 37	40 36	40 65	40 84	41 00	40 02	40 19
	0 81	1 24	0 56	0 53	0 47	1 90	1 20
	1 82	1 40	1 84	1 47	1 63	1 17	1 26
	0 93	1 40	1 02	0 93	0 70	0 81	0 25
	0 14	0 07	1 07	0 13	0 04	0 15	0 17
	100 21	100 33	100 23	100 21	100 16	100 41	100 52
	0 21	0 33	0 23	0 21	0 16	0 41	0 53
	100 00	100 00	100 00	100 00	100 00	100 00	100 00
de l'estomac déduit.)							
	2 45	2 19	2 72	2 32	3 04	3 07	2 97
	2 31	1 93	2 40	1 96	3 34	3 04	2 93
	2 41	3 68	3 73	4 87	2 09	0 90	1 31
	35 91	36 42	37 35	35 23	36 97	41 77	41 07
	1 62	1 77	1 57	1 81	1 92	1 79	1 59
	9 28	7 25	7 37	7 89	8 23	5 60	5 99
	6 97	6 99	5 58	6 05	7 29	4 81	4 85
	34 80	36 66	35 24	33 13	35 07	40 87	39 85
	3 42	2 87	3 17	3 36	1 82	1 23	1 50
	0 39	0 92	0 99	1 07	1 81	0 67	2 99
	4 72	3 31	3 38	3 72	1 76	2 98	0 28
	1 48	2 40	2 38	3 72	1 34	0 34	
	101 27	101 21	100 76	100 84	101 07	100 56	100 84
	1 07	1 21	0 76	0 84	1 07	0 56	0 84
	100 00	100 00	100 00	100 00	100 00	100 00	100 00
A JEUN. (Contenu de l'estomac déduit.)							
	2 04	3 19	3 17	2 81	2 90	2 07	1 65
	2 88	3 06	3 06	2 69	2 86	2 05	1 64
	0 84	1 24	1 35	1 90	1 03	0 91	0 76
	43 12	44 39	44 61	43 29	40 58	38 49	
	1 82	1 82	1 72	1 79	2 01	2 94	
	5 24	5 64	5 57	5 53	5 53	7 30	8 37
	2 36	3 35	3 36	3 32	4 16	4 36	
	38 06	3 66	39 15	38 72	38 68	40 12	40 14
	1 18	1 78	1 06	1 01	0 99	0 33	2 15
	1 53	1 09	1 83	1 67	1 70	0 60	1 20
	1 85	2 31	1 61	1 61	1 50	2 22	2 78
	0 33	0 67	0 63	0 86	0 56	0 18	0 14
	100 41	100 53	100 36	100 36	100 52	100 50	100 63
	0 41	0 53	0 36	0 36	0 52	0 50	0 63
	100 00	100 00	100 00	100 00	100 00	100 00	100 00

TABLEAU XXVI.

Quantités, exprimées en kilogr., de cendres pures et de cha[cun]... poids vif des ani[maux...]

CENDRES ET LEURS CONSTITUANTS.	Veau gras	Bœuf demi-gras	Bœuf gras
	Kilogrammes.	Kilogrammes.	Kilogrammes.
			1er QUAR...
Poids à l'état frais	621 000	647 000	603 000
Cendres pures	27 742	35 643	29 973
Peroxyde de fer	0 104	0 223	0 109
Chaux	13 187	10 713	14 993
Magnésie	0 560	0 611	0 512
Potasse	1 056	1 735	1 501
Soude	0 855	0 923	0 779
Acide phosphorique	11 526	14 234	12 103
Acide sulfurique	0 286	0 238	0 208
Acide carbonique	0 317	0 641	0 504
Chlore	0 382	0 206	0 203
Silice	0 031	0 098	0 043
Totaux	27 801	35 704	30 034
Oxyg. corr. au chlore, à déduire	0 062	0 061	0 061
Totaux	27 743	35 643	29 973
Poids à l'état frais	398 000	269 000	265 000
			2e ISSUES. (Contenu de l'es...
Cendres pures	10 063	10 447	8 824
Peroxyde de fer	0 112	0 138	0 157
Chaux	4 162	4 650	3 631
Magnésie	0 170	0 248	0 114
Potasse	0 448	0 324	0 436
Soude	0 627	0 580	0 365
Acide phosphorique	3 949	3 983	3 464
Acide sulfurique	0 130	0 130	0 141
Acide carbonique	0 116	0 184	0 080
Chlore	0 383	0 345	0 271
Silice	0 061	0 042	0 038
Totaux	10 148	10 523	8 885
Oxyg. corr. au chlore, à déduire	0 085	0 076	0 061
Totaux	10 063	10 447	8 824
			3e ANIMAL ENTIER, POIDS VIF À JEUN. [Con...
Poids à l'état frais (1)	919 000	909 000	927 000
Cendres pures	37 739	46 004	38 826
Peroxyde de fer	0 207	0 403	0 244
Chaux	16 463	21 114	17 919
Magnésie	0 788	0 846	0 611
Potasse	1 067	2 045	1 759
Soude	1 477	1 461	1 501
Acide phosphorique	15 349	48 390	15 514
Acide sulfurique	0 400	0 383	0 328
Acide carbonique	0 470	0 807	0 768
Chlore	0 625	0 597	0 532
Silice	0 054	0 126	0 056
Totaux	37 900	46 228	38 592
Oxyg. corr. au chlore, à déduire	0 141	0 134	0 120
Totaux	37 739	46 094	38 826

1 Évaporation et contenu des cæcums et des intestins non compris.

cun des constituants des cendres, par 1.000 kilogr. de maux à jeun.

	Agneau gras	Mouton maigre	Vieux mouton demi-gras	Mouton gras	Mouton très gras	Porc maigre	Porc gras
	Kilogrammes.	Kilogrammes.	Kilogrammes.	Kilogrammes.	Kilogrammes.	Kilogrammes.	Kilogr. to kel
TIERS.							
Poids à l'état frais	398 000	533 000	536 000	573 000	630 000	664 000	760 00 0
Cendres pures	21 682	23 158	22 094	19 715	17 402	17 003	10 539
Peroxyde de fer	0 095	0 082	0 105	0 079	0 067	0 105	0 065
Chaux	10 148	10 514	10 204	9 200	8 540	6 863	4 066
Magnésie	0 391	0 430	0 391	0 354	0 336	0 362	0 222
Potasse	0 000	1 198	1 115	0 921	0 656	1 436	1 022
Soude	0 933	0 686	0 581	0 331	0 475	0 658	0 460
Acide phosphorique	8 751	9 547	8 974	8 051	7 136	6 810	4 254
Acide sulfurique	0 178	0 287	0 174	0 102	0 083	0 330	0 133
Acide carbonique	0 391	0 398	0 410	0 291	0 285	0 202	0 135
Chlore	0 201	0 338	0 329	0 181	0 123	0 309	0 238
Silice	0 035	0 020	0 019	0 024	0 006	0 021	0 016
Totaux	21729	23 230	22 142	19 754	17 439	17 077	10 59
Oxyg. corr. au chlore, à déduire	0 047	0 072	0 048	0 039	0 037	0 074	0 054
Totaux	1 682	23 158	22 094	19 715	17 402	17 003	10 539
tomac et de l'intestin déduits.)							
Poids à l'état frais	312 000	383 000	353 000	357 000	317 000	314 000	197 00
Cendres pures	7 145	7 469	8 476	6 998	11 534	9 488	3 75
Peroxyde de fer	0 177	0 276	0 314	0 338	0 234	0 086	0 070
Chaux	2 571	2 722	3 168	2 461	4 135	3 060	2 363
Magnésie	0 118	0 133	0 133	0 120	0 100	0 170	0 061
Potasse	0 664	0 542	0 028	0 550	0 926	0 532	0 341
Soude	0 496	0 525	0 470	0 422	0 819	0 457	0 980
Acide phosphorique	2 488	2 499	2 982	2 310	5 941	3 876	3 394
Acide sulfurique	0 249	0 215	0 286	0 236	0 202	0 117	0 080
Acide carbonique	0 024	0 072	0 086	0 079	0 202	0 604	0 080
Chlore	0 334	0 399	0 385	0 239	0 534	0 343	0 773
Silice	0 107	0 184	0 300	0 259	0 150	0 032	0 017
Totaux	7 228	7 561	8 543	7 052	11 353	9 541	3 804
Oxyg. corr. au chlore, à déduire	0 083	0 092	0 007	0 054	0 119	0 053	0 048
Totaux	7 145	7 469	8 476	6 998	11 234	9 488	5 756
tenu de l'estomac et de l'intestin déduits.)							
Poids à l'état frais	910 000	916 000	889 000	932 000	947 000	928 000	957 00
Cendres pures	28 876	30 615	30 634	26 836	28 636	26 501	16 32
Peroxyde de fer	0 261	0 369	0 419	0 343	0 301	0 218	0 135
Chaux	13 808	13 314	13 503	11 864	12 395	10 793	6 859
Magnésie	0 515	0 538	0 524	0 484	0 546	0 532	0 391
Potasse	1 064	1 335	1 581	1 483	1 582	1 963	1 380
Soude	1 030	1 197	1 013	0 908	1 304	1 101	0 737
Acide phosphorique	11 257	11 885	11 988	10 406	11 077	10 660	6 544
Acide sulfurique	0 386	0 502	0 551	0 507	0 285	0 532	0 288
Acide carbonique	0 437	0 369	0 529	0 499	0 487	0 213	0 208
Chlore	0 533	0 732	0 593	0 437	0 657	0 572	0 452
Silice	0 119	0 350	0 ?	0 255	0 158	0 053	0 028
Totaux	29 900	30 774	30 748	26 974	28 782	26 654	16 425
Oxyg. corr. au chlore, à déduire	0 174	0 159	0 114	0 098	0 146	0 133	0 103
Totaux	28 876	30 615	30 634	26 836	28 636	26 501	16 320

186. — Conclusion. — En résumé, la magistrale étude de Lawes et Gilbert met à la disposition des agronomes, des chimistes et des économistes les seuls documents complets que nous possédions sur la composition probable du bétail vivant et sur la composition du croît des animaux soumis à différentes alimentations. Je n'ai pu, dans le court résumé que j'ai présenté des recherches des savants expérimentateurs de Rothamsted, donner qu'une idée sommaire des résultats acquis.

Je me suis cependant efforcé de ne laisser de côté aucun point capital de cet intéressant travail. Pour ceux de mes lecteurs qui désireraient étudier spécialement tel ou tel des mémoires où j'ai puisé les indications générales qui précèdent, je crois utile d'indiquer, en terminant, la nomenclature des publications de Lawes et Gilbert, de 1849 à 1883, sur la question du bétail, et les sources auxquelles on peut recourir pour l'étude des mémoires originaux.

SOURCES A CONSULTER.

Rothamsted Memoirs.

Dates de la publication.

1. Agricultural Chemistry; Scheep-Feeding and Manure. Part I. (With Tabular Appendix in 1856). (Jour. Roy. Ag. Soc. Eng., vol. X., p. 276.) 1849

2. Report of Experiments on the Comparative Fattening Qualities of different Breeds of Sheep; Hampshire and Sussex Downs. (Jour. Roy. Ag. Soc. Eng., vol. XII., p. 414.) 1851

3. Report of Experiments on the Comparative Fattening Qualities of different Breeds of Scheep; Cotswolds. (Jour. Roy. Ag. Soc. Eng., vol. XIII., p. 179.) . . 1852

4. On the Composition of Foods in relation to Respiration and the Feeding of Animals. (Report of the Bristish Association for the advancement of Science for 1852.) 1852

Dates de la publication.

5. Agricultural Chemistry; Pig Feeding. (Jour. Roy. Ag. Soc. Eng., vol. XIV., p. 459.) 1853

6. On the Equivalency of Starch and Sugar in Food. (Report of the British Association for the Advancement of Science for 1854.) 1854

7. Experiments on the Comparative Fattening Qualities of different Breeds of Scheep; Leicesters and Grossbreds. (Jour. Roy. Ag. Soc. Eng., vol. XVI., p. 45.) 1855

8. Experimental Inquiry into the Composition of some of the Animals fed and slaughtered as Human Food. (Proceedings of the Royal Society of London, vol. IX., p. 348.) 1858

9. Observations on the recently-introduced Manufactured Foods for Agricultural Stock. (Jour. Roy. Ag. Soc. Eng., vol. XIX., p. 199.) 1858

10. On the Composition of Oxen, Sheep, and Pigs, and of their Increase whilst Fattening. (Jour. Roy. Ag. Soc. Eng., vol. XXI., p. 433.) 1860

11. Fifth Report of Experiments on the Feeding of Sheep. (Jour. Roy. Ag. Soc. Eng., vol. XXII., p. 189.) . . 1861

12. Report of Experiments on the Fattening Of Oxen at Woburn Park Farm. (Jour. Roy. Ag. Soc. Eng., vol. XXII., p. 200.) 1861

13. Experiments on the question whether the use of Condiments increases the Assimilation of Food by Fattening Animals, or adds to the Profits of the Feeder. (Edinburgh Veterinary Review and Annals of Comparative Pathology, July, 1862.) 1862

14. Supplementary Report of Experiments on the Feeding of Sheep. (Jour. Roy Ag. Soc. Eng., vol. XXIII., p. 191.) 1862

15. On the Chemistry of the Feeding of animals for the production of meat and Manure. (Roy. Soc. Dublin.) 1864

16. Relative value of unmalted and malted Barley as Food for Stock. (Roy. Agr. Soc. of England.). . . . 1866

Dates de la
publication.

17. Food in its relations to the various exigencies of the
animal body. (Phis. Magazine.) 1866

18. On the source of the fat of the animal body. (Phis.
Magazine.) 1866

19. On some points in connection with animal nutrition,
by Dr Gilbert. (Conférence du South-Kensington.) 1876

20. On the formation of fat in the animal body.) Journal
of anatomy and physiology, vol. XL., pl. IV.) . . 1877

21. Supplement to former paper entitled experimental
inquiry into the composition of some of the animals
fed and slaughtered as human food. (Ph. trans. of
the Roy. Soc. Part. III.) 1883

CHAPITRE XVII.

L'ÉQUIVALENCE DES FOURRAGES EN FOIN.

Historique de la question. — Tables de Thaër et de son école. — Tables de Boussingault. — Tables de Wolff. — Imperfection de ces tables. — Expériences décisives d'Henneberg et Stohmann. — Les tables d'équivalents sont définitivement abandonnées. — L'analyse chimique est la base du calcul des rations.

187. — **Premiers travaux de l'école allemande.** — Lawes et Gilbert avaient commencé leur immense travail sur la composition des animaux de boucherie et leurs expériences sur l'alimentation du bétail en vue de l'engraissement, peu après l'époque à laquelle Boussingault abandonnait ses études sur les animaux, pour s'adonner tout entier aux recherches de physiologie végétale et d'agronomie qui immortaliseront son nom. De même, au moment où les éminents savants de Rothamsted achevaient les longues et patientes études dont j'ai présenté le résumé dans les chapitres précédents, l'école allemande allait reprendre les questions d'alimentation, en appliquant à leur examen des méthodes et un outillage scientifiques qui devaient la conduire à fixer, beaucoup plus exactement qu'on ne

l'avait fait jusqu'alors, la valeur nutritive des divers éléments constitutifs des fourrages.

L'invention d'un appareil nouveau (la Chambre respiratoire de Pettenkofer que nous décrirons plus tard), allait permettre de déterminer, avec une approximation suffisante, le volume, le poids et la composition des produits gazeux de l'échange organique.

L'analyse immédiate des fourrages, imparfaite encore, mais assez avancée pour faire connaître la teneur des aliments en amidon, sucre, graisse, cellulose, matière azotée et substances minérales, allait remplacer la division trop sommaire des principes nutritifs en matières protéiques et substances non azotées. Des expériences directes devaient bientôt poser les premières bases de l'étude des coefficients de digestibilité des fourrages. La récolte et l'analyse des produits liquides et solides rejetés par l'animal, dans les diverses conditions d'alimentation, complétant les données fournies par le dosage et l'analyse des produits de la respiration et de la perspiration cutanée, devaient conduire à la statique de la nutrition. Un peu plus tard viendrait l'étude des sources de chaleur et des conditions physiologiques du travail chez l'homme et chez les animaux de trait. Tout le monde connaît les noms des fondateurs de la nouvelle école, E. Wolff, Henneberg, Stohmann, Julius Kühn, Voit et Pettenkofer, Haubner, Bieder et Schmidt, Gustave Kühn, etc., pour ne citer que les plus célèbres.

En 1858, en même temps que paraissaient, dans les *Philosophical transactions* et dans le journal de la Société royale d'agriculture d'Angleterre, les deux grands mémoires de Lawes et Gilbert, Henneberg et Stohmann commençaient leurs magistrales recherches expérimentales sur l'alimentation; ils publiaient, en 1860, sous le titre modeste de *Contribution à la fon-*

dation de l'alimentation rationnelle des ruminants, le résultat de leurs deux premières années d'expériences (1).

188. — **Origine de l'équivalence des fourrages en foin.**— La publication de cet intéressant volume ouvre, comme je le disais à l'instant, une ère nouvelle dans l'étude de l'alimentation. Avant d'aborder l'objet spécial de leurs recherches, — la fixation des bases rationnelles de l'alimentation du bétail, — Henneberg et Stohmann jugent utile de soumettre à une vérification expérimentale directe la doctrine de l'équivalence en foin des fourrages qui avait encore grand crédit parmi les cultivateurs allemands. Ces savants se proposent de trancher définitivement la question.

Par *équivalents en foin,* on entendait, comme on le sait (v. p. 75), les quantités des divers fourrages que l'on devait substituer à 100 parties de foin, dans la ration d'un animal. Basée à l'origine sur des analyses tout à fait imparfaites, la notion d'équivalence en foin s'était répandue et accréditée parmi les cultivateurs allemands à l'époque où l'on substitua, dans ce pays, la stabulation permanente des bêtes à cornes à l'usage ancien de la pâture en été et du séjour à l'étable, pendant l'hiver seulement.

Tant qu'on envoya le bétail aux champs pendant l'été, on se contenta de lui donner l'hiver, à l'étable, la ration que Settegast appelle spirituellement la *ration famélique* (Hunger-ration), juste suffisante pour empêcher l'animal de succomber d'inanition pendant l'hivernage. Le foin et, plus encore la paille, formaient presque exclusivement la misérable alimentation que recevait le bétail à l'étable.

La production du lait et de la viande se trouvait ainsi

(1) Beitrage zur Begründung einer rationnellen Fütterung der Wiederkaüer, in-8°, Braunschweig, 1860.

limitée à la période estivale; en hiver, on se contentait d'entretenir l'animal en vie, en ne lui demandant guère d'autre production que celle du fumier. Lorsqu'on introduisit le régime de la stabulation, été comme hiver, on dut procéder autrement. Au foin de prairie, on joignit en été les fourrages verts : luzerne, vesces, trèfle, sainfoin, etc.; en hiver, on améliora le régime par l'introduction de la pomme de terre, de la betterave, et plus tard des vinasses, des tourteaux, du barbotage, etc. On fut donc conduit nécessairement à se poser la question suivante : à 100 kilog. de foin combien faut-il substituer de kilogrammes de luzerne, de trèfle, secs ou verts, de pommes de terre, etc., pour que la production de la viande et du lait ne diminuent pas?

Les poids de luzerne, trèfle, etc., empiriquement déterminés, constituent ce qu'on nomme les *équivalents en foin* et, inversement, les poids de foin correspondant à 100 kilog. de chacun de ses succédanés reçoivent la désignation de *valeur en foin* (Heuwerth). Un exemple fera saisir immédiatement le sens exact de ces termes : prenons le plus simple :

100 kil. de foin équivalent à 400 kil. d'herbe de prairie, celle-ci, en se desséchant, perdant 75 pour 100 de son poids d'eau : l'équivalent du foin comparé à l'herbe sera donc 400 ou, plus simplement, 4. Inversement la valeur du foin, rapportée à celle de l'herbe, sera $\dfrac{100}{400} = \dfrac{1}{4} = 0.25$.

On admet alors que 100 kilog. de foin et 300 kil. d'eau en boisson fournissent à l'animal les mêmes principes que 400 kil. d'herbe de prairie. Mais ce n'est pas seulement d'après leur teneur en substance sèche qu'on classait les aliments du bétail, au commencement du siècle.

Thaër, le fondateur de la théorie de l'humus et de

l'équivalence en foin qui en était une conséquence, était
parti, pour dresser les tables de fertilité et celles de
l'équivalence, d'un principe chimique : la teneur en certaines substances qu'il croyait doser d'après leurs caractères de solubilité dans divers liquides : eau chaude et
froide, solution étendue de potasse, etc. Cette méthode
d'analyse tout à fait primitive, due en partie à Einhoff,
avait conduit ses auteurs à admettre que 100 kil. de
foin, contenant 50 parties de matières solubles, tandis
que 100 kil. de pommes de terre n'en renfermaient que
25, l'équivalent des pommes de terre en foin était 200,
et ainsi de suite des autres fourrages. Dans les tables
de Thaër on trouve que 100 kil. de foin = 200 kil. de
pomme de terre ou 90 de trèfle, ou 460 de betteraves, etc.

Autre signe caractéristique des idées régnantes parmi
les agriculteurs de cette époque : Thaër se sert princi-
lement de ses tables, pour estimer la masse du fumier
que devront produire les animaux soumis à telle ou
telle ration. La question de l'équivalence des rations,
au point de vue de l'alimentation de l'animal, ne vient
qu'au second rang.

C'est que, à cette époque, dans l'ancienne agriculture
allemande, le sol est le *préféré;* l'animal est considéré,
avant tout, comme un fabricant d'engrais : le lait, la
viande sont des produits secondaires de l'élevage. Cette
doctrine a exercé en Allemagne, sur le développement
de l'élève du bétail et des animaux de l'espèce bovine,
en particulier, la plus fâcheuse influence. Le sol a été,
dans les préoccupations des cultivateurs d'outre-Rhin,
l'élément tout à fait prépondérant. Combien a été autre,
de tout temps, l'esprit de l'agriculteur anglais! De l'autre côté de la Manche, on ne se préoccupe pas de l'équivalence en foin; on alimente largement, presque avec
profusion, le bétail : on crée, par sélection et à l'aide

d'une nourriture copieuse, le premier bétail du monde, et, par surcroît, on porte la fertilité du sol, grâce à l'abondance et à la richesse du fumier, à un degré inconnu, pendant de longues années, des nations agricoles du continent.

189. — Discordances des tables d'équivalents en foin. Leur explication. — De l'exploitation de Möglin où elle avait pris naissance, la théorie de Thaër passe promptement, grâce à l'autorité que possédait à juste titre son éminent directeur, dans le domaine de la pratique. Les agronomes les plus distingués de ce temps-là l'acceptent : Block, Petri, Schwerz, Mathieu de Dombasle, Pabst, Hlubeck, etc., s'en déclarent les adeptes et chacun d'eux dresse, d'après sa propre expérience du domaine qu'il dirige, une table d'équivalents en foin.

Que de divergences, que d'écarts entre ces différentes tables, établies empiriquement par des agronomes dirigeant des exploitations éloignées les unes des autres, présentant, à coup sûr, des caractères de sol, de climat, etc., fort différents et produisant, par conséquent, cela est hors de doute, des fourrages de composition et de valeur nutritive expérimentalement bien inégales!

Quelques chiffres empruntés à diverses tables vont nous montrer l'imperfection absolue de la base sur laquelle leur construction repose :

D'après Thaër................	460 kilogr. de betteraves	
— Pabst et Wakerlin.......	275ᵏ à 300ᵏ	—
— Block	200ᵏ	—
— Schwerz	400ᵏ	—

équivalent à 100 kil. de foin.

Il est aisé de conclure de ces résultats empiriques, obtenus par des agriculteurs émérites, dans leur propre pratique, que la variété cultivée, la nature du sol, le climat, l'époque de la récolte, etc., sont les causes dominantes de l'inégalité de la valeur nutritive empiriquement reconnue, des racines ou de la paille des mêmes espèces végétales, produites dans les différentes exploitations.

Mais, en dehors des écarts de composition qui suffiraient à expliquer les divergences que nous venons de rappeler, il est une autre cause d'erreur dans la fixation des équivalents en foin des fourrages isolés, que ne pouvaient soupçonner les agronomes de 1830. Cette cause d'erreur réside dans la part d'influence qui revient à l'association de divers fourrages dans la ration, sur leur utilisation pour la nutrition de l'animal.

Un exemple choisi dans les cas extrêmes va démontrer cette cause d'erreur.

190. — **Expériences de Henneberg et de Haubner, sur les moutons.** — Quatre moutons du même poids, 38 à 40 kilogr. par tête, sont mis pendant plusieurs semaines à la ration journalière suivante, équivalente d'après les tables les mieux faites. Deux reçoivent, par jour, 1.110 grammes de foin de luzerne associé à 1.650 grammes de pommes de terre; deux autres, 1.750 grammes de foin de luzerne seul.

Les premiers, à l'alimentation mixte, augmentent en poids de 0 kil.525 par tête et par semaine ; les seconds, au foin seul, n'augmentent que de 0 kil. 375 dans le même temps. Bien que, soi-disant équivalentes, ces deux rations donnent des résultats sensiblement différents. Que seraient devenus les animaux dans le cas de la substitution complète de la pomme de terre au foin? L'expérience de Haubner nous l'apprendra. Deux moutons reçoivent, pendant quinze jours, des pommes de terre à discrétion; leur poids initial était, ensemble, de 97 kilos; il tombe à 77 kil. 5, au bout de quinze jours, en perte de 19 kil. 5, soit 20 pour 100 : les excréments sont devenus liquides, la rumination ne se fait plus, les animaux dépérissent complètement. Boussingault avait déjà observé des faits analogues, chez des vaches nourries, pendant 15 jours, avec des betteraves à discrétion, sans addition d'aucun autre fourrage, puis alimentées pendant deux semaines au foin seul et quinze jours durant ensuite avec des pommes de terre. Il fallut plus de deux mois, d'une alimentation riche, pour combattre les effets désastreux des rations précédentes.

L'exemple le plus frappant des aberrations auxquelles conduisit l'application des équivalents en foin fut le calcul, en valeur de foin, du sel donné au bétail. Aujourd'hui encore, écrit Henneberg en 1860, on trouve indiqué, dans certaines publications agricoles des adeptes de cette théorie, qu'une livre de sel est équivalente à dix *valeurs en foin*.

On peut se figurer aisément à quelles conséquences devaient conduire des essais pratiques d'alimentation, fondés sur de pareilles données.

191. — **Observations de Block relatives au volume de la ration.** — On sait que chez les ruminants, à l'état adulte, l'appareil digestif possède des dimensions considérables en volume. Block fut l'un des premiers à signaler le danger qu'il y a, au point de vue de la digestion, à abaisser au-dessous d'une certaine limite le volume du mélange artificiel de fourrage que l'on substitue au foin ou à l'herbe. Les ruminants, vaches et moutons, doivent recevoir chaque jour, dans leur ration, une certaine quantité de fourrage volumineux, — paille ou feuilles, — afin que la rumination puisse se faire et que l'acte digestif suive sa marche normale. Il est clair cependant que les nombres que l'on rencontre dans les tables d'équivalents et qui expriment, en *valeur de foin,* le poids à donner d'un

aliment concentré, tel que le tourteau de colza, par exemple, différant énormément, deux rations composées, l'une avec du foin seul, l'autre avec du tourteau, ne pourront conduire au même résultat, la première offrant à l'animal le minimum de volume nécessaire que la seconde ne présentera pas.

A côté de cette première condition, offrir un volume convenable, la ration doit en remplir une autre : être constituée par l'association des différents principes nutritifs.

192. — **Constitution générale de la ration d'après Henneberg.** — Après avoir rappelé les principes émis par Liebig (v. chap. VI, pag. 124 et suiv.) sur la nature des substances alimentaires et insisté sur le rôle spécial des hydrocarbonates, de la graisse, des matières azotées et des matières minérales dans l'alimentation, Henneberg résume, à peu près en ces termes, les principes qui doivent servir à l'établissement de la ration alimentaire :

L'alimentation normale de l'animal exige qu'on lui fournisse un fourrage composé d'un mélange de substances protéiques, d'hydrates de carbone, de matières grasses et de principes minéraux. Chacun de ces groupes de principes nutritifs possède une égale importance : les matières protéiques ne peuvent être remplacées que dans une limite restreinte par les substances non azotées : les hydrates de carbone et les matières grasses peuvent se substituer les unes aux autres, dans une plus large proportion. D'une façon plus précise, l'alimentation normale des diverses espèces animales exige que le fourrage présente un certain rapport traduisible numériquement, entre la matière azotée et les hydrates de carbone, la graisse, etc. Ce rapport doit être tel que toutes les fonctions organiques s'accomplissent avec

une consommation *minima* de principes nutritifs, pour
un effet utile *maximum*.

On n'a pas seulement à considérer les espèces animales,
au point de vue de l'établissement des rations, il faut
encore tenir compte des états divers des animaux qu'on
veut nourrir. Henneberg rappelle les quatre principaux
qui intéressent le cultivateur, savoir :

1. Jeune bétail (élevage).
2. Bétail de reproduction (lactation).
3. Animaux de travail.
4. Bétail à l'engrais.

A chacun de ces états et de ces buts doit correspondre
une ration spéciale.

La conséquence évidente de cette manière d'envisager le rationnement des animaux est que, la composition de la ration, variant avec les divers animaux et les
différents buts qu'on se propose d'atteindre dans une
exploitation, il est impossible d'exprimer par une *constante*, comme c'est le cas des tables d'équivalents en
foin, la valeur nutritive d'un fourrage.

Les tables de Thaër et celles de son école, dans lesquelles, partant du foin normal de prairie auquel elles
donnent la valeur 100, l'équivalence du foin, de la luzerne, des pommes de terre, de l'avoine, etc., est exprimée par un chiffre invariable, perdent toute valeur dès que
l'on veut tenir compte de la composition des divers aliments en principes nutritifs.

Il n'y a donc pas à s'étonner que les agronomes aient
cherché à construire d'autres tables d'équivalence en
foin, en tenant compte, le mieux qu'ils le pouvaient alors,
de la composition des différents aliments des animaux
de la ferme.

193. — **Premières tentatives de Boussingault dans cette voie**. — Nous avons déjà indiqué comment, dès 1836, Boussingault tenta d'améliorer les tables d'équivalence, en y introduisant la notion de la teneur en azote des différentes substances fourragères.

Il nous faut insister, avec Henneberg, sur l'insuffisance de ce progrès. Dans les tables d'équivalents de Boussingault on trouve les nombres suivants : à 100 kilogr. de foin de prairie de qualité moyenne équivalent :

Betteraves.........................	548 kilogr.
Pommes de terres.................	311 —
Fèverole.........................	23 —
Tourteaux........................	23 —

Des substitutions faites, sur ces bases, dans l'alimentation des chevaux de culture ont donné à Bechelbronn des résultats satisfaisants.

En sera-t-il de même pour les autres espèces animales, pour le mouton à l'engrais, par exemple? Sera-t-il possible de remplacer 100 kil. de foin par 23 kil., chiffre quatre fois moindre, de tourteaux oléagineux ?

Henneberg étudie expérimentalement la question; prenant le foin de luzerne pour unité, il arrive, dans un essai sur les moutons, aux résultats suivants :

a représente l'équivalence théorique calculée d'après le taux d'azote;

b, l'équivalence réelle, déduite de l'augmentation de poids des animaux durant l'essai :

	a	b
Foin de luzerne...............	100	100
Pommes de terre..............	447	207
Tourteaux de lin..............	35	30
Foin de Timothy..............	125	93

Voilà donc des différences de cent pour cent, pour la pomme de terre et de 25 pour cent, pour le foin de prairies artificielles.

Les expériences d'Henneberg auxquelles j'emprunte ces résultats ont montré, en outre, — ce qu'on pouvait attendre *à priori*, — que l'équivalence nutritive basée sur la teneur en azote est réelle seulement lorsque les fourrages appartiennent à la même catégorie : foin de graminées, foin de légumineuses, paille de céréales, racines, graines etc. (On construisait alors des tables spéciales pour chacune de ces catégories.)

Boussingault ne tarda pas à constater lui-même l'insuffisance de la seule donnée de l'azote, dans un fourrage, pour fixer les quantités équivalentes d'un autre aliment appelé à remplacer ce fourrage. Il introduisit dans les tables, à côté de la teneur en azote, une deuxième colonne, indiquant les quantités de paille à ajouter à l'aliment riche en azote, pour compléter le taux de matière non azotée contenu dans une quantité équivalente de foin.

Partant de cette donnée, que 23 kil. de féveroles équivalent, pour la matière azotée, à 100 kil. de foin, il détermine la teneur des deux fourrages en substance non azotée et trouve : pour 100 de foin, 48 parties d'hydrates de carbone ; 23 kil. de fève en renferment 11 parties seulement.

La différence (48 — 11 = 37) doit être fournie par la paille ajoutée à la féverole. 82 kilogr. de paille renfermant les 37 kil. d'hydrates de carbone manquant dans la féverole, Boussingault inscrit le chiffre 82 dans la 2ᵉ colonne de sa table, en regard des 23 kil. de fèves, et ainsi de suite.

Les objections que soulèvent les tables d'équivalence ne disparaissent pas avec cette nouvelle amélioration apportée par Boussingault à leur construction. On continue à chercher à les perfectionner sans y pouvoir réussir, à raison des motifs d'ordre physiologique rappelés plus haut.

194. — **Tables de E. Wolff.** — L'éminent directeur de la première Station agronomique fondée en Allemagne, en 1852, par Crusius de Sahlis à Möckern, fait une dernière tentative pour sauver les tables d'équivalence en foin.

Pour dresser les siennes, E. Wolff se base sur la composition chimique des aliments déterminés par le dosage : 1° des matières azotées, 2° des principes solubles dans les dissolvants faibles, 3° des principes insolubles dans ces réactifs (cellulose brute). Il regarde la cellulose comme indigestible et détermine le coefficient d'utilisation d'un fourrage par le rapport de la cellulose à la somme des principes azotés et des principes non azotés solubles contenus dans ce fourrage.

Un exemple ne sera pas inutile pour faire saisir le point de départ de la construction des tables de Wolff et montrer en même temps leur insuffisance.

La table d'équivalents en foin doit, d'après E. Wolff, indiquer les quantités, en poids, des différents aliments dont le mélange aura le même coefficient d'utilisation pour l'animal que 100 kil. de foin. Comment cela peut-il se faire ?

100 kil. de foin de prairie contiennent, d'après E. Wolff, 8 kil. 44 de matière azotée et 43 kil. 63 de substances non azotées, soit ensemble (d'après son point de départ) 52 kil. 07 de principes nutritifs; ces 100 kil. de foin renferment, en outre, 27 kil. 16 de cellulose brute (fibre ligneuse). D'après cela, le rapport de la cellulose à la somme des principes nutritifs sera comme 1 est à 1.92. L'utilisation réelle du foin sera,

dans l'hypothèse de Wolff, représentée par la formule suivante :

$$100 \times \frac{1.92}{1 + 1.92} = 65.7 \quad \text{pour cent de}$$

principes utilisables, soit, pour 100 kil. de foin, $5^k,5$ de matière azotée et 28.6 d'hydrates de carbone.

Dans 100 kil. de seigle (contenant 12.09 de matière azotée et 69.71 d'hydrates de carbone), le rapport de la cellulose à la somme des principes utilisables étant 1 : 35,1, $11^k,8$ de matière azotée et $67^k,8$ de matière non azotée seront utilisés par l'animal.

Le rapport $\dfrac{\text{M.Az.}}{\text{M.n.Az.}}$ sera, dans le foin $\dfrac{1}{5.2}$; dans le seigle $\dfrac{1}{5.8}$

Ce rapport serait identique dans les deux fourrages si le seigle, au lieu de contenir 67,8 d'hydrates de carbone, en renfermait seulement $61^k,4$ (11.8×5.2), c'est-à-dire 6,4 pour cent de moins qu'il n'en contient en réalité.

Supposons qu'il en soit ainsi, la somme des principes nutritifs utilisables dans les deux aliments deviendrait :

100^k de foin........... $5.5 + 28.6 = 34.1$ kilog.
100^k de seigle.......... $11.7 + 61.4 = 73.2$ —

Les valeurs nutritives du foin et du seigle seraient donc entre elles comme

$$34.1 : 73.2 = 1 : 2.14$$

Autrement dit, $46^k,6$ de seigle auraient même valeur nutritive que 100 kil. de foin. Comment alors considérer l'excédent de $6^k,4$ de matière non azotée existant dans le seigle ?

E. Wolff dit à ce sujet : Les matières non azotées et les principes azotés ont, pour la nutrition de l'organisme des herbivores, une signification absolument identique. Du moment que le rapport $\dfrac{\text{M. Az.}}{\text{M. n.Az.}}$, dans la totalité de la ration journalière choisie pour un but déterminé, est $\frac{1}{5}$ ou $\frac{1}{3}$, etc..., 5 ou 3 parties de matière non azotée ont même valeur nutritive qu'une partie de substance azotée. Si dans la ration on supprime une partie des matières azotées, on la remplacera par cinq ou par trois parties de matière non azotée et réciproquement.

On devait s'attendre, d'après cela, que l'excédent 6,4 p. 100 de matière non azotée trouvé dans le seigle, par rapport au foin, n'entrât pas en ligne de compte dans le calcul de la valeur en foin de cette céréale : il n'en est rien, et Wolff admet qu'il y a lieu de diminuer le chiffre de $46^k,6$ qui représente la quantité de seigle équivalente à 100 kil. de foin, d'une certaine quantité qu'il calcule, pour faire entrer dans les tables, le chiffre définitif de 44,3 au lieu de 46,6. Ce calcul assez compliqué n'ayant plus qu'un intérêt historique, nous nous dispensons de le donner.

En définitive, E. Wolff arrive à construire des tables d'équivalents pour les trois rapports $\frac{1}{3}$, $\frac{1}{5}$ et $\frac{1}{7}$ entre la teneur en principes azotés et la richesse en hydrates de carbone, en négligeant la cellulose. Les tables d'équivalents en foin contiennent trois colonnes correspondant à ces trois valeurs.

De l'examen des modifications apportées successivement à la table primitive de Thaër, il résulte qu'il y a une impossibilité tenant à des causes d'ordre scientifique (chimique et physiologique) à dresser une table des équivalents en foin des divers aliments du bétail, sur les indications desquelles les praticiens puissent s'appuyer, pour le calcul des rations de leur bétail. Il est aisé de démontrer que, dans la pratique, ces tables modifiées ne peuvent être appliquées et qu'il y a lieu de substituer d'autres méthodes de calcul des rations aux tables basées sur la *valeur* en foin des aliments.

C'est à Henneberg et Stohmann que revient le mérite d'avoir montré d'une façon décisive, par leurs expériences sur l'alimentation du bœuf à la ration d'entretien, que les tables d'équivalence les plus perfectionnées ne valent rien et que la connaissance détaillée de la composition de chacun des fourrages peut seule servir de guide dans la fixation des rations alimentaires.

195. — **Expériences de Henneberg et Stohmann sur la ration d'entretien du bœuf adulte** (1860).— Les recherches que nous allons résumer ont été faites en vue de résoudre définitivement la question de l'équivalence en foin. Avant d'aborder l'étude de la nutrition des animaux de la ferme, basée sur la composition chimique des fourrages et sur les pertes subies par l'animal, Henneberg et Stohmann mettent en observation au courant de janvier 1858, deux grands bœufs de trait (grande race de l'Allemagne centrale).

Ces bœufs, payés 280 francs pièce, étaient en mauvais état d'entretien à leur arrivée à l'étable : on commence par les mettre *en état* et à les habituer à des stalles sans litière, disposées de manière à pouvoir récolter l'urine et les excréments. Une série d'essais *à blanc* est faite du 28 janvier au 26 février.

La 1re série, entrant en ligne de compte, dure du 27 février au 27 mars; la 2e, du 28 mars au 21 mai; la 3e, du 21 mai au 15 juillet.

196.— **Préparation du fourrage.** — Le fourrage

brut (paille et foin) haché est placé dans une caisse et mélangé à des rondelles de betteraves et à de la brisure de féveroles : le tout est saupoudré de tourteaux de lin moulus et de sel; enfin on mélange intimement ces diverses substances.

Le fourrage est donné à la crèche, sans addition d'eau, en 3 rations équivalentes à l'œil, à 6 h. du matin, à 11 h. et à 5 h. du soir.

L'eau est donnée *ad libitum,* dans un seau présenté à l'animal après chaque repas.

197. — **Disposition des stalles.** — Les aliments sont placés dans une crèche devant chacune des bêtes. Il n'y a pas d'échelles; — les animaux sont donc complètement séparés; — on peut circuler autour de l'animal. La crèche est close; une ouverture y est ménagée pour le passage de la tête de l'animal; de la sorte il n'y a pas de déperdition de fourrage.

Le sol est bituminé : il a un nivellement convenable pour que l'urine se réunisse juste au centre de la stalle et tombe sur une grille de cuivre reliée à un tube adducteur qui permet de recueillir l'urine dans un vase *ad hoc;* une caisse placée au rez du sol sert à recueillir les excréments ; cette caisse peut être fermée à volonté. Une stalle ainsi disposée constitue un modèle excellent d'étable d'expérimentation : elle est facile à laver, à entretenir, à réparer ; on n'a pas d'accidents à redouter, par suite du contact des animaux. Ceux-ci s'habituent très vite au bitume.

Les animaux sont pesés au début, sur une balance accusant 250 gr. pour une charge de 750 kil.; ils sont pesés, de nouveau, le 4, le 11, le 22, puis le 27 février; leur poids est devenu à peu près stationnaire à cette date, en augmentation notable sur le poids initial. Les bœufs sont en bon état. — On nettoie à fond les éta-

382

LA NUTRITION ANIMALE.

bles, les citernes, les crèches, avant de commencer les essais réguliers.

198. — Récolte des excréments solides. — On connaît l'importance d'une durée assez longue dans la consommation d'une *même* ration, avant de recueillir les excréments en vue de leur analyse. Lehmann, dans ses expériences sur des bouvillons alimentés à l'aide de grains entiers, a constaté que les grains cessent d'apparaître dans les fourrages, après le troisième jour seulement.

Haubner, expérimentant sur le bœuf, a trouvé de 42 à 72 heures pour la durée du séjour des aliments dans l'*estomac seul* (caillette).

Depuis le matin jusqu'à dix heures du soir, on reçoit, ou l'on réunit constamment, dans la caisse, les excréments des bœufs. On prélève immédiatement les échantillons destinés à l'analyse et l'on y détermine, tout de suite, le degré d'humidité. Le soir, on pèse la caisse et son contenu sur une bonne balance. Pendant la nuit, on laisse l'animal en repos, les excréments réunis en tas près de lui sont enlevés et mis dans la caisse, vers 5 heures du matin, puis pesés. L'animal, avec ces précautions, ne se salit pas et ne disperse pas ses excréments.

199. — Récolte de l'urine. — On prélève tous les jours la quantité d'urine fraîche nécessaire pour l'analyse, dans le vase qui reçoit l'extrémité du tuyau abducteur. Les animaux d'ailleurs s'habituent vite à uriner, à la présentation d'un vase (les bœufs urinent toujours debout et d'ordinaire en se levant du sol). L'urine, rassemblée dans le vase situé sous le sol de l'étable, est pesée à la fin de la journée. Celle de la nuit (pesée le matin) est réunie à celle du soir, et l'échantillon moyen, prélevé pour l'analyse. Il faut toujours procéder rapidement à ces analyses, afin d'éviter les fermentations.

200. — **Prise de l'échantillon moyen du fourrage**. — Il est prélevé, avec toutes les précautions voulues, sur le mélange fait pour trois jours. On y dose immédiatement l'eau. Tous les essais et analyses rapportés par Henneberg et Stohmann portent sur trois jours pleins, pour chaque période d'expérience.

L'eau consommée après chaque repas est mesurée exactement. On détermine la teneur de la boisson en substances minérales (résidu solide par évaporation). La température de l'étable est observée trois fois par jour.

Henneberg et Stohmann se sont proposé dans ces études de longue haleine : 1° d'établir expérimentalement l'insuffisance du principe de l'équivalence en foin pris comme base de la fixation des rations; 2° de rechercher si la composition chimique des fourrages, rapprochée de celle des excréments et de l'urine, peut servir à l'établissement de la ration alimentaire.

Nous nous bornerons, dans ce chapitre, à faire connaître les résultats relatifs à la prétendue équivalence en foin des diverses matières qui entrent dans l'alimentation du bétail.

201. — **Résultat capital de ces essais.** — Les auteurs n'ont eu en vue que la fixation du poids *du fourrage d'entretien,* par 1000 kil. de poids vif et par 24 heures, d'animaux auxquels on ne faisait par conséquent exécuter aucun travail. Les deux bœufs de trait au repos ont été maintenus à l'état d'entretien, dans une étable à la température de 12° à 19° cent., avec les rations journalières suivantes par 1000 kil. de poids vif.

RATION *a.*

Foin de trèfle.............................. 17^{k}5

Ration b.

Paille d'avoine...................................... 11^{k}4
Betteraves fourragères............................. 43^k

Ration c.

Paille d'avoine...................................... 12^{k}6
Betteraves... 25^{k}6
Tourteaux de colza................................. 1^{k}0

Ration d.

Paille d'avoine...................................... 13^{k}0
Foin de trèfle...................................... 37
Tourteaux de colza................................. 0^{k}6

Ration e.

Paille d'avoine...................................... 14^{k}2
Foin de trèfle...................................... 2^{k}6
Tourteaux de colza................................. 0^{k}6

Ration f.

Paille de seigle.................................... 13^{k}3
Foin trèfle .... 3^{k}8
Tourteaux de colza................................. 0^{k}6

Voyons maintenant à quels résultats on arrive, si, dans chacune des rations *b* à *f*, qui se sont montrées *expérimentalement équivalentes*, puisque toutes ont, comme la ration *a*, suffi à couvrir les pertes résultant du fonctionnement organique, on substitue la valeur en foin de chacun des fourrages employés, en admettant les nombres des tables accréditées en 1860.

On trouve dans les tables d'équivalences les nombres suivants :

100^k	Paille d'avoine...............	200^k
Foin de trèfle	Paille de seigle.............	300^k
	Betteraves...................	350^k
	Tourteaux colza.............	40

Introduits dans les rations précédentes, ces nombres conduisent à admettre les équivalences suivantes :

RATION *a.* —	Foin de trèfle	....	17^k5
— *b.* —	—	....	18^k0
— *c.* —	—	....	16^k1
— *d.* —	—	....	11^k7
— *e.* —	—	....	10^k9
— *f.* —	—	....	9^k7

Ce qui est manifestement absurde, 17 kil. 5 de foin de trèfle ne pouvant avoir la même valeur nutritive que 9 kil. 7 du même fourrage.

D'un autre côté, partant des équivalences reconnues, au point de vue physiologique, les équivalents en foin des divers aliments ci-dessus deviennent :

			Différences :
	99^k paille d'avoine au lieu de..	200^k —	101
100^k	101^k paille de seigle —	300^k —	200
Foin trèfle	666 à 714^k betteraves —	350^k +	340
	82 à 98^k tourteaux colza......	40^k +	50

nombres qu'on ne rencontre dans presque aucune table d'équivalence et qui diffèrent beaucoup de ceux qu'indique la pratique pour l'engraissement et pour la production du lait. Ces contradictions, résultant de l'évaluation *en foin* des aliments, disparaissent, et les conditions d'où dépend l'équivalence nutritive des fourrages donnés en mélanges sont mises en relief, même dans leurs plus grands écarts, lorsqu'on substitue, dans les calculs, la *composition chimique* réelle de fourrages à leur valeur hypothétique en foin.

202. — **Caractères généraux de l'échange organique chez l'animal, à la ration d'entretien.** — D'après leurs expériences si judicieusement conduites, Henneberg et Stohmann arrivent à conclure qu'on

doit regarder comme *fourrages d'entretien* (le plus usité de tous) équivalents entre eux, pour une température d'étable de 12° à 19°, les mélanges fourragers qui offrent à l'animal, par jour et par 1000 kil. de poids vif, les proportions suivantes de substances alimentaires :

7 à 8 kilogr. de substance organique soluble digestible, non azotée; o kil. 900 à 1 kilog. de matière alimentaire azotée. En outre, comme éléments minéraux, cette ration doit contenir : 250 gr. de sels, dont 5o gr. d'acide phosphorique, et 100 gr. de chaux.

En ce qui concerne le rôle des divers éléments nutritifs, les recherches d'Henneberg et Stohmann ont mis en évidence un certain nombre de faits nouveaux et très intéressants que nous allons résumer brièvement.

Eau. — La consommation (volontaire) d'eau, prise en boisson, s'est élevée, par 1000 k. de poids vif, de 5o à 60 kilog., dans le cas de l'alimentation avec du fourrage sec ou à l'aide d'un mélange, en proportions modérées, de foin, avec des aliments riches en eau (betterave). Elle a été tantôt plus basse, se rapprochant de 5o k., tantôt plus élevée, près de 60 k., suivant la prédominance de la betterave dans la ration.

Les bœufs ont consommé journellement, au total, de 54 k. à 77 k. (par 1000 k.) d'eau provenant tant des fourrages que du liquide pris en boisson. Par les poumons et par la peau (à l'état gazeux) les bœufs ont expiré 10 k. à 20 k. d'eau, par 24 heures et par 1000 k. Cette quantité provenait directement de l'eau ingérée, pour une part de 6 k. à 10 k., le reste, 4 k. 5 à 6 k. 5o, étant fourni par le corps lui-même et par la matière organique des fourrages. (Nous discuterons ce point plus tard.) Pour l'entretien des fonctions respiratoires, les bœufs (non reproducteurs par conséquent), ont exigé, par 1000 kil. poids vif, suivant les variations de température de l'étable, de

7 1/2 à 11 1/2 kilog. de substance organique sèche présentant la composition de la fécule ($C^{12} H^{10} O^{10}$).

La consommation d'aliments hydrocarbonés (respiratoires) et, par suite, le volume d'acide carbonique expiré (ce dernier a varié de 12 k. 500 à 18 k., soit de 6 m. cubes à 9 m. cubes) *sont en raison inverse* de l'élévation de la température.

La *consommation* résultant de la respiration croît, si l'on prend comme point final une température de 8° R. (10 centigrades), pour *chaque degré au-dessus de* 0°, de 5 à 7 o/o et diminue, par chaque degré rapprochant la température de l'étable de 16° R., de 2 à 3 pour cent. — La quantité de chaleur dégagée par l'animal dans le processus respiratoire varie, suivant la température extérieure, de 15,000 à 23,000 calories (grandes) par 1000 k. de poids vif, soit de 15 à 23 millions de petites calories, si l'on prend le gramme de poids vif pour unité.

La valeur respiratoire du fourrage (dans le fourrage d'entretien) peut s'estimer d'après la valeur respiratoire des éléments non azotés solubles : ces rapports coïncident, bien que 50 à 60 o/o de la cellulose brute soient devenus solubles par l'action des sucs digestifs (1).

Matières azotées. — La teneur en principes nutritifs azotés de *fourrages d'entretien équivalents,* varie, toutes choses égales d'ailleurs, dans des proportions notablement plus considérables, que leur teneur en principes non azotés.

Autant qu'on le puisse déduire de ces premiers essais, *un excès de principes azotés dans les aliments* reste sans action aussi longtemps qu'on ne fournit pas en même temps, à l'animal, un *excès de principes féculents.*

---

(1) Fait nouveau à cette époque où l'on considérait la cellulose comme indigestible.

Cette observation concorde avec celle que nous avons pu faire dans nos essais d'alimentation à la féverole sur les chevaux, dont nous parlerons plus tard. En règle générale, la teneur en azote des excréments est demeurée un peu moindre (au cas extrême 30.0/0) que celles des fourrages; dans quelques cas elle l'a dépassée.

La digestibilité relative de la cellulose brute du fourrage est sans influence sur le degré de digestibilité des autres principes. Nous reviendrons plus tard sur cette assertion.

Les éléments minéraux du fourrage d'entretien passent complètement dans les excréments; la chaux, l'acide phosphorique et la silice, presque exclusivement dans les fèces; les alcalis au contraire, pour la plus grande partie, s'éliminent par l'urine.

La composition centésimale des fèces varie moins, avec le changement d'alimentation, que celle de l'urine.

Les écarts les plus notables dans la composition des fèce affectent le taux d'azote et la teneur en cendres.

Les taux d'acide hippurique et celui de l'urée de l'urine varient beaucoup avec l'alimentation et dans le même sens. S'il y a moins d'azote dans le fourrage, il se trouve aussi moins d'acide hippurique et d'urée dans l'urine, mais la nature elle-même du fourrage n'est pas sans influence.

A la teneur maxima en principes extractifs correspond la teneur maxima en urée.

Les carbonates existent dans l'urine des ruminants à l'état de bicarbonates. A degré de concentration égale, la teneur en azote de l'urine est proportionnelle à la teneur en azote du fourrage.

L'acide hippurique semble, d'une façon générale, être le seul acide organique existant en quantité notable dans l'urine du bœuf.

Dans les conditions moyennes de prix des fourrages, les mélanges les meilleur marché sont ceux que désignent les lettres *d, e,* et *f,* paille, foin de trèfle et tourteaux, dans les essais précédemment rapportés.

La valeur vénale du fumier, calculée d'après les prix des fumures artificielles (à cette époque) couvre, à elle seule, les frais de l'alimentation, dans la ration d'entretien.

En résumé : 45 o/o en moyenne, des substances organiques du fourrage d'entretien se retrouvent dans les excréments.

100 kil. de fourrage et d'eau, consommés simultanément (dans les proportions ci-dessus), donnent 70 à 80 k. d'excréments.

100 k. de substance de sèche du fourrage donnent de 300 à 450 k. d'excréments frais (sans litière), dont 1/5 à 1/3 formé par l'urine.

Si l'on calcule, également à l'état anhydre, les fèces et l'urine, on trouve qu'à 100 k. de substance sèche du fourrage correspondent 40 à 44 kil. de fèces anhydres, et 6 à 7 kil. d'urine.

203. — **Conclusion.** — Le résultat capital de la première série des recherches d'Henneberg et Stohmann est la démonstration irréfutable de l'inanité de la doctrine de l'équivalence en foin.

Les expériences sur le rationnement du bœuf, basé sur l'analyse complète des fourrages, vient ouvrir un horizon nouveau pour l'étude de ces importantes questions et poser les premières assises d'un édifice qui ira chaque jour grandissant et dont le couronnement sera l'établissement de règles certaines pour l'alimentation rationnelle.

Depuis le commencement du siècle jusqu'à 1860, on cherchait tantôt empiriquement, tantôt par des expériences rendues incomplètes par l'insuffisance des méthodes analytiques, à définir les conditions exactes qu'il faut remplir pour arriver à l'alimentation rationnelle économique du bétail.

Les belles recherches de Lawes et Gilbert en Angleterre, venant après les travaux de Boussingault, celles de l'École allemande qui leur succédèrent, ont marqué dans la science de l'alimentation une étape des plus fécondes.

A dater de 1860, nous entrons dans la période véritablement scientifique qui va nous conduire à formuler des règles certaines pour l'alimentation de l'homme et des animaux.

Sources a consulter :

Beiträge zur Begründung einer rationnellen Fütterung der Wiederkäuer, von Dr W. Henneberg und S. F. Stohmann. Erstes Heft. : Das Erhaltungsfutter volljährigen Rindviehes und über Fütterung mit Rüben-melasse. — Braunschweig, in-8°, 1860.

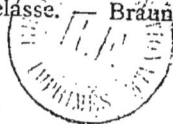

TABLE DES MATIÈRES

DU TOME PREMIER.

LA NUTRITION ANIMALE

CHAPITRE PREMIER.

CHAPITRE II.

CHAPITRE III.

CHAPITRE IV.

CHAPITRE V.

CHAPITRE VI.

CHAPITRE VII.

CHAPITRE VIII.

TABLE DES MATIÈRES.

CHAPITRE XIV.

CHAPITRE XV.

RECHERCHES DE LAWES ET GILBERT (*suite*). — LE PAIN ET LA VIANDE. — COMPARAISON DE LEUR TENEUR EN SUBSTANCE NON AZOTÉE (FÉCULE OU GRAISSE) ET EN MATIÈRE PROTÉIQUE.. 343

CHAPITRE XVI.

RECHERCHES DE LAWES ET GILBERT (*fin*). — TENEUR DU CORPS DES ANIMAUX DE LA FERME EN SUBSTANCE MINÉRALE. — RÉPARTITION DES ÉLÉMENTS DES CENDRES........... 354

CHAPITRE XVII.

L'ÉQUIVALENCE DES FOURRAGES EN FOIN. — HISTORIQUE DE LA QUESTION. — TABLES DE THAER ET DE SON ÉCOLE. — TABLES DE BOUSSINGAULT. — TABLES DE WOLFF. — IMPERFECTION DE CES TABLES. — EXPÉRIENCES DÉCISIVES D'HENNEBERG ET STOHMANN. — LES TABLES D'ÉQUIVALENTS SONT DÉFINITIVEMENT ABANDONNÉES. — L'ANALYSE CHIMIQUE EST LA BASE DU CALCUL DES RATIONS.......... 365

TABLE DES MATIÈRES.

FIN DE LA TABLE DES MATIÈRES DU PREMIER VOLUME.

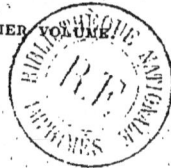

BIBLIOTHÈQUE DE L'ENSEIGNEMENT AGRICOLE

PUBLIÉE SOUS LA DIRECTION DE

M. A. MÜNTZ

Professeur à l'Institut National Agronomique

L'ALIMENTATION

DE L'HOMME

ET DES ANIMAUX DOMESTIQUES

TOME I

LA NUTRITION ANIMALE

PAR

L. GRANDEAU

Directeur de la Station agronomique de l'Est
Inspecteur général des Stations agronomiques
Professeur suppléant au Conservatoire national des arts et métiers
Membre du conseil supérieur de l'agriculture

PARIS

LIBRAIRIE DE FIRMIN-DIDOT ET Cᴵᴱ

IMPRIMEURS DE L'INSTITUT

56, RUE JACOB, 56

BIBLIOTHÈQUE DE L'ENSEIGNEMENT AGRICOLE

OUVRAGES PUBLIÉS

Herbages et Prairies. — Volume de 759 pages avec 120 figures dans le texte, par M. BOITEL.

Les Plantes vénéneuses considérées au point de vue de l'empoisonnement des animaux de la ferme. — Volume de 524 pages, avec 60 figures dans le texte, par M. CORNEVIN.

Les Engrais : Tome I. Alimentation des plantes, fumiers, engrais de villes et engrais végétaux. — Volume de 580 pages, avec figures dans le texte, par MM. MUNTZ et A.-CH. GIRARD.

Les Engrais : Tome II. Engrais azotés et engrais phosphatés. — Volume de 603 pages, par MM. MUNTZ et A.-CH. GIRARD.

Les Engrais : Tome III. Engrais potassiques, engrais calcaires, etc. Achat, transport, contrôle, essais des engrais. — Volume de 627 pages, par MM. MUNTZ et A.-CH. GIRARD.

Méthodes de Reproduction en Zootechnie : croisement, sélection, métissage. — Volume de 500 pages, avec 67 figures dans le texte, par M. BARON.

Le Cheval considéré dans ses rapports avec l'économie rurale et les industries de transport : Tome I. Alimentation, écuries, maréchalerie. — Volume de 483 pages, avec 89 figures dans le texte, par M. LAVALARD.

Les Irrigations : Tome I. Les eaux d'irrigation et les machines. — Volume de 720 pages, avec 192 figures dans le texte, par M. RONNA.

Les Irrigations : Tome II. Canaux et systèmes d'irrigation. — Volume de 618 pages, avec 360 figures dans le texte, par M. RONNA.

Les Irrigations : Tome III. Les cultures arrosées. L'économie des irrigations. Histoire, législation et administration. — Volume de 810 pages, avec 22 figures dans le texte, par M. RONNA.

Législation rurale. — Volume de 831 pages, par M. GAUWAIN.

Agriculture générale. — Volume de 607 pages, par M. BOITEL.

Les Industries du lait. — Volume de 647 pages avec 112 figures dans le texte, par M. LEZÉ.

Des Résidus industriels dans l'alimentation des animaux de la ferme, volume de 552 pages avec 40 figures dans le texte, par M. CORNEVIN.

L'Alimentation de l'homme et des animaux domestiques, : Tome I. La Nutrition animale. — Volume de 404 pages, par M. L. GRANDEAU.

Ouvrages sous presse :

Le Matériel agricole moderne, par M. TRESCA.

Le Cheval : Tome II, par M. LAVALARD.

Pour paraître incessamment :

Les Maladies des Plantes, par M. PRILLIEUX.

Les Céréales, par M. GAROLA.

Cultures méridionales et coloniales, par M. VIALA.

Viticulture, par M. VIALA.

Typographie Firmin-Didot et Cie. — Mesnil (Eure).